脑静脉系统疾病
诊断和介入治疗

吉训明　李宝民　范一木 ◎ 主　审
管　生　王　君　郭新宾 ◎ 主　编

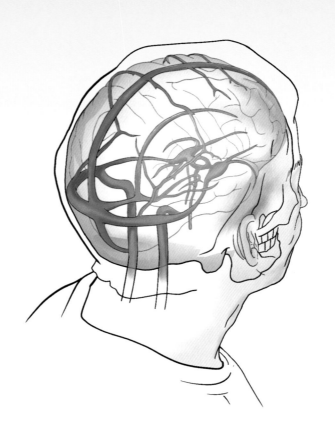

郑州大学出版社

图书在版编目(CIP)数据

脑静脉系统疾病诊断和介入治疗／管生，王君，郭新宾主编. — 郑州：郑州大学出版社，2023．8

ISBN 978-7-5645-9834-1

Ⅰ．①脑… Ⅱ．①管…②王…③郭… Ⅲ．①脑血管疾病 - 诊疗
Ⅳ．①R743

中国国家版本馆 CIP 数据核字(2023)第 144333 号

脑静脉系统疾病诊断和介入治疗

NAOJINGMAI XITONG JIBING ZHENDUAN HE JIERU ZHILIAO

策划编辑	李龙传		封面设计	王　微
责任编辑	刘　莉		版式设计	苏永生
责任校对	张彦勤		责任监制	李瑞卿

出版发行	郑州大学出版社		地　　址	郑州市大学路 40 号(450052)
出 版 人	孙保营		网　　址	http://www.zzup.cn
经　　销	全国新华书店		发行电话	0371-66966070
印　　刷	河南瑞之光印刷股份有限公司			
开　　本	850 mm×1 168 mm　1／16			
印　　张	14		字　　数	360 千字
版　　次	2023 年 8 月第 1 版		印　　次	2023 年 8 月第 1 次印刷

书　　号	ISBN 978-7-5645-9834-1		定　　价	89.00 元

主审简介

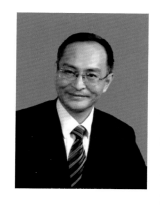

吉训明，主任医师，教授，博士研究生导师。首都医科大学副校长，首都医科大学宣武医院副院长，北京脑重大疾病研究院院长。担任国家卫生健康委员会百万减残工程专家委员会主任委员、互联网医疗诊治技术国家工程研究中心主任、中国老年医学学会会长、中国老龄健康促进工程委员会主任委员、国际适应医学会主席、国际老化与疾病学会主席等。承担国家科技攻关计划、国家重点研发计划、国家重点基础研究发展计划（973 计划）、国家高科技研究发展计划（863 计划）、国家杰出青年科学基金和国家自然科学基金国际合作项目，以及军民融合重大项目等。以通信作者身份在 *Nature*、*PNAS*、*NEJM*、*Lancet Neurology* 等 SCI 期刊发表论文 200 余篇，他引 16 000 余次，H 指数 60；连续 4 年入选 Elsevier "中国高被引学者" 榜单。担任 *Brain Circulation*、*Neuroprotection*、*Conditioning Medicine* 和 *Journal of Translational Neuroscience* 等期刊主编。入选教育部"长江学者"特聘教授、国家"万人计划"科技领军人才、国家杰出青年、北京学者、科技部中青年科技创新领军人才、"百千万人才工程"国家级人选、第七届全国优秀科技工作者等。以第一完成人获国家科学技术进步奖二等奖 1 项，省部级科学技术进步奖一等奖 2 项，以及何梁何利基金科学与技术进步奖、吴阶平医药创新奖和转化医学奖等。

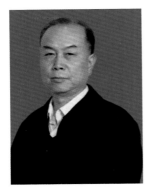

李宝民，主任医师，教授，博士研究生导师。曾任中国人民解放军总医院神经外科副主任，退休后先后受聘于中国人民解放军总医院第一医学中心神经内科、中国人民解放军总医院海南医院和中国人民解放军总医院第六医学中心神经外科，主管脑血管病诊治。曾任中华医学会神经内科血管内治疗协作组副组长、中华医师协会脑血管病介入委员会副主任、中华医学会神经外科脑血管病专家委员会成员、中国卒中协会介入委员会咨询专家。担任《解放军医学杂志》《中华医学杂志》《中华外科杂志》《中华神经外科杂志》《中国卒中杂志》《中国现代神经疾病杂志》《中国脑血管病杂志》《介入医学杂志》《中华放射学杂志》《中华老年心脑血管病杂志》《中华老年保健医学》的编委、特约编委或审稿专家，国家自然科学基金同行评议专家。编撰《神经介入血管内治疗学》1部，参编相关脑血管病专著4部，发表论文130余篇。获中国人民解放军总参谋部一等奖1项，中国人民解放军总后勤部医疗成果等二等奖4项、科学技术进步奖三等奖4项。被中共中央办公厅和中央军委办公厅授予全国和全军保健工作优秀个人。

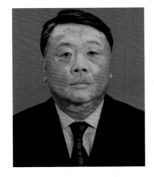

范一木，主任医师，教授，硕士研究生导师。天津市环湖医院神经外科六病区主任；国家卫生健康委员会脑卒中筛查与防治工程中青年专家委员会专家；中华医学会神经外科分会介入学组委员，中国医师学会神经外科分会介入专业委员会委员，中国生物医学工程学会介入工程委员会理事；天津市生物医学工程学会介入专业委员会主任委员，天津市生物医学工程学会常务理事。擅长脑、脊髓血管病的血管内微创治疗，尤其是动脉瘤及动静脉畸形的栓塞治疗、硬脑膜动静脉瘘的血管内治疗、弓上动脉狭窄的血管成形术及脑静脉窦血栓形成的微导管接触性溶栓治疗。完成各类神经外科手术1 000余例，完成神经介入治疗5 000余例。发表论文50余篇，其中SCI 3篇、中华医学会系列杂志10余篇、核心期刊30余篇。

主编简介

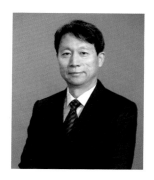

管生，主任医师，教授，硕士研究生导师。郑州大学第一附属医院神经介入科主任，河南省神经介入工程研究中心主任，国家卫生健康委员会神经疾病质控专家委员会副主任委员，中国医师协会神经介入分会、介入医师分会委员，神经介入学组副组长，中国卒中学会神经介入分会常委，中华医学会放射学分会介入学组神经介入专业委员会主任委员，河南省卒中学会副主任委员、河南省卒中学会神经介入分会主任委员，河南省介入治疗专业委员会主任委员等。担任 Chinese Medical Journal、《中华放射学杂志》、《介入放射学杂志》编委，《中华介入放射学电子杂志》、《中华脑血管病杂志（电子版）》、JVIR、CVIR、European Radiology 等国际知名专业杂志审稿人。发表论文 217 篇（在 SCI 期刊发表论文 55 篇），其中以第一作者和通信作者身份发表论文 84 篇。获省级科学技术进步奖 2 项。

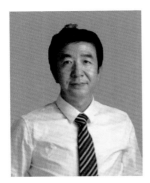

王君，主任医师，教授，博士研究生导师。中国人民解放军总医院第一医学中心神经内科学部神经介入科主任，中华医学会神经病学分会神经血管介入协作组副组长，中国卒中学会神经介入分会青委会副主任委员，中国卒中学会复合介入神经外科分会常务委员，北京医学会神经外科分会神经外科疾病血管内治疗学组副组长，北京医学会介入医学分会复合手术学组副组长等。国家自然科学基金评议专家。担任《中国脑血管杂志》《中华外科杂志》《中华神经外科杂志》《中华老年心脑血管病杂志》《介入放射学杂志》《中国现代神经疾病杂志》等的编委或审稿专家。承担国家自然科学基金、科技部重点研发计划等国家级基金项目，获军队医疗成果二等奖、三等奖各1项。在国内外期刊发表论文50余篇，主译神经介入专业著作3部。

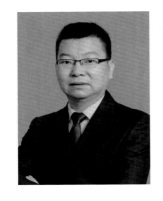

郭新宾，主任医师，教授，博士研究生导师，神经外科学博士、博士后。郑州大学第一附属医院神经介入科副主任、郑东院区神经介入科主任。国家卫生健康委员会能力建设中心神经介入专家委员会全国委员，中国医师学会神经介入人文委员会全国副主任委员，中国医师协会神经介入青年委员会全国委员，中国医师协会神经介入委员会缺血组全国委员，中国微侵袭神经外科委员会委员，中国医学促进会神经介入委员会全国委员，河南省卫生健康委员会中青年学科带头人，河南省医师学会神经介入青年委员会副主任委员。擅长脑动脉瘤、脑梗死、脑血管狭窄、脑静脉窦血栓形成、海绵窦瘘、脑血管畸形等脑血管病的介入治疗。2012、2014年获得中华介入放射学会全国优秀青年介入医师研究奖。2021、2022年均获得河南省医学科技奖二等奖。主持国家自然科学基金2项、省部级课题6项。发表论文60余篇，其中在SCI期刊发表论文23篇。

编委会名单

韩凯昊　郑州大学第一附属医院

管　生　郑州大学第一附属医院

薛　潇　首都医科大学宣武医院

魏　莹　郑州大学第一附属医院

魏　森　郑州大学第一附属医院

序 言

脑静脉系统疾病是一类相对疑难的脑血管疾病，包括脑静脉血栓形成、脑静脉窦狭窄、动静脉瘘等。与脑动脉系统疾病相比，脑静脉系统疾病发病率较低。由于脑静脉解剖变异较多，脑静脉系统疾病的临床表现各异，病情复杂，误诊率、误治率高。例如，脑静脉血栓形成的漏诊率可达 73%，40% 的患者平均诊断时间在 10 天以上。

随着现代影像技术的飞速发展，针对脑静脉系统疾病的研究日益深入，脑静脉系统疾病的临床诊疗技术不断提高，尤其是血管内治疗即介入治疗技术的进步，不断刷新包括脑静脉系统疾病在内的脑血管病治疗理念。例如，血管内治疗已成为重型脑静脉窦血栓形成或脑静脉窦狭窄的安全、有效的治疗方法，能显著改善患者的预后。

然而，脑静脉系统疾病相对少见，多数临床医生的诊治经验不足。此外，由于缺乏脑静脉系统疾病诊疗的系统材料，临床医生只能通过碎片式文献学习或从学术会议上获取知识，学习曲线较长且水平参差不齐。目前除了已有的部分脑静脉系统疾病的指南和共识外，国内尚没有关于脑静脉系统疾病诊治尤其是介入治疗的参考书籍。

管生、王君、郭新宾教授针对脑静脉系统疾病这一少见病种，综合神经介入科、神经内科、神经外科、眼科等多学科专家的临床经验和文献学习，编写了《脑静脉系统疾病诊断和介入治疗》一书。该书从脑静脉系统疾病的解剖与基础到主要脑静脉系统疾病的临床诊治，图文并茂、引经据典，结合国内外最新的相关研究成果，对脑静脉系统疾病做了一个系统的介绍，为相关领域各层次临床医生系统学习脑静脉系统疾病的诊疗提供了一本珍贵的参考书籍。

中国科学院院士

2023 年夏于南京

前　言

　　脑静脉系统疾病是脑血管疾病中一类相对少见的疾病,临床诊治存在一定的挑战。关于脑静脉系统疾病相关知识的学习,目前临床医生多寄于学术会议和碎片式文献学习,缺乏系统性。随着影像技术的进步和介入治疗在脑血管疾病治疗中的应用不断拓展,越来越多的脑静脉系统疾病得到快速诊断和有效治疗。然而脑静脉解剖结构复杂,脑静脉系统疾病的临床表现各异,其诊治往往涉及多学科,使很多临床医生对脑静脉系统疾病望而生畏。

　　为了提高临床医生对脑静脉系统疾病的认识,我们组织神经介入科、神经内科、神经外科、眼科等多学科专家,撰写了《脑静脉系统疾病诊断和介入治疗》一书。全书共 5 章,从脑静脉系统的解剖与影像、脑静脉病变与相关疾病、脑静脉系统常见疾病(脑静脉血栓形成、特发性颅内高压症、脑静脉窦狭窄)及脑静脉系统其他疾病几个方面,对脑静脉系统疾病的诊断和介入治疗做了系统的介绍。书中配有丰富的影像学图片和典型案例,既有国内外最新的相关临床研究成果,又有诊疗共识和指南,还对个别脑静脉系统疾病介入治疗的现状和挑战进行了梳理。本书适合神经介入科、神经内科、神经外科、急诊科、眼科、放射科等多个学科的临床医生学习。

　　本书在编写过程中得到了首都医科大学宣武医院吉训明教授、中国人民解放军总医院李宝民教授和天津市环湖医院范一木教授的大力支持和指导,同时我们有幸邀请到上述三位教授作为本书的主审来审核全书,在此对三位教授表示感谢! 同时我们还要感谢本书的所有编委,正是大家的齐心协力,才促成了本书的完成。

　　特别感谢中国科学院滕皋军院士对本书的指导并作序。

　　由于脑静脉系统领域不断发展,很多新的理念不断被革新,书中有些内容可能略显陈旧,加之编写时间仓促和编委能力有限,书中可能有不妥或遗漏之处,还请各位同仁不吝赐教。

目　录

第一章　脑静脉系统的解剖与影像 ……………………………………………………… 1

　第一节　脑静脉系统的解剖 ……………………………………………………………… 1

　　一、大脑浅静脉系统 …………………………………………………………………… 2

　　二、大脑深静脉系统 …………………………………………………………………… 11

　　三、大脑髓静脉系统 …………………………………………………………………… 15

　第二节　脑静脉系统疾病的影像 ……………………………………………………… 17

　　一、脑静脉窦血栓形成 ………………………………………………………………… 17

　　二、脑静脉狭窄 ………………………………………………………………………… 27

　　三、脑静脉系统疾病影像诊断策略 …………………………………………………… 29

　参考文献 ………………………………………………………………………………… 30

第二章　脑静脉病变与相关疾病 ………………………………………………………… 32

　第一节　脑静脉病变与神经疑难病 …………………………………………………… 32

　　一、脑静脉病变与特发性颅内高压症 ………………………………………………… 33

　　二、脑静脉病变与认知障碍 …………………………………………………………… 35

　　三、脑静脉病变与运动障碍性疾病 …………………………………………………… 37

　　四、脑静脉病变与周围神经疾病 ……………………………………………………… 39

　　五、脑静脉病变与中枢神经系统感染 ………………………………………………… 40

　　六、脑静脉病变与癫痫 ………………………………………………………………… 40

　　七、脑静脉病变与其他疾病 …………………………………………………………… 41

　第二节　脑静脉系统疾病相关问题和争议 …………………………………………… 44

　　一、脑静脉窦狭窄和特发性颅内高压症的争论 ……………………………………… 44

　　二、硬脑膜动静脉瘘相关症状的争论 ………………………………………………… 50

　　三、海绵窦血栓形成的争论 …………………………………………………………… 51

　第三节　脑静脉窦血栓形成动物模型的建立 ………………………………………… 53

　　一、永久结扎型动物模型 ……………………………………………………………… 53

二、临时夹闭型动物模型 ·································· 54

三、化学诱导型动脉模型 ·································· 54

四、介入插管型动物模型 ·································· 54

五、光化学型动物模型 ···································· 55

六、局部电凝型动脉模型 ·································· 55

七、血栓栓塞型动脉模型 ·································· 55

第四节　脑静脉血栓形成机制及血栓干预靶点研究进展 ········ 56

一、脑静脉血栓形成机制 ·································· 57

二、血栓干预靶点 ·· 61

参考文献 ·· 64

第三章　脑静脉血栓形成 ······································ 70

第一节　脑静脉窦血栓形成 ································ 70

第二节　脑深静脉血栓形成 ································ 78

第三节　皮质静脉血栓形成 ································ 82

第四节　脑静脉血栓形成出血转化的危险因素和影像学特征 ···· 86

一、脑静脉血栓形成出血转化的危险因素 ·················· 87

二、脑静脉血栓形成出血转化的影像学特征 ················ 88

第五节　脑静脉血栓形成的血管内治疗策略 ·················· 89

一、血管内溶栓 ·· 91

二、机械取栓 ·· 92

三、支架成形术 ·· 93

四、辅助治疗 ·· 94

五、并发症的预防和处理 ·································· 95

第六节　脑静脉血栓形成的血管内治疗现状、挑战和机遇 ······ 96

一、脑静脉血栓形成的血管内治疗现状 ···················· 96

二、脑静脉血栓形成的血管内治疗挑战 ···················· 97

三、脑静脉血栓形成的血管内治疗机遇 ··················· 101

第七节　重症脑静脉窦血栓形成及其预后因素 ··············· 102

一、病理生理机制 ······································· 102

二、治疗与预后 ··· 103

三、预后因素与评价 ····································· 105

第八节　脑静脉和静脉窦血栓形成治疗后残余症状及管理 ····· 107

一、头痛 ··· 107

二、视力损害 ··· 109

三、迟发性癫痫 ……………………………………………………………………… 110

四、神经心理损害和认知障碍 …………………………………………………… 111

五、工作能力损害 ………………………………………………………………… 113

六、其他症状 ……………………………………………………………………… 114

第九节 颅内静脉和静脉窦血栓形成诊治的中国专家共识 …………………… 115

第十节 脑静脉血栓形成的诊断与治疗欧洲指南 ……………………………… 123

一、诊断建议 ……………………………………………………………………… 124

二、治疗建议 ……………………………………………………………………… 126

三、脑静脉血栓形成后的妊娠和避孕管理 ……………………………………… 130

四、总结与展望 …………………………………………………………………… 132

参考文献 …………………………………………………………………………… 132

第四章 特发性颅内高压症与脑静脉窦狭窄 …………………………………… 139

第一节 特发性颅内高压症的病理生理机制 …………………………………… 139

一、脑脊液分泌 …………………………………………………………………… 139

二、脑脊液分泌的体内外模型 …………………………………………………… 140

三、脑脊液吸收与蛛网膜颗粒 …………………………………………………… 141

四、脑脊液吸收与淋巴系统 ……………………………………………………… 141

五、脑脊液吸收的体内外模型 …………………………………………………… 142

六、脑脊液动力学改变 …………………………………………………………… 142

第二节 特发性颅内高压症导致严重视力损伤的危险因素 …………………… 144

一、性别 …………………………………………………………………………… 144

二、临床因素 ……………………………………………………………………… 145

三、横窦-乙状窦狭窄 …………………………………………………………… 148

四、暴发性特发性颅内高压症 …………………………………………………… 149

第三节 颅内高压症眼科管理 …………………………………………………… 149

一、评估 …………………………………………………………………………… 150

二、视神经盘水肿鉴别诊断 ……………………………………………………… 152

三、临床管理 ……………………………………………………………………… 152

四、随访期管理 …………………………………………………………………… 155

五、诊疗流程 ……………………………………………………………………… 156

第四节 儿童特发性颅内高压症 ………………………………………………… 157

第五节 特发性颅内高压症诊断和治疗欧洲指南解读 ………………………… 159

一、特发性颅内高压症的诊断共识 ……………………………………………… 160

二、特发性颅内高压症的诊断原则 ……………………………………………… 161

　　三、特发性颅内高压症的管理原则 ·············· 162

　第六节　脑静脉窦狭窄介入诊疗专家共识 ·············· 168

　　一、脑静脉窦狭窄的解剖基础及病理生理 ·············· 168

　　二、脑静脉窦狭窄介入治疗的影像学评估 ·············· 169

　　三、脑静脉窦狭窄介入治疗的适应证和术前评估 ·············· 171

　　四、脑静脉窦狭窄介入治疗的操作流程 ·············· 174

　　五、脑静脉窦狭窄介入治疗的围手术期用药和手术并发症 ·············· 177

　　六、脑静脉窦支架的随访 ·············· 178

　参考文献 ·············· 179

第五章　脑静脉系统其他疾病 ·············· 188

　第一节　源于脑静脉窦搏动性耳鸣的诊断和治疗 ·············· 188

　第二节　硬脑膜动静脉瘘介入治疗中脑静脉窦问题及处理 ·············· 193

　　一、硬脑膜动静脉瘘介入治疗中脑静脉窦相关问题 ·············· 193

　　二、硬脑膜动静脉瘘介入治疗中正常脑静脉窦的保护策略 ·············· 194

　　三、硬脑膜动静脉瘘介入治疗中脑静脉窦闭塞或狭窄的处理策略 ·············· 195

　第三节　大脑大静脉畸形的诊断和治疗 ·············· 196

　参考文献 ·············· 204

第一章

脑静脉系统的解剖与影像

第一节　脑静脉系统的解剖

脑静脉系统是神经系统非常重要的组成部分,其在维持颅内压力稳定、保障大脑血液循环、促进大脑新陈代谢、协助术中解剖定位等方面具有重要作用。既往人们对脑血管的研究往往侧重于脑动脉系统,而对脑静脉系统缺乏有效的系统研究。究其原因:首先,其解剖结构复杂、常发生变异、临床表现多样、检查方法局限、病变诊断困难;其次,脑静脉系统较脑动脉系统的发病率低、危害性小,故认为其研究意义相对较小。

随着现代医学及影像技术的飞速发展、新设备和新技术的普及,如数字减影血管造影(digital subtraction angiography,DSA)、磁共振静脉成像(magnetic resonance venography,MRV)、计算机体层成像静脉造影(computed tomography venography,CTV)等,脑静脉系统疾病的检出率明显提高,其正常解剖结构、变异类型、影像学表现也更直观、清晰。作为神经系统的重要组成部分,脑静脉系统的研究显得尤为必要和重要。而解剖与影像是了解脑静脉系统的基础和前提,尤其需要厘清主要静脉的起止走形、引流区域、解剖结构和毗邻关系等。

脑静脉系统的解剖与脑动脉系统差异较大,也并非完全伴行(如基底动脉与基底静脉)。脑动脉系统由心脏供血至大脑,沿血流方向由大动脉逐渐变为小动脉,因此沿动脉血流方向追踪即可,且每条小动脉都很重要,术中均需保留。而脑静脉系统由大脑回流至心脏,为反方向血流,且许多静脉位置不定、相互之间存在吻合,且有的静脉术中可酌情离断,因此沿静脉血流方向追踪较难。故脑静脉系统的解剖可按逆血流方向追踪学习,即颈内静脉→乙状窦→横窦→硬脑膜静脉窦→大静脉(和/或吻合静脉)→小静脉。

脑静脉系统主要分为三部分:大脑浅静脉系统、大脑深静脉系统及大脑髓静脉系统。

一、大脑浅静脉系统

大脑浅静脉系统主要引流大脑皮质表面的血液,直接汇入硬脑膜静脉窦或通过吻合静脉间接汇入硬脑膜静脉窦,最后汇入横窦、乙状窦。根据静脉回流途径或汇入硬脑膜静脉窦的不同,大脑浅静脉系统可细分为4组:上矢状窦组、蝶骨嵴组、小脑幕组和大脑镰组。

(一)上矢状窦组

本组静脉属支汇入的硬脑膜静脉窦为上矢状窦,最后注入横窦。主要引流来自额叶、顶叶、枕叶内、外侧面的上部及额叶眶面前部的静脉。包括:外侧面(额极静脉、额前静脉、额中静脉、额后静脉、中央前静脉、中央沟前静脉、中央沟静脉、中央沟后静脉、顶前静脉、顶后静脉、枕静脉、上吻合静脉);内侧面(额前内侧静脉、额中内侧静脉、额后内侧静脉、旁中央静脉、胼周前静脉、终板旁静脉、顶前内侧静脉、顶后内侧静脉、距状后静脉);底面(眶额前静脉)(图1-1)。

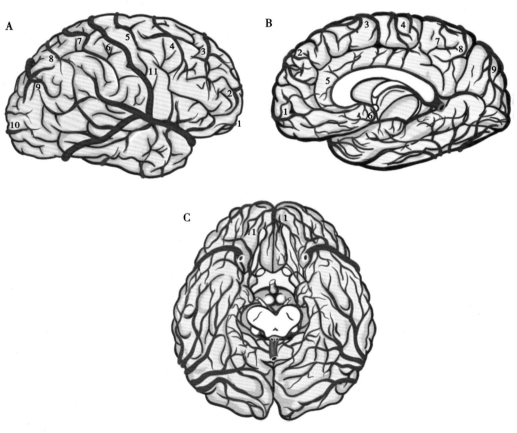

A.外侧面:1—额极静脉;2—额前静脉;3—额中静脉;4—额后静脉;5—中央沟前静脉;6—中央沟静脉;7—中央沟后静脉;8—顶前静脉;9—顶后静脉;10—枕静脉;11—上吻合静脉。B.内侧面:1—额前内侧静脉;2—额中内侧静脉;3—额后内侧静脉;4—旁中央静脉;5—胼周前静脉;6—终板旁静脉;7—顶前内侧静脉;8—顶后内侧静脉;9—距状后静脉。C.底面:1—眶额前静脉。

图1-1 大脑浅静脉系统上矢状窦组静脉属支示意

1. **上矢状窦**　上矢状窦位于矢状面中线,冠状位呈尖朝下的倒三角形,左右两个侧角与大脑半球凸面的硬脑膜相连,下角与大脑镰相连。前方起始于盲孔,位于额窦后方、鸡冠前方,向下与鼻腔静脉相通,向后紧贴颅骨内板浅沟走行,后方于枕内粗隆处汇入横窦。上矢状窦血流大部分汇入优势引流侧横窦,以右侧为著,少部分汇入非优势引流侧横窦,也可均等汇入双侧横窦,或完全汇入单侧横窦(图1-2)。

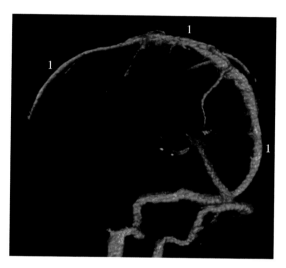

1—上矢状窦,前方起始于盲孔,沿颅骨内板浅沟走行,后方于枕内粗隆处汇入横窦。

图1-2　上矢状窦 CTV

2. **皮质引流静脉**　见图1-3。

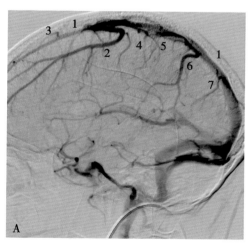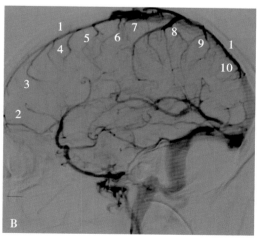

A.1—上矢状窦;2—额后静脉;3—额中静脉;4—中央沟前静脉;5—中央沟静脉;6—顶前静脉;7—顶后静。B.1—上矢状窦;2—额极静脉;3—额前静脉;4—额中静脉;5—额后静脉;6—中央沟前静脉;7—中央沟静脉;8—中央沟后静脉;9—顶前静脉;10—顶后静脉。

图1-3　大脑浅静脉系统上矢状窦组的静脉属支 DSA

（1）额叶外侧面上部：①额极静脉引流额上回、额中回、额下回前部；②额前静脉、额中静脉、额后静脉引流额极和中央前回之间的额叶凸面；③中央前静脉引流中央前回下部、额下回盖部和邻近的额上回、额中回、额下回；④中央沟静脉引流中央沟附近的中央前回、中央后回。

（2）额叶内侧面上部：①额前内侧静脉引流额极后方的扣带回、额上回；②额中内侧静脉引流胼胝体膝部前方的额上回和邻近扣带回；③额后内侧静脉引流胼胝体膝部上方的额上回和邻近扣带回；④旁中央静脉引流胼胝体体部上方的扣带回和旁中央小叶；⑤胼周前静脉引流胼胝体膝部和嘴部及邻近扣带回；⑥终板旁静脉引流胼胝体嘴部下方的终板旁回、嗅旁回。

（3）额叶眶面：眶额前静脉引流直回前部和眶回前内侧部。

（4）顶叶外侧面上部：①中央沟静脉引流中央沟附近的中央前回、中央后回；②中央后静脉引流缘上回前部、顶上小叶、中央后回后部；③顶前静脉引流缘上回、角回；④顶后静脉引流顶下小叶后部和邻近枕叶。

（5）顶叶内侧面上部：①旁中央静脉引流胼胝体体部上方的扣带回和旁中央小叶；②顶前内侧静脉引流扣带回上缘、楔前叶前部；③顶后内侧静脉引流楔前叶后部和邻近枕叶。

（6）枕叶外侧面上部：枕静脉引流枕叶外侧面。

（7）枕叶内侧面上部：距状后静脉引流枕叶内侧面后上部。

3. 上吻合静脉　又称为特罗兰静脉（Troland vein），也是连接外侧裂浅静脉和上矢状窦最大的吻合静脉。该静脉一般连接外侧裂浅静脉前部和上矢状窦前部，跨越额叶、顶叶，位置不定，最常见的部位在中央后静脉水平。多数以单干起于外侧裂静脉，向上走行并汇入上矢状窦，途中接受部分其他静脉回流，有时以两条静脉形式出现（图1-4）。

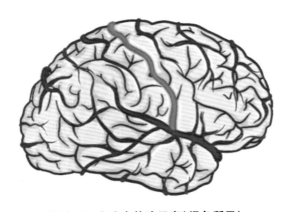

图1-4　上吻合静脉示意（绿色所示）

4. 静脉间腔与蛛网膜颗粒　上矢状窦旁可见扩大的静脉间隙，称为静脉间腔，位于硬脑膜内，并连接上矢状窦。顶部和额后部的静脉间腔大且恒定，枕部和额前部的静脉间腔较小。静脉间腔主要接受硬脑膜内静脉的回流，而大多数汇入上矢状窦的皮质静脉经静脉间腔的下方汇入上矢状窦。

蛛网膜颗粒是丛状蛛网膜细胞形成的指样突起，并伸入静脉间腔的底壁和侧壁，但很少伸入上矢状窦。在蛛网膜颗粒中，蛛网膜细胞线性排列于静脉间腔的内皮表面，并可随年龄增长而增大。

在横窦、海绵窦、岩上窦、蝶顶窦和直窦附近也存在蛛网膜颗粒(图1-5)。

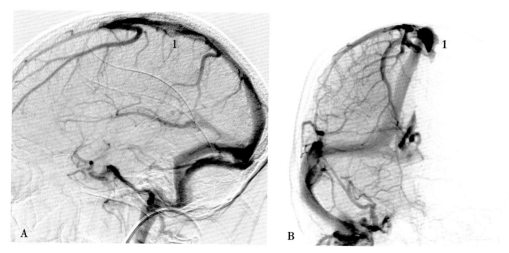

A.1—矢状位显示静脉间腔;B.1—冠状位显示静脉间腔。

图1-5　上矢状窦静脉间腔 DSA

5.上矢状窦组的静脉属支及引流途径　见图1-6。

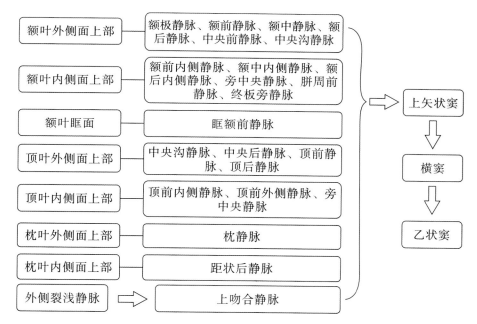

图1-6　大脑浅静脉系统上矢状窦组的静脉属支及引流途径

(二)蝶骨嵴组

本组静脉属支汇入的硬脑膜静脉窦为蝶顶窦和海绵窦,最后经基底窦、岩上窦或岩下窦注入横窦和乙状窦。主要引流来自外侧裂附近的额叶、顶叶和颞叶的静脉。包括额外侧裂静脉、顶外侧裂静脉和颞外侧裂静脉(图1-7)。

1. 硬脑膜静脉窦

（1）蝶顶窦：是与脑膜动脉伴行的最大的硬脑膜静脉窦，其在翼点水平以下离开与其伴行的脑膜中动脉，经蝶骨嵴下方汇入海绵窦前部，其上端通过硬脑膜静脉与上矢状窦相通。蝶顶窦或向后汇入海绵窦，或通过导静脉穿过颅中窝底，与翼状静脉丛交通，或向后走行并进入岩上窦或横窦。多数外侧裂浅静脉通常汇入蝶顶窦，再汇入海绵窦。

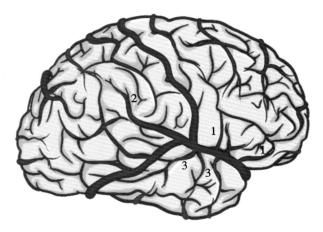

1—额外侧裂静脉；2—顶外侧裂静脉；3—颞外侧裂静脉。

图1-7 大脑浅静脉系统蝶骨嵴组的静脉属支示意

（2）海绵窦：是包裹在颈内动脉海绵窦段周围的硬脑膜腔，接受来自外侧裂浅静脉、颅前窝及颅中窝静脉终末支的回流，连接基底窦、岩上窦、岩下窦、海绵间窦。海绵窦前端位于眶上裂，后壁位于岩尖上方、鞍背外侧，下缘位于颈内动脉海绵窦段下方，顶壁由前床突三角和动眼神经三角构成。其内包含颈内动脉、动眼神经、滑车神经、外展神经等结构。蝶顶窦发育不良时，外侧裂浅静脉可直接汇入海绵窦。

2. 皮质引流静脉 见图1-8。

（1）额外侧裂静脉：引流额下回和邻近额中回下部及中央前回下部。

（2）顶外侧裂静脉：引流中央后回和顶下小叶。

（3）颞外侧裂静脉：引流从颞极到外侧裂后端的颞上回。

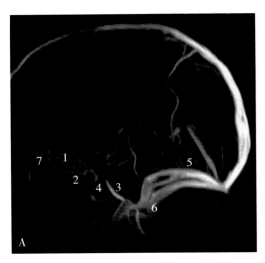
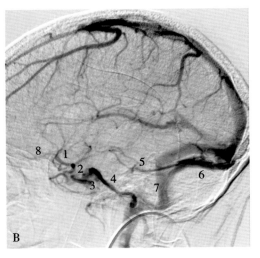

A. MRV：1—蝶顶窦；2—海绵窦；3—岩下窦；4—基底窦；5—横窦；6—乙状窦；7—眼静脉。B. DSA静脉期：1—蝶顶窦；2—海绵窦；3—基底窦；4—岩下窦；5—岩上窦；6—横窦；7—乙状窦；8—眼静脉。

图1-8 大脑浅静脉系统蝶骨嵴组的静脉属支

3.蝶骨嵴组的静脉属支及引流途径 见图1-9。

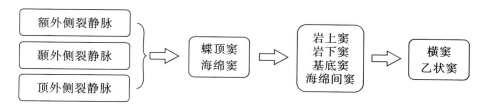

图1-9 大脑浅静脉系统蝶骨嵴组的静脉属支及引流途径

（三）小脑幕组

本组静脉属支汇入的硬脑膜静脉窦为小脑幕窦,最后注入直窦或横窦。主要引流来自颞叶外侧面和底面、枕叶底面的静脉。包括外侧面(颞前静脉、颞中静脉、颞后静脉和下吻合静脉)、内侧面(颞底前静脉、颞底中静脉、颞底后静脉和枕下静脉)和底面(颞底前静脉、颞底中静脉、颞底后静脉和枕下静脉)(图1-10)。

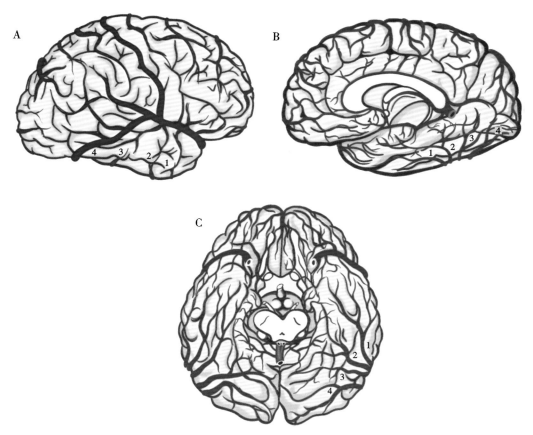

A.外侧面:1—颞前静脉;2—颞中静脉;3—颞后静脉;4—下吻合静脉。B.内侧面:1—颞底前静脉;2—颞底中静脉;3—颞底后静脉;4—枕下静脉。C.底面:1—颞底前静脉;2—颞底中静脉;3—颞底后静脉;4—枕下静脉。

图1-10 大脑浅静脉系统小脑幕组的静脉属支示意

1. 小脑幕窦　小脑幕窦是位于小脑幕内的硬脑膜静脉窦,单侧小脑幕存在两个不对称的小脑幕窦。内侧小脑幕窦由小脑上表面的回流静脉汇合而成,并向内侧汇入直窦或窦汇处。外侧小脑幕窦由颞叶、枕叶的基底面及外侧面的回流静脉汇合而成,并向外侧汇入横窦末端。

2. 皮质引流静脉

(1)颞叶外侧面:①颞前静脉引流颞中、下回外侧面前 1/3;②颞中静脉引流颞叶凸面中部;③颞后静脉引流颞叶凸面后 1/3,有时引流角回和顶叶前部。

(2)颞叶底面:①颞底前静脉引流颞底前 1/3、颞枕回及海马旁回;②颞底中静脉引流颞叶底面中 1/3;③颞底后静脉引流颞叶底面及枕叶前部。

(3)枕叶底面:枕下静脉引流舌下回外侧部、颞枕区、颞叶底面后部。

3. 下吻合静脉　又称为 Labbé 静脉,是连接外侧裂和横窦的吻合静脉。该静脉一般连接外侧裂静脉中部和横窦前部,跨越颞叶表面,位置不定,最常见的部位在颞中静脉附近。多数以单干起于外侧裂静脉,向后下汇入横窦,途中接受部分其他静脉回流,有时以两条静脉形式出现(图 1-11)。

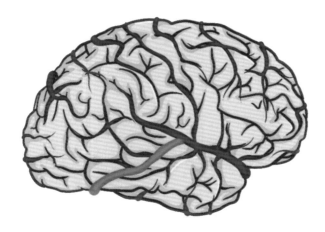

图 1-11　下吻合静脉示意(绿色所示)

4. 小脑幕组的静脉属支及引流途径　见图 1-12。

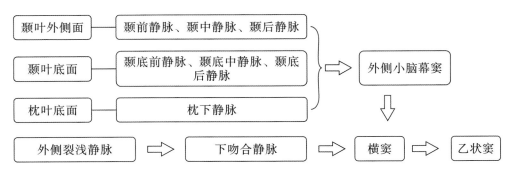

图 1-12　大脑浅静脉系统小脑幕组的静脉属支及引流途径

（四）大脑镰组

本组静脉属支汇入的硬脑膜静脉窦为下矢状窦和直窦。主要引流来自胼胝体周围及脑干上部附近的额叶、顶叶和颞叶内侧部的静脉，其引流皮质范围大致相当于边缘叶区域。包括大脑内静脉、基底静脉、大脑大静脉及引流静脉属支（大脑前静脉、终板旁静脉、眶额后静脉、嗅静脉、胼周前静脉、胼周后静脉、钩回静脉、海马前静脉、颞内侧静脉和距状前静脉）（图1-13）。

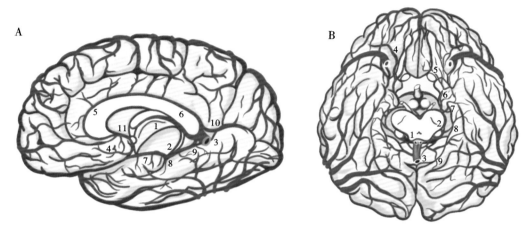

A. 内侧面：1—大脑内静脉；2—基底静脉；3—大脑大静脉（残端）；4—终板旁静脉；5—胼周前静脉；6—胼周后静脉；7—钩回静脉；8—海马前静脉；9—颞内侧静脉；10—距状前静脉；11—大脑前静脉。B. 底面：1—大脑内静脉（残端）；2—基底静脉；3—大脑大静脉（残端）；4—眶额后静脉；5—嗅静脉；6—钩回静脉；7—海马前静脉；8—颞内侧静脉；9—距状前静脉。

图1-13 大脑浅静脉系统大脑镰组的静脉属支示意

1. 硬脑膜静脉窦

（1）下矢状窦：走行于大脑镰下缘内。前方起源于胼胝体前部上方，由大脑镰、胼胝体和扣带回附近的静脉汇合而成，其沿大脑镰下缘向后走行，行程中可能存在交通支与上矢状窦沟通，最后向后汇入直窦。下矢状窦最大的属支是胼周前静脉。

（2）直窦：起源于胼胝体压部后方，由下矢状窦和大脑大静脉汇合而成，在小脑幕和大脑镰结合部向后延续，往往大部分血流汇入优势引流侧横窦，以左侧为著，少部分血流汇入非优势引流侧横窦。

2. 皮质引流静脉

（1）大脑前静脉：引流胼胝体嘴部以下与视交叉上缘之间的区域。

（2）眶额后静脉：引流额叶眶面后部。

（3）嗅静脉：引流嗅沟、直回和眶回内侧部。

（4）终板旁静脉：引流胼胝体嘴部下方的终板旁回、嗅旁回。

（5）胼周前静脉：引流胼胝体膝部、嘴部及扣带回前部。

（6）海马旁静脉：引流海马旁回。

（7）钩回静脉、海马前静脉、颞内侧静脉：引流海马旁回内侧部、钩回。

（8）胼周后静脉：引流扣带回后部。

（9）距状前静脉：引流扣带回峡部、枕叶前部（图1-14）。

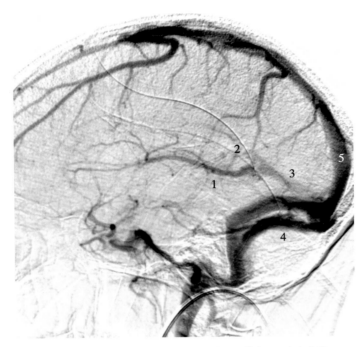

1—大脑内静脉；2—下矢状窦；3—大脑大静脉；4—横窦；5—上矢状窦。

图1-14　大脑浅静脉系统下矢状窦组静脉属支DSA

3. 下矢状窦组的静脉属支及引流途径　见图1-15。

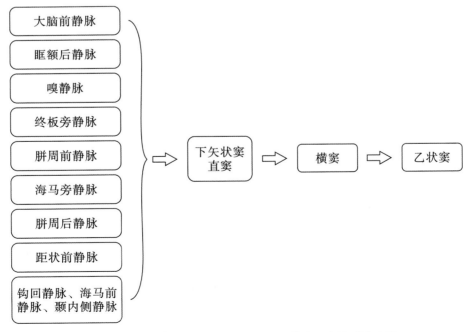

图1-15　大脑浅静脉系统下矢状窦组的静脉属支及引流途径

二、大脑深静脉系统

大脑深静脉系统主要引流围绕侧脑室、第三脑室和基底池的大脑深部灰质核团和白质的血液，如大脑半球深部白质、基底节、内囊、间脑和脑室脉络丛等区域的血液。大脑深静脉系统包括大脑内静脉、基底静脉、大脑大静脉及其静脉属支，它们汇合成一条大脑大静脉，最终汇入直窦。

（一）重要的引流静脉

1. 大脑内静脉　对称存在，起于室间孔后方，在第三脑室上部的中间帆内向后走行，主要由透明隔静脉和丘纹静脉汇合而成，走行途中收集脑室及附近静脉回流，行至松果体后方时，绕胼胝体压部向上弯曲，与基底静脉一起汇入大脑大静脉。其主要静脉属支有透明隔前后静脉、尾状核前后静脉、丘纹静脉、丘尾静脉、丘脑前上静脉、丘脑浅静脉、侧脑室静脉等。

2. 基底静脉　又称为 Rosenthal 静脉，对称存在。行程长且迂曲，起于前穿质下方，由大脑前静脉与大脑中深静脉汇合而成，向后沿脑干外侧、小脑幕切迹中间隙走行，与大脑内静脉一起汇入大脑大静脉。其主要静脉属支有小脑幕切迹前、中间隙内的静脉及部分小脑幕切迹后间隙内的静脉。包括大脑前静脉、大脑中深静脉、纹状体下静脉、眶额后静脉、嗅静脉、钩回静脉、海马前纵静脉、海马前静脉、中脑外侧静脉等。

3. 大脑大静脉　又称为盖伦静脉（Galen vein），单支存在。粗短、壁薄，由大脑内静脉、基底静脉汇合而成，走行于胼胝体压部下方，在小脑幕与大脑镰联结处，与下矢状窦一起汇入直窦。其主要静脉属支为大脑内静脉、基底静脉引流区域的静脉，以及大脑后静脉、中脑顶盖区静脉、幕下静脉等。

大脑深静脉系统重要的引流静脉见图 1-16。

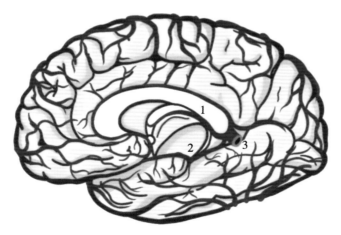

1—大脑内静脉；2—基底静脉；3—大脑大静脉（残端）。

图 1-16　大脑内静脉、基底静脉和大脑大静脉示意

（二）大脑深静脉系统分组

根据引流部位的不同,大脑深静脉系统可分为脑室静脉组和脑池静脉组。

1. 脑室静脉组　即室管膜下静脉。大脑深静脉系统的脑室静脉组位于脑室内,起自基底节、丘脑、内囊、胼胝体、穹窿和深部白质的静脉属支,经室管膜下向脉络裂走行,最终汇入大脑内静脉、基底静脉、大脑大静脉。

其可分为内侧静脉组和外侧静脉组。①内侧静脉组位于脉络裂的穹窿侧,主要引流侧脑室内侧壁和额角、体部、房部、枕角的顶壁及颞角底壁,包括透明隔前静脉、透明隔后静脉、房内侧静脉、脑室下静脉、杏仁核静脉等。②外侧静脉组位于脉络裂的丘脑侧,主要引流侧脑室外侧壁和额角、体部、三角部、枕角的下壁及颞角顶壁,包括尾状核前静脉、尾状核后静脉、丘纹静脉、丘尾静脉、房外侧静脉、海马横静脉等(图 1-17)。

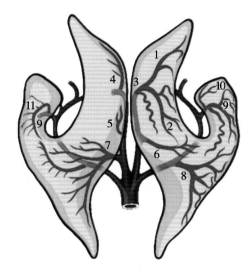

1—尾状核前静脉;2—尾状核后静脉;3—丘纹静脉;4—透明隔前静脉;5—透明隔后静脉;6—丘尾静脉;7—房内侧静脉;8—房外侧静脉;9—脑室下静脉;10—杏仁核静脉;11—海马横静脉。

图 1-17　大脑深静脉系统脑室静脉组的静脉属支示意

（1）额角:其前壁为胼胝体膝部,内侧壁为透明隔,外侧壁为尾状核头,底壁为胼胝体嘴。

1）透明隔前静脉汇集额极附近深部白质的静脉属支,行于额角顶壁和前壁,经室间孔进入中间帆,汇入大脑内静脉。

2）尾状核前静脉汇集额角前上外侧的静脉属支,行于额角外侧壁,于室间孔附近汇入丘纹静脉。

（2）体部:其前缘起自室间孔后缘,后缘至胼胝体与穹窿汇合处,上壁为胼胝体体部,内侧壁为透明隔、穹窿体,外侧壁为尾状核体部,下壁为丘脑。

1）丘纹静脉最常见,汇集丘脑与尾状核之间的静脉属支,经室间孔进入中间帆,汇入大脑内静脉。

2）丘尾静脉较少见，丘纹静脉粗大时可细小或缺如。汇集丘脑与尾状核之间的静脉属支，经室间孔后缘穿脉络裂，汇入大脑内静脉、房内侧静脉或透明隔静脉。

3）透明隔后静脉汇集侧脑室体部顶壁的静脉属支，经过透明隔，进入中间帆，汇入大脑内静脉。

4）尾状核后静脉汇集侧脑室体部上外侧区域的静脉属支，行于体部外侧壁，汇入丘纹静脉。

（3）房部、枕角：呈三角形腔隙，尖端朝后，基底朝前。其外侧壁为尾状核、胼胝体毯，前壁为穹窿脚、丘脑枕，底壁为海马、侧副三角。

1）房内侧静脉汇集房部、枕角内侧壁及邻近脑室底壁和顶壁的静脉属支。于脉络裂附近与房外侧静脉汇合成房总静脉，汇入大脑内静脉、基底静脉或大脑大静脉。

2）房外侧静脉汇集房部、枕角外侧壁和前壁及邻近脑室底壁和顶壁的静脉属支。于脉络裂附近与房内侧静脉汇合成房总静脉，汇入大脑内静脉、基底静脉或大脑大静脉。

3）海马横静脉起自颞角底壁，向内穿过伞齿沟，汇入海马前纵静脉、海马后纵静脉。

（4）颞角：前壁为杏仁核，底壁为海马、侧副隆起，顶壁为丘脑、尾状核尾，外侧壁为胼胝体毯，内侧壁为脉络裂。

1）脑室下静脉引流颞角顶壁，起自颞角顶壁的后外侧，自下脉络点穿出颞角，汇入基底静脉。

2）杏仁核静脉起自杏仁核脑室面，自下脉络点穿出颞角，汇入基底静脉。

3）海马横静脉起自颞角底壁，向内穿过伞齿沟，汇入海马前纵静脉、海马后纵静脉。

（5）脑室静脉组的静脉属支及引流途径：见图1-18。

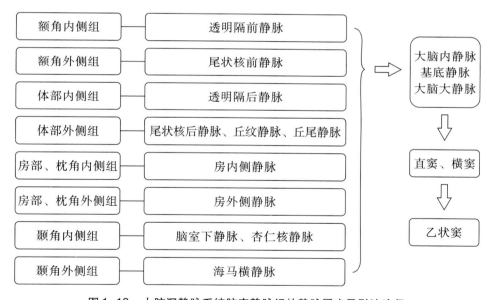

图1-18　大脑深静脉系统脑室静脉组的静脉属支及引流途径

2. 脑池静脉组　大脑深静脉系统的脑池静脉组包括嗅池、终板池、视交叉池、颈动脉池、外侧裂池、脚间池、脚池、环池和四叠体池等。根据引流静脉与脑干的位置关系，脑池静脉组可分为小脑幕切迹前间隙组、小脑幕切迹中间隙组和小脑幕切迹后间隙组（图1-19）。

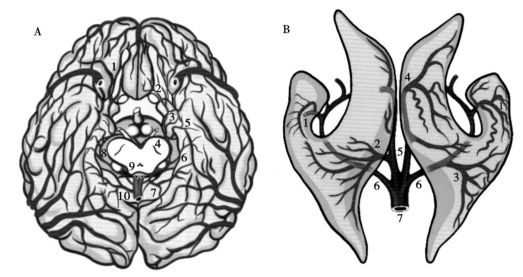

A. 底面视角：1—眶额后静脉；2—嗅静脉；3—钩回静脉；4—大脑脚静脉；5—海马前静脉；6—颞叶内侧静脉；7—距状沟前静脉；8—基底静脉；9—大脑内静脉（残端）；10—大脑大静脉（残端）。B. 脑室视角：1—脑室下静脉；2—房内侧静脉；3—房外侧静脉；4—丘纹静脉；5—大脑内静脉；6—基底静脉；7—大脑大静脉。

图 1-19　大脑深静脉系统脑池静脉组的静脉属支示意

（1）小脑幕切迹前间隙组：位于脑干前缘水平前方，其范围包括嗅池、终板池、视交叉池、颈动脉池、外侧裂池和脚间池内的静脉属支，汇入基底静脉。

1）岛叶静脉：汇入大脑中深静脉。

2）大脑前静脉：与大脑中深静脉汇合，汇入基底静脉。

3）大脑中深静脉：与大脑前静脉汇合，汇入基底静脉。

4）眶额后静脉、嗅静脉：汇入基底静脉。

5）纹状体下静脉：出前穿质，汇入大脑中深静脉和基底静脉。

6）钩回静脉：汇入大脑中深静脉、基底静脉。

7）大脑脚静脉：出后穿质，汇入基底静脉。

（2）小脑幕切迹中间隙组：位于脑干前、后缘水平侧方，其范围包括大脑脚池和环池内的静脉属支，汇入基底静脉。

1）脑室下静脉：引流颞角顶部。

2）海马前纵静脉：沿齿状回向前至下脉络点。

3）海马前静脉：起于钩回和杏仁核后部，加入脑室下静脉、海马前纵静脉。

4）中脑外侧静脉：沿中脑外侧走行。

5）颞叶内侧静脉：引流海马旁回、枕颞回。

6）颞叶皮质静脉：引流钩回中后段。

（3）小脑幕切迹后间隙组：位于脑干后缘水平后方，其范围主要为四叠体池内的静脉属支。

1）房内侧静脉、房外侧静脉：汇集房部、枕角及脑室的静脉属支，汇入大脑内静脉、基底静脉或大脑大静脉。

2）海马后纵静脉:沿齿状回向后走行。

3）胼周后静脉:引流胼胝体后部表面。

4）顶盖静脉:引流四叠体表面。

5）颞枕内侧静脉:起自舌回、颞枕回。

6）距状前静脉:引流扣带回峡部、枕叶前部。

7）丘脑深部静脉:包括丘脑前、后、上、下静脉,引流相应区域。

8）丘脑浅静脉:沿丘脑表面走行。

9）丘纹静脉:引流丘脑与尾状核之间区域。

（4）脑池静脉组的静脉属支及引流途径:见图1-20。

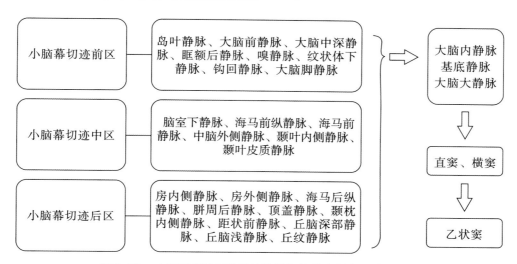

图1-20　大脑深静脉系统脑池静脉组的静脉属支及引流途径

三、大脑髓静脉系统

大脑髓静脉系统是大脑半球白质内的颅内静脉,是大脑浅静脉和大脑深静脉之间的吻合静脉。大脑髓静脉位于皮质下半卵圆中心内,沿着放射冠纤维方向走行。

（一）大脑髓静脉系统的组成

大脑髓静脉根据其位置不同,可分为大脑浅髓静脉和大脑深髓静脉（图1-21）。

1. 大脑浅髓静脉　大脑浅髓静脉较短,位于灰质下 1～2 cm 的白质内,由髓质中层向大脑皮质方向走行,血流方向为离心性流向。垂直穿过皮质,汇入大脑浅静脉系统,最后汇入上矢状窦。

2. 大脑深髓静脉　大脑深髓静脉较长,起源于大脑浅髓静脉的深面,由髓质中层向侧脑室方向走行,以楔形或扇形汇入大脑深静脉系统,最终汇入大脑内静脉、大脑大静脉。①汇集于额角的深髓静脉注入透明隔静脉。②汇集于体部中央的深髓静脉注入丘纹静脉。③汇集于颞角的深髓静脉注入房外侧静脉、脑室下静脉。④汇集于房部的深髓静脉注入房内侧静脉、房外侧静脉。

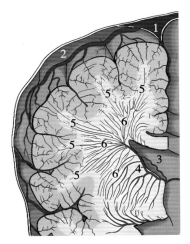

1—上矢状窦;2—大脑浅表静脉;3—脉络丛
上静脉;4—丘纹静脉;5—大脑浅髓静脉;6—大脑
深髓静脉。

图1-21 大脑髓静脉系统的静脉属支

(二)大脑髓静脉系统的静脉属支及引流途径

大脑髓静脉系统的静脉属支及引流途径见图1-22。

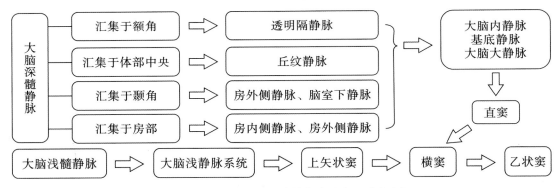

图1-22 大脑髓静脉系统的静脉属支及引流途径

（胡业帅）

第二节 脑静脉系统疾病的影像

脑静脉系统作为脑内血液的引流渠道,是脑血管的重要组成部分,脑静脉系统疾病往往导致脑静脉结构异常、脑血流动力学改变,进而引起一系列病理改变。常见的脑静脉系统疾病包括脑静脉血栓形成(cerebral venous thrombosis,CVT)、脑静脉窦狭窄(cerebral venous sinus stenosis,CVSS)、颈内静脉狭窄(internal jugular vein stenosis,IJVS)等疾病。由于脑静脉系统疾病的临床表现无特异性,影像学检查成为诊断脑静脉系统疾病的重要方法。本节将对脑静脉系统主要疾病的影像学检查展开论述,为脑静脉系统疾病的诊治提供帮助。

一、脑静脉窦血栓形成

CVT是最常见的脑静脉系统疾病,好发于中青年,其危险因素复杂、临床表现多样,使明确诊断变得困难,多模态影像学检查方法为脑静脉窦血栓形成(cerebral venous sinus thrombosis,CVST)的诊断提供了重要线索。近年来,随着技术的不断发展,计算机体层成像(computed tomography,CT)、磁共振(magnetic resonance,MR)等检查方法在CVST中发挥着各自的优势。

(一)计算机体层成像

CT以检查时间短、患者禁忌证少的优势成为疑似CVT患者入院筛查的一线影像学检查方式,常用于急诊科卒中样患者。CVST在CT上的典型影像学特征主要有致密三角征、条索征及空三角征。

1. 致密三角征 上矢状窦血栓形在CT上表现为静脉窦区域的三角形高密度影(图1-23),该高密度影是由血栓形成回缩伴水分减少及其内血红蛋白成分增加所致。该表现常提示静脉窦内的急性期血栓形成,随时血栓时期变化,慢性期血栓可能缺乏致密三角征(dense triangle sign),大约1/3的CVST患者会出现致密三角征。因此,需要注意其他情况所致的假阳性可能,如婴幼儿、红细胞增多症患者及临近硬脑膜窦的蛛网膜下腔出血患者。

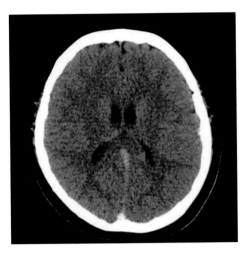

图 1-23　头颅 CT 平扫示致密三角征（箭头所示）

2. 条索征　皮质静脉呈线性走行于脑表面，因此皮质静脉血栓形成时表现为脑沟内条状高密度影，称为条索征（cord sign）（图 1-24）。该表现同样提示皮质静脉的急性期血栓形成，但需要注意与蛛网膜下腔出血所致的脑沟内高密度影区分。

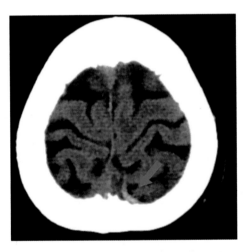

图 1-24　头颅 CT 平扫示条索征（箭头所示）

3. 空三角征　上矢状窦血栓形成在 CT 增强扫描上表现为空三角征（empty delta sign）（图 1-25）：硬脑膜窦周围的侧支血管明显强化，而血栓无明显强化，但对于慢性期血栓形成，由于血栓本身发生纤维化，也会出现强化，无空三角征。需要注意的是，空三角征的敏感度并不高，需要除外蛛网膜颗粒、较短的延迟时间所致的假阳性。

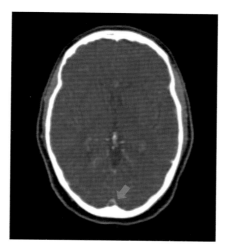

图 1-25　头颅 CT 增强扫描示空三角征（箭头所示）

4.CT 定量诊断指标　CT 上的致密征象往往受到各种主观判断或客观因素影响,导致假阳性、假阴性诊断。为最大限度避免误诊、漏诊,提高 CT 诊断的把握度,研究者通过定量分析进一步提高 CT 诊断 CVST 的敏感度及特异度,定量指标主要基于静脉窦的 CT 值(Hounsfield 单位)进行判断。目前研究较认可的急性 CVST 定量指标包括:CT 值>62 Hu;CT 比值(血栓/非血栓)>1.3;H∶H(CT 值/红细胞比容)>1.52;VB(CT 值/基底动脉密度)>24。

（二）计算机体层成像静脉造影

计算机体层成像静脉造影(computed tomography venography,CTV)是通过静脉注射对比剂,进行快速容积扫描后,应用三维血管重建技术显示脑静脉系统。相比于 CT,该技术能更加清晰地显示脑静脉的全貌,直观准确地显示静脉与周围结构的关系。主要的影像学表现为脑静脉窦及静脉内充盈缺损、侧支静脉引流增加(图 1-26)。对于存在 MRI 禁忌证的 CVT 患者,CTV 是一种快速可靠的影像检查方式,其诊断敏感度可达75% ~100%。

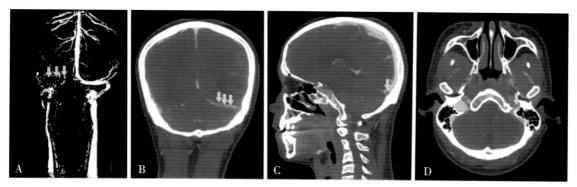

A. 右侧横窦未显影(箭头所示);B. 左侧横窦内充盈缺损(箭头所示);C. 窦汇内充盈缺损(箭头所示);D. 乙状窦内重影缺损(箭头所示)。

图 1-26　CTV 上 CVT 的表现

（三）磁共振成像

MRI 检查无辐射,分辨率较 CT 更高,是欧洲脑静脉系统血栓诊疗指南推荐的检查,能够同时提供脑静脉窦信息及脑实质信息。

1. **血栓显示** 血栓形成在 MRI 上主要表现为血流空隙消失,T2 加权像(T2WI)及液体抑制反转恢复序列(FLAIR)上更明显,T1 加权像(T1WI)上则表现为血流信号异常。由于血栓成分随时间发生变化,MRI 上信号也随之变化。根据不同阶段血红蛋白的 MRI 表现,血栓可分为以下 3 个阶段。

(1)急性期血栓(富含氧合血红蛋白):T1WI、FLAIR 上为等信号,T2WI 上为低信号。增强后显示脑静脉窦或静脉内充盈缺损,血栓本身不发生强化。

(2)亚急性期血栓(富含脱氧血红蛋白):T1WI、T2WI 及 FLAIR 上均为高信号,增强后 MRI 显示脑静脉窦或静脉内充盈缺损,血栓本身不发生强化(图 1-27)。

(3)慢性期血栓(富含含铁血黄素):T1WI 上为等信号或低信号,T2WI 上为不均匀低信号,增强后血栓可见明显强化。

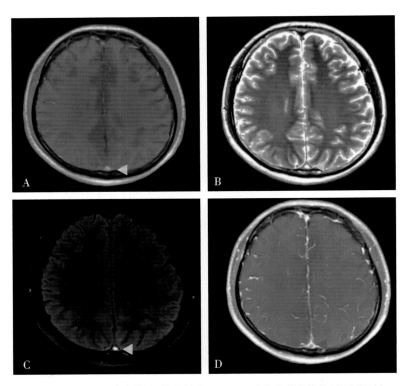

A. T1WI 上矢状窦高信号(箭头所示);B. T2WI 上矢状窦高信号(箭头所示);
C. FLAIR 上矢状窦高信号(箭头所示);D. T1WI 增强上矢状窦内低信号、窦壁环
形强化(箭头所示)。

图 1-27　上矢状窦亚急性期血栓影像

2. **脑实质异常** CVT 导致脑静脉回流不良,进一步引起脑实质损伤,根据其病理生理过程,可表现出不同的变化:颅内静脉压升高导致局部实质水肿(图 1-28);当颅内压持续升高导致灌注减少时,可能发生缺血性梗死;颅内静脉压进一步升高伴外周侧支循环不良无法代偿时,则导致小静

脉破裂,伴不同形式的出血(血肿、出血性梗死和蛛网膜下腔出血),MRI 通过 T1WI、T2WI 等不同序列反映静脉性脑梗死的类型(图 1-29)。

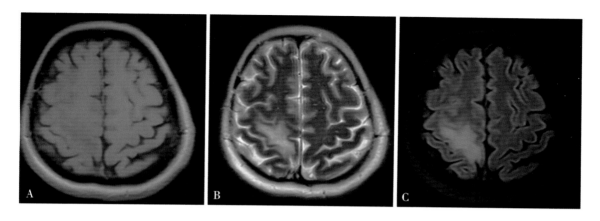

A. T1WI;B. T2WI;C. FLAIR。

图 1-28　右侧额叶血管源性水肿影像

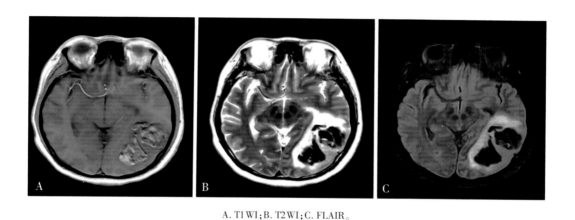

A. T1WI;B. T2WI;C. FLAIR。

图 1-29　左侧颞叶出血性脑梗死影像

(四)磁共振静脉成像

磁共振静脉成像(magnetic resonance venography,MRV)是一种间接成像方法,无须造影剂注入即可反映脑静脉窦和脑静脉的形态和血流状态,具有较高的诊断敏感度(86%)和特异度(94%)。目前 MRI 联合 MRV 被推荐为诊断 CVT 的金标准。

1. 非增强血流相关 MRV　CVT 在 MRV 上的主要表现为受累静脉窦闭塞和不规则狭窄或闭塞引起的异常血流信号。若静脉窦管腔完全阻塞,则 MRV 上显示无血流信号,血流信号完全中断;如果静脉窦管腔不完全阻塞,血管部分再通或慢性血栓形成,则 MRV 上表现为不连续、不均匀、微弱的血流信号,同时伴有脑静脉窦显影不规则,局部管腔狭窄或闭塞,血流信号中断,甚至可见侧支血管。从技术上讲,非增强血流相关 MRV 包括时间飞跃(TOF)-MRV(图 1-30)和相位对比(PC)-MRV(图 1-31)。后者的优点是背景组织抑制好,对较慢血流显示好,可进行血流定量分析。需要注意的是,流速过慢或平行于扫描平面会导致局部血流信号丢失,需要仔细识别并与原始图像上的血栓区别开。

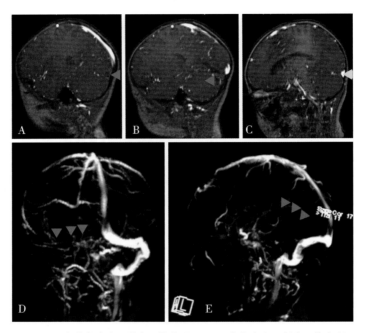

A.上矢状窦内充盈缺损(箭头所示);B.直窦内充盈缺损(箭头所示);C.横窦显影正常高信号(箭头所示);D.右侧横窦未见显影(箭头所示);E.直窦未见显影(箭头所示)。

图1-30　TOF-MRV

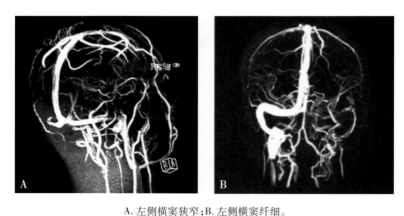

A.左侧横窦狭窄;B.左侧横窦纤细。

图1-31　PC-MRV

2. 增强 MRV　增强 MRV 可实现静脉系统的三维可视化,清晰观察脑静脉结构,尤其是小静脉,并减少部分容积效应(图1-32)。该技术可有效减少过慢血流和湍流的影响,有助于区分血栓形成和发育不良。与非增强血流相关 MRV 相比,增强 MRV 具有更高的敏感度和特异度,覆盖范围更也大。

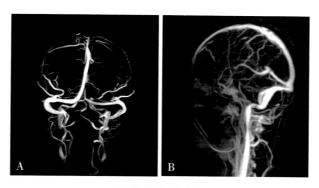

A. 冠状位；B. 矢状位。

图 1-32　增强 MRV

3.4D-Flow MRV　4D-Flow MRV 是一种相对较新的定量 MRV 技术,可以亚毫米的分辨率测量脑静脉的血流速度。通过 4D-Flow MRV,可以观察到异常的流动模式,包括停滞的血流流量、狭窄中的流动加速和流向的变化(图 1-33)。

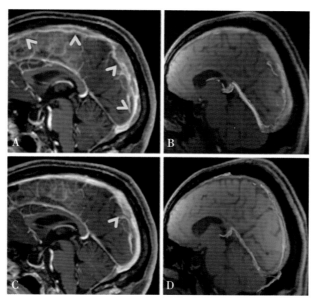

A、C.箭头所示为脑静脉系统；B、D.脑静脉不同部位的血流速度。

图 1-33　4D-Flow MRV

(五)磁敏感加权成像

磁敏感加权成像(susceptibility weighted imaging,SWI)利用不同组织间的磁敏感差异进行显像,对脱氧血红蛋白敏感,有助于显示脑内小静脉血栓和急性期血栓。SWI 上血栓的主要表现为显著低信号("绽放效应",见图 1-34)。此外,SWI 可以清楚地显示脑内微小静脉和深髓静脉,对判断 CVT 的严重程度有一定的帮助。

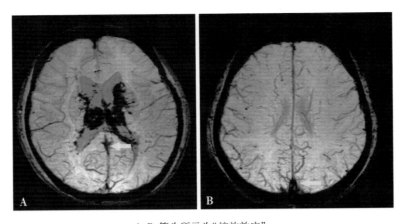

A、B.箭头所示为"绽放效应"。

图1-34　SWI上的"绽放效应"

（六）磁共振黑血血栓成像

目前,磁共振黑血血栓成像(magnetic resonance black-blood thrombus imaging,MRBTI)使用延迟与章动交替进行定制激发的黑血预饱和技术有效抑制过慢血流信号,清晰显示脑静脉管腔及血栓本身,同时可以观察静脉窦壁变化情况。研究显示,MRBTI诊断CVT的敏感度和特异度均超过95%。MRBTI在显示不同时期血栓及不同部位血栓方面均具有较好优势。

1. 不同时期CVT在MRBTI上的表现

（1）急性期（1~5 d）:急性期血栓富含脱氧血红蛋白和少量纤维蛋白,这种顺磁性物质在MRBTI上表现为等信号,且增强后无强化,邻近脑膜明显强化（图1-35）。

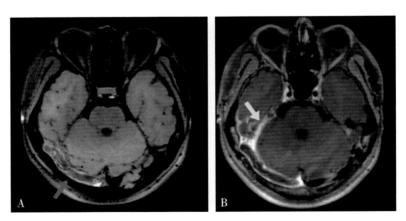

A.T1上右侧横窦血栓呈等信号（红色箭头所示）;B.增强后血栓无强化（红色箭头所示）,邻近脑膜明显强化（黄色箭头所示）。

图1-35　右侧横窦急性期血栓 MRBTI

（2）亚急性期（5~10 d）：亚急性期血栓中的脱氧血红蛋白转变为高铁血红蛋白，T1 弛豫时间缩短，因此，MRBTI 上表现为高信号，增强后无明显强化，邻近脑膜可见强化（图 1-36）。

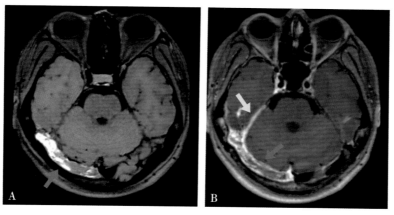

　　A. T1 上右侧横窦血栓呈高信号（红色箭头所示）；B. 增强后血栓无强化（红色箭头所示），邻近脑膜明显强化（黄色箭头所示）。

图 1-36　右侧横窦亚急性期血栓 MRBTI

（3）慢性期（>10 d）：慢性期血栓纤维成分增多，同时血红蛋白逐渐分解为含铁血黄素，信号不均匀，多为等低信号，并可见血管流空间隙，邻近脑膜轻度强化或不强化（图 1-37）。

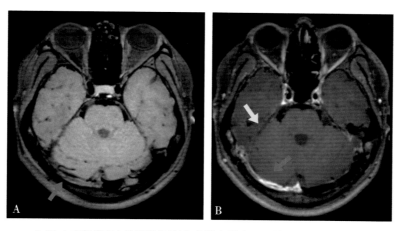

　　A. T1 上右侧横窦血栓呈低信号（红色箭头所示）；B. 增强后血栓无强化（红色箭头所示），邻近脑膜未见强化（黄色箭头所示）。

图 1-37　右侧横窦慢性期血栓 MRBTI

2. 不同部位 CVT 在 MRBTI 上的表现

（1）皮质静脉血栓：见图 1-38。

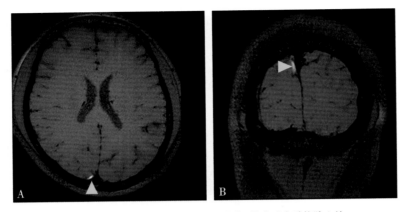

A.轴位,箭头示皮质静脉血栓;B.冠状位,箭头示皮质静脉血栓。

图 1-38　皮质静脉血栓 MRBTI

（2）下吻合静脉血栓：见图 1-39。

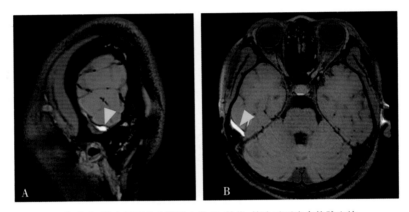

A.矢状位,箭头示下吻合静脉血栓;B.轴位,箭头示下吻合静脉血栓。

图 1-39　下吻合静脉血栓 MRBTI

（3）镰状窦血栓：见图 1-40。

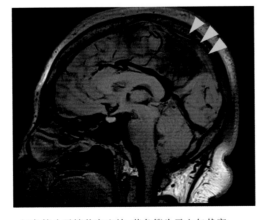

红色箭头示镰状窦血栓;黄色箭头示上矢状窦。

图 1-40　镰状窦血栓 MRBTI

（七）数字减影血管造影

由于具有有创性,DSA 既往作为诊断 CVST 的金标准,但目前多用于 CVT 的血管内介入治疗。CVST 在 DSA 的特征表现为脑静脉窦完全梗阻(空窦现象),皮质静脉或深静脉不可见,头皮静脉和引导静脉扩张,动静脉循环时间延长(图 1-41)。

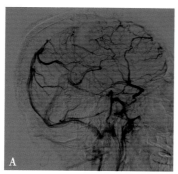
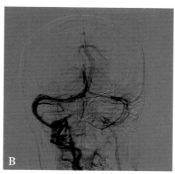

A.上矢状窦空窦现象;B.皮质静脉引流不可见。

图 1-41　CVST 的 DSA 影像

二、脑静脉狭窄

静脉狭窄是一种导致静脉血液流出障碍的非血栓性静脉疾病,引起静脉压增高、局部血流量减少、血脑屏障破坏和颅内高压一系列病理改变。脑静脉狭窄根据狭窄的位置不同分为脑静脉窦狭窄和颈内静脉狭窄。

（一）脑静脉窦狭窄

脑静脉窦狭窄(cerebral venous sinus stenosis,CVSS)的常见原因有 3 种:横窦局限性特发性狭窄、横窦-乙状窦交界处特发性狭窄、蛛网膜颗粒较大所致局限性静脉窦狭窄。

用于评估 CVSS 的主要影像学方法是静脉成像和静脉黑血成像,包括 CTV、MRV 和 MRBTI。前两种是间接管腔成像,通过显示脑静脉的形态间接判断狭窄的存在;后者为黑血显像,通过清晰显示脑静脉窦管腔,确定 CVSS 的具体病因(特发性、蛛网膜颗粒、外压性)。以下为不同病因所致 CVSS 的典型病例。

病例1：横窦局限性特发性狭窄（图1-42）。

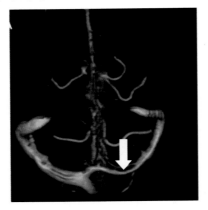

图1-42　横窦局限性特发性狭窄
影像（箭头所示）

病例2：横窦-乙状窦交界处特发性狭窄（图1-43）。

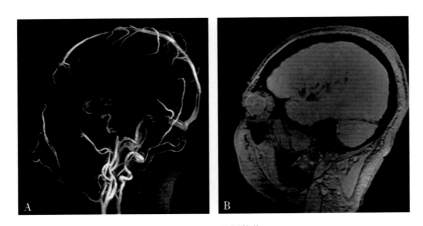

A. DSA；B. MRI 冠状位。

图1-43　横窦-乙状窦交界处特发性狭窄影像

病例3：蛛网膜颗粒较大所致局限性静脉窦狭窄（图1-44）。

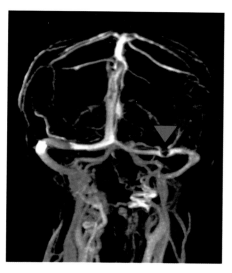

图1-44　蛛网膜颗粒较大所致局限性
静脉窦狭窄影像(箭头所示)

(二)颈内静脉狭窄

双侧颈内静脉位于颈部皮下,是颅内血流引流至心脏的最后途径,局部狭窄会影响颅内压力和血液流动状态。颈内静脉狭窄(internal jugular vein stenosis,IJVS)的主要原因包括管腔内先天发育性狭窄和外部结构压迫。因此,对于IJVS,需要明确狭窄的位置和原因。彩色多普勒超声对于皮下浅层颈内静脉的显示具有较好的价值,可以从血流动力学和血管结构两方面评估颈内静脉病变,包括测量颈内静脉各段的流速、最高和最低压力梯度、内径、横向骨折面积、瓣膜压力和侧支静脉血流动力学等。增强MRV由于覆盖范围广,是临床评估颈内静脉最常用的影像学检查。经过三维血管重建,MRV可以显示颈内静脉的形态和横截面积,同时观察椎静脉丛的开放形式和开放程度,为临床决策提供帮助。CTV对小静脉和侧支静脉具有更高的敏感度。MRBTI可清晰观察颈内静脉管腔内情况,明确狭窄原因。DSA能够提供静脉血流状态、狭窄程度及侧支循环状态等动态信息。

三、脑静脉系统疾病影像诊断策略

CT和MRI是脑静脉系统疾病首选检查方法,有助于筛查脑静脉异常患者并识别非典型部位的静脉性梗死。此外,建议增加对比增强磁共振静脉成像(CE-MRV)或CTV检查,以明确脑静脉异常。对于疑似孤立性皮质静脉血栓形成的患者,建议进行SWI检查,寻找线状低信号血栓影及增粗的皮质静脉,同时观察邻近上矢状窦,明确是孤立性血栓形成还是皮质静脉受累。对于难以与静脉发育不良鉴别的CVT患者,建议进行MRBTI检查。如果有条件,可以直接进行MRBTI检查,以缩短诊断时间,有助于临床及时干预。

(杨　旗)

参考文献

[1] SILVIS S M,DE SOUSA D A,FERRO J M,et al. Cerebral venous thrombosis[J]. Nat Rev Neurol, 2017,13(9):555-565.

[2] DIGGE P,PRAKASHINI K,BHARATH K V. Plain CT vs MR venography in acute cerebral venous sinus thrombosis:triumphant dark horse[J]. Indian J Radiol Imaging,2018,28(3):280-284.

[3] BOUKOBZA M,CRASSARD I,BOUSSER M-G. When the "dense triangle" in dural sinus thrombosis is round[J]. Neurology,2007,69(8):808-808.

[4] BLACK D F,RAD A E,GRAY L A,et al. Cerebral venous sinus density on noncontrast CT correlates with hematocrit[J]. AJNR Am J Neuroradiol,2011,32(7):1354-1357.

[5] VIRAPONGSE C,CAZENAVE C,QUISLING R,et al. The empty delta sign:frequency and significance in 76 cases of dural sinus thrombosis[J]. Radiology,1987,162(3):779-785.

[6] TAYYEBI S,AKHAVAN R,SHAMS M,et al. Diagnostic value of non-contrast brain computed tomography in the evaluation of acute cerebral venous thrombosis[J]. Sci Rep,2020,10(1):883.

[7] MAJOIE C B L M,VAN STRATEN M,VENEMA H W,et al. Multisection CT venography of the dural sinuses and cerebral veins by using matched mask bone elimination[J]. AJNR Am J Neuroradiol, 2004,25(5):787-791.

[8] FERRO J M,BOUSSER M-G,CANHÃO P,et al. European Stroke Organization guideline for the diagnosis and treatment of cerebral venous thrombosis-endorsed by the European Academy of Neurology[J]. Eur J Neurol,2017,24(10):1203-1213.

[9] DORMONT D,ANXIONNAT R,EVRARD S,et al. MRI in cerebral venous thrombosis[J]. J Neuroradiol,1994,21(2):81-99.

[10] DMYTRIW A A,SONG J S A,YU E,et al. Cerebral venous thrombosis:state of the art diagnosis and management[J]. Neuroradiology,2018,60(7):669-685.

[11] ARNOUX A,TRIQUENOT-BAGAN A,ANDRIUTA D,et al. Imaging characteristics of venous parenchymal abnormalities[J]. Stroke,2017,48(12):3258-3265.

[12] GAO L S,XU W L,LI T,et al. Accuracy of magnetic resonance venography in diagnosing cerebral venous sinus thrombosis[J]. Thromb Res,2018,167:64-73.

[13] AYANZEN R H,BIRD C R,KELLER P J,et al. Cerebral MR venography:normal anatomy and potential diagnostic pitfalls[J]. AJNR Am J Neuroradiol,2000,21(1):74-78.

[14] JANG J,KIM B-S,SUNG J,et al. Subtraction MR venography acquired from time-resolved contrast-enhanced mr angiography:comparison with phase-contrast mr venography and single-phase contrast-enhanced MR venography[J]. Korean J Radiol,2015,16(6):1353-1363.

[15] SCHUCHARDT F, HENNEMUTH A, SCHROEDER L, et al. Acute cerebral venous thrombosis:

threedimensional visualization and quantification of hemodynamic alterations using 4 – dimensional flow magnetic resonance imaging[J]. Stroke,2017,48(3):671−677.

［16］WÅHLIN A,EKLUND A,MALM J. 4D flow MRI hemodynamic biomarkers for cerebrovascular disea-ses[J]. J Intern Med,2022,291(2):115−127.

［17］DE SOUSA D A,NETO L L,JUNG S,et al. Brush sign is associated with increased severity in cere-bral venous thrombosis[J]. Stroke,2019,50(6):1574−1577.

［18］MUGLER J P. Optimized three−dimensional fast−spin−echo MRI[J]. J Magn Reson Imaging,2014, 39(4):745−767.

［19］YANG X X,WU F,LIU Y H,et al. Diagnostic performance of MR black−blood thrombus imaging for cerebral venous thrombosis in real – world clinical practice [J]. Eur Radiol, 2022, 32 (3): 2041−2049.

第二章

脑静脉病变与相关疾病

第一节　脑静脉病变与神经疑难病

　　脑静脉循环主要由浅静脉系统和深静脉系统组成,以低流速、低压力、大容量为特点,容纳脑组织近70%的血容量。与脑动脉系统供血分布不同,各脑静脉引流区域存在较大变异,在维持正常脑灌注方面发挥着至关重要的作用。脑静脉系统疾病的发生与其功能相关,脑静脉结构或功能发生障碍,可导致颅内高压、血脑屏障破坏、脑脊液循环异常、类淋巴系统功能受损、血流动力学紊乱等广泛的神经病理损害,从而引起相关疾病的发生。常见的脑静脉系统疾病包括CVT、CVSS等疾病。

　　脑静脉病变是指在脑静脉或静脉窦中发生的病理改变,包括凝血、血栓形成、炎症、肿瘤等。这些病变可能导致脑静脉或静脉窦狭窄或堵塞,从而影响脑血流和脑组织的氧供。脑静脉病变是脑血管疾病的一种,常导致脑出血、脑梗死、脑水肿等严重后果。常见的脑静脉病变包括血栓性静脉窦炎、CVST、非炎性CVSS等。

　　CVT是由多种原因引起的硬脑膜窦、皮质静脉、深静脉等脑静脉形成血栓的罕见类型的神经系统缺陷。它以脑静脉回流受阻、颅内高压为特征,起病形式多为急性/亚急性,具有头痛、视物模糊、癫痫、局灶性神经功能障碍等广泛的临床表现,可能与许多其他神经系统疾病的表现类似,并导致误诊。CVSS是一种由颅脑外伤、颅内肿瘤、蛛网膜颗粒、血栓甚至颅内高压等因素造成的,以脑静脉窦回流受阻为特征的脑血管病。其临床表现与颅内压升高相关,诸如头痛、耳鸣、视觉减退等,90%患者存在顽固性头痛,患者对头痛的描述通常以"剧烈""慢性"为特点。

　　颈内静脉是人脑组织最主要的静脉回流通道,压迫性因素或非压迫性因素导致的颈内静脉结构和功能的异常可引起IJVS。IJVS常见临床表现包括睡眠障碍、头鸣、耳鸣、头晕、头痛、视力障碍、听力障碍、认知能力下降和颈部不适,甚至自主神经功能障碍,其中睡眠障碍(60.5%)和脑鸣(67.6%)尤为常见。

　　脑动静脉畸形是先天性局灶性脑血管发育异常，动脉与静脉直接相通而无毛细血管相连，引起脑血流动力学改变和"盗血"现象，从而出现相应的临床表现。本病可见于不明原因的头痛、癫痫发作、脑出血，特别是有自发性蛛网膜下腔出血史和脑出血史的青年患者。

　　硬脑膜动静脉瘘（dural arteriovenous fistula，DAVF）是一种获得性的颅内血管畸形，常发生于硬脑膜动脉与静脉、脑静脉窦和皮质静脉间的异常吻合，最常出现的部位为横窦、乙状窦和海绵窦。DAVF 的真实发病率和流行率尚不清楚，因为 DAVF 患者可能完全无症状。关于 DAVF 的形成机制目前研究较少，最近有研究认为 DAVF 的形成是由 CVT 导致颅内静脉高压，血流动力学改变，促进了异常侧支形成，同时刺激了血管生成因子的释放所致。

　　近年来，随着人们对上述脑静脉病变的认识日益增加及研究的发展，相关研究已将特发性颅内高压症、认知障碍、运动障碍等多种神经疑难病与脑静脉病变建立联系，为多种疾病的诊疗及研究提供了新的方向。

一、脑静脉病变与特发性颅内高压症

　　特发性颅内高压症（idiopathic intracranial hypertension，IIH）是一种病因不明，以头痛、视觉症状为主要临床表现，脑结构及脑脊液成分无明显异常的临床综合征。IIH 常发生于年轻、肥胖的育龄期女性。自 20 世纪初，人们先后以"假性脑瘤""无脑瘤的颅内压"的名称对其进行描述。在 20 世纪中后期，它一度被命名为良性颅内高压。然而，由于难以查明原因，患者常常不能得到及时的治疗，进而出现长时间头痛、搏动性耳鸣、抑郁症、严重的视力障碍，导致生活质量下降，甚至完全失明。这提示早期诊断和治疗对于 IIH 患者的结局至关重要。近年来研究发现脑静脉病变参与了 IIH 的病理生理学过程，为 IIH 的诊断和治疗带来了新的解决方案。

（一）病因与发病机制

　　1. 脉络丛或室管膜细胞的脑脊液生成过多　　神经系统通常含有大约 140 mL 的脑脊液，脉络丛是负责脑脊液分泌的主要组织，其分泌的脑脊液约占脑脊液总量的 2/3，其余脑脊液来源于脉络膜外的结构，如室管膜和可能的血脑屏障，而脉络丛异常可导致脑脊液分泌过多。

　　2. 蛛网膜颗粒或淋巴系统的脑脊液引流减少　　一般认为脑脊液的引流是通过蛛网膜颗粒进行的。蛛网膜颗粒将一部分脑脊液从蛛网膜下腔转移到体循环中。这一过程取决于压力梯度，如脑静脉压力升高可导致脑脊液引流受损。淋巴系统是连接硬脑膜窦和脑脊液循环的另一个脑脊液流出途径。这是一个由脑脊液和间质液组成的神经胶质依赖的血管周围网络，它在清除代谢废物的同时与静脉系统相连。研究发现，淋巴系统功能障碍引起的大脑和间质扩张可能是 IIH 外源性脑静脉窦狭窄的原因；而横窦狭窄，尤其是其与下吻合静脉交界处的狭窄，可导致中心静脉压升高，淋巴静脉引流效率低下，导致脑间质液过多、淋巴管的脑脊液流出途径超负荷，形成 IIH 的恶性循环。

　　3. 脑静脉窦狭窄　　CVSS 被认为是 IIH 发病机制的另一个关键原因。由于静脉被膜介质中弹性纤维和肌肉纤维相对较少，其弹性组织和平滑肌不像动脉那样发达。因此，静脉更容易受到外部压迫。例如，最初由体重增加和激素变化等因素引起的颅内压的小幅度增加，可能会引起 CVSS，导致硬脑膜窦的轮廓塌陷或变平,引起静脉流出道梗阻,脑静脉窦中吸收的脑脊液减少,从而导致颅内压进一步升高;此外,血管腔内占位性病变造成部分阻塞也会引起脑静脉窦内源性狭窄,如蛛网膜颗粒增大或脑静脉窦血栓机化附于窦壁造成窦道狭窄,引起窦内静脉压增高,从而引起颅内压升高,成为 IIH 的病理环节之一。据报道,IIH 患者 CVSS 的发病率为 10% ~90%,而一般人群中 CVSS 发病率为 6.8%。

(二)临床表现

IIH 患者最常见的临床表现为头痛(75% ~94%),其次为视力障碍(68% ~72%),恶心或伴有呕吐(72% ~75%),畏光、畏声或两者兼有(42% ~73%),耳鸣等。

根据 IIH 患者的特征将 IIH 分为 4 型。

1. **典型 IIH** 患者肥胖[体重指数(BMI)>30 kg/m^2]、育龄期、女性,符合 IIH 诊断。

2. **不典型 IIH** 男性、非育龄期或 BMI≤30 kg/m^2 的 IIH 患者,需要确保没有其他潜在的颅内高压症原因。

3. **不伴视神经盘水肿的 IIH** 这是罕见的 IIH 亚型,符合其他所有 IIH 诊断标准的患者,未见视神经盘水肿。

4. **暴发型 IIH** 患者符合 IIH 诊断标准且 4 周内视力损害迅速恶化。

(三)影像学检查

影像学检查在 IIH 的诊断中发挥了越来越重要的作用。对于疑似颅内压升高的患者,使用 MRI 和 MRV 来排除继发性病因。此外,视神经鞘增宽、空蝶鞍、脑膜膨出、垂体高度降低和横窦狭窄是 IIH 常见的阳性神经影像学表现。视神经鞘超声评估可以为 IIH 患者的诊断提供重要信息。对于颅内压升高的患者,行超声检查,平均视神经鞘直径达到 5.8 mm 时需要警惕 IIH。对所有提示视神经盘水肿且头颅 MRI 检查无脑内异常的患者,均应行腰椎穿刺,以测量脑脊液压力,并明确脑脊液成分有无异常。无论患者体位如何,成人 IIH 患者的腰椎穿刺脑脊液压力通常高于 250 mmH$_2$O(1 mmH$_2$O≈0.009 8 kPa),儿童常高于 280 mmH$_2$O。

(四)诊断

IIH 的诊断需要详细的病史,并完善神经科及眼科的相关检查。目前被广为接受的 IIH 的诊断标准为改良 Dandy 标准,其内容包括:①症状、体征仅能用颅内压升高来解释;②侧卧位脑脊液压力>25 cmH$_2$O;③脑脊液常规、生化等检查未见异常成分;④MRI、增强 CT 等影像上未见明显潜在的解剖病变因素。IIH 的鉴别诊断则首先需要排除急性或慢性 CVT、颞动脉炎及炎症性的眼部病变;其次,内分泌疾病(甲状腺疾病、醛固酮增多症、多囊卵巢综合征、肾上腺皮质功能不全)、维生素 A 缺乏或过量及使用某些药物(四环素类、呋喃妥因、类维生素 A、口服避孕药、他莫昔芬、吲哚美辛、α 干扰素、环孢素、胺碘酮等)也可引起类似的症状,也要与 IIH 进行鉴别。

(五)治疗

IIH 治疗的主要原则是针对性治疗潜在疾病、保护视力及降低头痛发病率。考虑体重增加与 IIH 及其复发之间的关联,所有 BMI>30 kg/m^2 的患者应进行体重管理。药物治疗可选择乙酰唑胺或托吡酯。进一步的治疗手段还有脑脊液分流术、视神经鞘开窗术等有创疗法。脑脊液分流术的适应证是顽固性头痛伴或不伴视力下降的颅内高压,视神经鞘开窗术在视觉改变的患者中更有效,还可缓解一部分患者的头痛症状,但接受上述有创疗法的患者术后转归不甚理想,效果尚存在争议。对于明确存在 CVSS 的难治性 IIH,临床医生可首选脑静脉窦支架植入术,结合现有的研究结果,一般认为脑静脉压力梯度(VPG)≥4～8 mmHg 是合理的手术指征,但仍需要综合考虑患者侧支代偿及视力损害、颅内压等临床因素。

对于不能明确病因的 IIH 患者,随着病程进展,头痛、视力损害等症状会逐渐加重,严重影响患者的生活质量,而及早明确颅内压升高原因并经过积极治疗的 IIH 患者,其疾病转归总体良好。

二、脑静脉病变与认知障碍

认知是指人脑接受外界信息,经过加工处理,转换成内在的心理活动,从而获取知识或应用知识的过程。它包括记忆、语言、视空间、执行、计算和理解判断等方面。认知障碍是指上述多项认知功能中的一项或多项受损,当上述认知域有两项或两项以上受累,并影响个体的日常或社会能力时,可诊断为痴呆。认知障碍的病因通常是多方面的,而近年来随着人们对脑血管的研究逐渐深入,脑血管病变对认知障碍及痴呆的重要性,特别是脑静脉病变与认知损害的联系已经在多种疾病中被证实。例如,急性 CVT 可出现快速性的认知减退,某些伴有深静脉引流的 DAVF 表现为双侧丘脑和基底节水肿,可导致认知和记忆障碍,而 IJVS 或脑小静脉胶原病与脑白质病变密切相关,并可能进一步导致血管性认知障碍乃至阿尔茨海默病等的发生和发展。

(一)脑静脉病变导致认知障碍的机制

既往人们对于血管性障碍导致的认知损害更多归因于动脉,相关的基础和临床研究发现急性 CVT、IJVS、DAVF 等脑静脉病变可能是各类认知损害的病因,并提出了脑静脉病变导致认知障碍可能的发病机制。

1. 静脉胶原增生 静脉或小静脉壁内的胶原增殖,在严重的情况下导致脑室周围狭窄和管腔闭塞,又被称作静脉胶原病。静脉胶原增生可能增加静脉的整体阻力,导致流向深层白质的血液减少,与脑室周围的白质疏松程度密切相关。

2. 脑静脉流出受阻 静脉胶原增生导致的静脉狭窄,或其他原因引起的静脉流出道阻塞,也会导致脑白质灌注不足,从而部分介导了脑白质疏松和阿尔茨海默病之间的联系。此外,脑静脉流出障碍也可能导致代谢副产物产生和对错误折叠蛋白的清除减少(阿尔茨海默病中可见),进一步引起缺血应激。

3. 脑静脉系统的进行性退行性变化 如静脉壁硬度增加、顺应性丧失、毛细血管床压力增加及血脑屏障进一步破坏,可能导致认知损害。

4. 脑静脉微梗死 各种原因如静脉胶原病、小静脉迂曲、淀粉样蛋白 β 和凝血因子(如因子XII)之间的相互作用、毛细血管病变等,可能会加剧灌注不足、炎症、血脑屏障破坏和高凝状态,从而促进小静脉血栓形成。

5. DAVF 相关性痴呆 ①皮质型:由继发于正常引流窦闭塞或静脉高压的髓质静脉充血所引起

的脑脊液吸收障碍;或因 DAVF 直接反流到髓静脉导致髓静脉动脉化,导致实质水肿和受累区域功能受损,被描述为静脉充血性脑病。②丘脑型:继发于深静脉引流受损导致的丘脑静脉淤血和缺血,伴随丘脑功能受损,从而导致学习、注意力和执行功能缺陷。

(二)脑静脉病变导致认知障碍的分类

1. 快速进展性认知障碍　已有一些案例报道了 CVT 导致的快速进展性认知障碍。患者以认知损害症状起病,最初表现为反应迟钝、注意力下降、记忆力下降,病情进展较快,可在数周内出现性格改变、易怒等精神异常、执行能力下降、定向力下降甚至大便失禁等,也可以合并 CVT 的其他症状或危险因素,但临床表现以认知改变为主。IJVS 也可以引起快速进展性认知障碍,但程度较轻,主要表现为计算力、记忆力下降,注意力难以集中,不能完成之前的工作。

2. DAVF 相关性认知障碍　合并 DAVF,亚急性发病,表现为快速发作、进行性认知损害,常发展至痴呆,大多数(84%)患者为男性,多见于中老年人(平均年龄为 61 岁)。

3. 慢性认知障碍　患者表现为记忆、语言、结构能力和视觉空间方向等方面的长期障碍,以及学习、工作能力的持续受损。症状可在患 CVT、CVSS、IJVS 后数年间存在,在深静脉血栓形成和合并脑实质损害的患者中更常见,少数 DAVF 患者也存在持续性认知障碍。

(三)脑静脉病变导致认知障碍的诊断

对怀疑脑静脉病变导致的认知障碍患者可行颈静脉超声、头颈 MRV、CTV 或增强 MRBTI 等检查,以明确有无 CVT、CVSS、IJVS。DSA 是诊断 DAVF 的金标准,继发于静脉高压的扩张的皮髓质小静脉可被 SWI 清楚显示。头颅 MRI 可对于小静脉病变及对应实质、白质疏松的程度进行评估。认知障碍的程度也需要进行评估,通常使用的认知障碍量表包括痴呆筛查量表如简易精神状态检查量表(MMSE)和针对轻度认知障碍的量表如蒙特利尔认知评估量表(MoCA)。在血液学检验方面,D-二聚体是 CVT 诊断的敏感指标,可用于快速进展性认知障碍患者除外急性期或亚急性期 CVT。凝血常规用于检验血液是否存在高凝状态。CVT、CVSS、IJVS 等患者脑脊液检查显示常伴有不同程度的压力升高,而常规、生化检查一般正常。脑电图则可以用于鉴别诊断其他引起认知损害的疾病如额颞叶痴呆、阿尔茨海默病。

以快速认知能力下降作为 CVT 的首发症状是相对罕见的,在评估此类患者时,如合并 CVT 的危险因素,如 JAK2 基因突变等,鉴别诊断时应考虑 CVT。而对于疑似颅内压异常和新发认知能力下降的患者,可能提示解剖异常,应考虑头颈静脉狭窄或梗阻导致脑静脉淤血的可能。鉴别诊断也需要排除其他可能导致认知障碍的疾病,如新出现或加重的神经系统或其他内科疾病、感染、肿瘤等。

(四)脑静脉病变导致认知障碍的治疗

脑静脉病变导致认知障碍的治疗包括病因治疗、对症治疗、特异性治疗等。

1. 病因治疗　针对导致认知障碍的原因进行治疗,如明确了 CVT,可根据评估选择抗凝、溶栓或机械取栓治疗,同时对引起 CVT 的病因进行相应治疗。对 IJVS、CVSS,必要时可选择外科手术解除静脉流出道梗阻,而 DAVF 有手术指征者可积极行血管内栓塞治疗。

2. 对症治疗　对合并颅内高压症者积极行脱水、降颅内压治疗,对合并睡眠障碍、抑郁症、妄想、幻觉及精神症状的患者采取个体化护理及相应的药物治疗,如抗抑郁药、苯二氮䓬类药物等,辅助患者尽快改善症状。

3.特异性治疗　改善认知功能,目前临床上改善认知功能的药物主要是胆碱酯酶抑制剂及谷氨酸受体拮抗剂。代表药物分别为盐酸多奈哌齐及美金刚,可作为痴呆患者改善认知障碍的基础药物。

总体来说,脑静脉病变引起的快速进展性认知障碍经过病因治疗后通常预后良好。已经明确CVT 的患者在接受抗凝治疗后 5 ~ 7 d 症状可明显改善。IJVS 患者在接受手术解除静脉狭窄后认知损害症状也可完全消失。DAVF 作为一种可治性疾病,经过及时诊断及早期血管内治疗后痴呆型症状可明显消退或改善。慢性认知障碍患者预后与病程及认知损害的严重程度有关,应每年在专病门诊随访,延缓病情进展。

三、脑静脉病变与运动障碍性疾病

运动障碍性疾病,又称为锥体外系疾病,是一组以随意运动迟缓、不自主运动、肌张力异常、姿势步态障碍等运动症状为主要表现的神经系统疾病,包括的疾病种类很广泛,包括震颤、抽动症、帕金森病、舞蹈病、肌张力障碍等。其中,帕金森病是一种以运动迟缓、震颤、肌强直和姿势不稳为主要特征的疾病。特发性帕金森病占据了帕金森病的 80%,帕金森病的发生源于纹状体内多巴胺含量显著减少、中脑黑质内多巴胺神经元变性和死亡,以及黑质残存神经元胞质内出现嗜酸性包涵体。然而,近年来人们发现深部脑静脉血栓形成(deep cerebral venous thrombosis,DCVT)可能会导致快速进展性帕金森病、舞蹈病等的罕见表现,提醒人们需要增加对于脑静脉病变与运动障碍性疾病的学习与关注。

(一)脑静脉病变与帕金森病

帕金森病的一些临床特征(特别是静息性震颤)是由基底节和脑–丘脑–皮质回路异常导致。虽然 DCVT、DAVF 所致帕金森病的病理生理机制尚不明确,人们认为 DCVT 引起的帕金森病症状是由于静脉血栓形成继发性毛细血管和间质压力的增加,随后引起可逆性细胞肿胀和基底节区损伤,而这种可逆的细胞肿胀不会带来不可逆的神经元损害,且允许一些血流灌注的发生。因此有人认为,即使没有 MRI 信号改变,基底节部位的静脉充血也可以提示由 CVT 引起的帕金森病,这也解释了脑静脉病变导致的帕金森病随着病程发展可以完全逆转的现象。DAVF 也可以引起类似的继发性静脉高压,导致双侧额叶低灌注或者基底节损伤。

与特发性帕金森病相反,DCVT 患者导致的继发性帕金森病的特征为双侧且急性、亚急性发作,表现为面具脸、静止性震颤、肌强直、运动迟缓等运动症状。可伴或不出现头痛、癫痫发作、局灶性神经功能缺损或意识异常等 CVT 常见的临床表现。自主神经功能障碍如尿失禁等也可发作。

影像学评估对于脑静脉病变合并帕金森病患者尤为重要。头颅 T2 加权 FLAIR 可见基底节、丘脑和尾状核头部等部位高信号,双侧多见,头颈 MRV、CTV 或增强 MRBTI 等可明确有无静脉血栓形成;DSA 可明确有无 DAVF;而正电子发射体层成像(PET)/单光子发射计算机体层摄影(SPECT)未见明显的多巴胺转运体(DAT)功能降低。血液学检验方面,D–二聚体是诊断 CVT 的敏感指标,凝血常规用于检验血液是否存在高凝状态。

总之,对于快速发展的帕金森病,影像学检查没有明显的 DAT 异常,而显示明确的血栓形成伴弥散像的基底节、丘脑等部位的水肿,加上对左旋多巴缺乏反应,应怀疑 CVT 所致的继发性帕金森病。而 DAVF 作为帕金森病的罕见病因之一,也需要予以鉴别。其他的鉴别诊断还包括额颞叶痴呆、路易体痴呆、克-雅病、Percheron 动脉闭塞、感染性脑炎、毒性代谢性脑病、白塞综合征和丘脑胶质瘤或淋巴瘤等疾病。

继发性帕金森病的治疗原则:在治疗原发疾病同时,可以加用抗帕金森病药物。据报道,大约 50% 的 CVT 患者在开始抗凝治疗后 2～6 个月帕金森病症状显著改善或消失,而 DAVF 患者行介入栓塞重建血流后,帕金森病症状也可在短期内完全好转。

(二)脑静脉病变与其他运动障碍性疾病

一些案例报告报道了脑静脉病变与其他运动障碍性疾病的联系,如舞蹈病及原发性震颤。Barberà 等人报道了一例罕见的 CVST 后出现双侧舞蹈样症状的女性患者。这名患者因感染 SARS-CoV-2 肺炎住院,虽然接受了依诺肝素的预防性治疗,但在住院第 21 天时出现混合失语、偏瘫及四肢的舞蹈样运动。头颅 CT/CTA 提示双侧基底节和丘脑梗死,伴有左侧横窦、直窦和大脑大静脉血栓形成,患者继续接受依诺肝素抗凝治疗 24 h 后病情恶化,舞蹈样运动持续存在,意识水平逐渐下降。第二次头颅 CT 检查提示左侧丘脑梗死出血性转化,临床紧急行机械取栓手术,但患者在术中生命体征不稳并最终死亡。既往舞蹈病作为卒中后的运动障碍之一,发病率不到 1%,且常为单侧。该病例提示合并深静脉血栓的 CVT,可能会出现双侧舞蹈病并引起不良预后,积极进行抗凝治疗也许可以降低死亡风险。

此外,Murao 等人报道了一例因未能及时确立震颤与 CVT 间的联系导致患者延迟治疗并最终死亡的病例。该 60 岁的男性因右侧上肢不自主震颤前来就诊,最初就诊时的神经系统检查、血液学检查、脑电图等均无任何异常发现,在相继接受阿替洛尔、氯硝西泮治疗后,患者的阵发性震颤持续加重,1 年后患者因突发肢体无力、言语障碍、偏身感觉障碍再次入院,因被怀疑卒中而接受了抗血小板治疗,然而直至病程第 5 天行 MRV 及头颅 MRI 检查才证实存在上矢状窦血栓,随即接受抗凝治疗。遗憾的是,即使接受了抗凝治疗,患者在住院期间病情再次恶化,影像复查提示左侧额叶皮质出血伴多处皮质静脉扩张,陷入昏迷状态并在 3 个月后因感染导致的弥漫性血管内凝血和多器官衰竭死亡。由于短暂性神经功能损害在 CVT 中并不常见,因此没有局灶性神经功能缺损的情况延迟了该病例的诊断。然而,当实质病变不存在时,由静脉淤血、静脉压升高引起的低灌注可能导致脑功能障碍,间歇性脑缺血或静脉淤血可能通过部分再通或不稳定的侧支形成而消退,可能出现神经系统症状。皮质静脉和桥静脉对于通过侧支静脉向上矢状窦维持正常的静脉引流很重要,当这些静脉受到影响时,可能会出现不可逆的变化。因此,Murao 等人推测,最初的震颤仅限于右肢,结合后期影像的左额叶皮质静脉逐渐扩张并导致静脉出血,患者可能是由于早期存在左额叶皮质静脉充血、静脉压升高等脑静脉病变,诱发左额叶基底节-丘脑皮质回路功能障碍才导致了震颤,提示这可能是脑静脉病变的一个罕见的发作方式。

四、脑静脉病变与周围神经疾病

周围神经疾病是指周围神经运动、感觉和自主神经的结构和功能障碍,包括脑神经疾病和脊神经疾病。恶性肿瘤、感染、创伤或骨折,以及血管事件(如夹层、血栓形成或动脉瘤)等多种原因均可造成周围神经损害。由于CVT引起的周围神经受累是非常罕见的,人们往往不能及时将两者联系在一起,进而延误了病情诊断。已经报道的CVT引起的周围神经损害以脑神经麻痹为主,受累神经包括滑车神经、外展神经、面神经、三叉神经、科莱-西卡尔综合征(第九、十、十一、十二对脑神经受累)和Vernet综合征(第九、十、十一对脑神经受累)等颈静脉孔综合征。脊神经包括尺神经、正中神经等。

(一)病理生理

CVT患者的脑神经麻痹病理生理学研究较少,现有的研究提供了几种假说。一是血栓形成可引起附近脑神经及伴行静脉的充血和扩张,进而引起神经水肿和受压及神经内在血管系统功能障碍,导致可逆性的氧气或葡萄糖消耗受损,并可以进行性发展;二是颅内压升高后神经卫星静脉的静脉透壁压升高,导致液体和离子渗漏到神经腔内,出现神经内在血管系统的静脉血脑屏障功能障碍。也有人认为血栓形成的静脉周围的局部炎症会导致脑神经功能障碍。此外,CVT伴颈静脉孔综合征引起的脑神经麻痹可能是颈静脉孔骨性结构与血栓形成的静脉之间的撞击引起的短暂性神经麻痹。而CVT后神经根功能障碍则可能是由颅内压升高导致的神经根周围蛛网膜下腔扩张和扭曲所致,通过薄壁神经根静脉流出受损的静脉缺血。据报道,继发于颅内高压症的神经根病几乎只见于IIH或CVT患者。

(二)临床表现

临床表现根据受累神经不同而有面瘫、复视、四肢无力呈弛缓性瘫痪等。存在CVT或伴有颅内压升高的患者可有相应的临床典型症状,如头痛、颈部疼痛、视神经盘水肿等。

(三)诊断

在调查脑神经麻痹的原因时,必须考虑创伤、恶性肿瘤、感染等原因。例如患者在妊娠等高凝状态的情况下出现多发性脑神经麻痹时,必须将CVT作为重要的鉴别诊断。而存在轻微头创伤的情况下,即使没有高凝状态,由于CVT可能具有多发性脑神经疾病的非典型表现,也需要对CVT进行鉴别。头颅MRI和MRV是检测CVT最敏感的检查。当出现四肢弛缓性瘫痪时,需要除外吉兰-巴雷综合征,因吉兰-巴雷综合征很少发生视神经盘水肿,可结合电生理检查、腰椎穿刺、眼科评估、MRV结果等,鉴别其与CVT伴颅内压升高引起的多发性神经根病。

(四)治疗

对于CVT合并周围神经病的治疗,首先需要明确CVT诊断并进行抗凝等病因治疗,其次是对症治疗,如应用镇痛药或促进神经功能恢复的药物(如B族维生素)等。理疗和体疗是恢复期重要的治疗措施,有助于预防肌肉挛缩、关节畸形等。

五、脑静脉病变与中枢神经系统感染

中枢神经系统感染是 CVT 的病因之一,然而,临床上 CVT 往往作为中枢神经系统的并发症发作,其临床表现(头痛、意识改变、精神障碍和运动障碍)具有非特异性和多变性,并容易被前期感染的症状所混淆、掩盖而引起诊断延迟或不明。中枢神经系统感染并发 CVT 的病原体很广泛,包括疱疹病毒、肝炎病毒、细小病毒和人类免疫缺陷病毒等病毒,肺炎链球菌、结核分枝杆菌、球孢子菌病、坏死梭形杆菌引起的脑膜炎也可导致 CVT。在肺炎链球菌性脑膜炎中,CVT 的发生率最高可达到10.3%。梅毒螺旋体、隐球菌、脑膜炎奈瑟菌、流感病毒引发的罕见 CVT 也有报道。

(一)病理生理

感染驱动血栓形成的病理生理机制尚未完全阐明,感染引发的炎症被认为是促进血栓形成的高凝状态的原因之一。感染引起的内皮功能障碍也可能引起血流淤滞,诱发血栓形成。此外,感染可累及深静脉而出现丘脑病变及血管源性水肿、出血、坏死等。

(二)临床表现

中枢神经系统感染并发 CVT 的临床症状与感染的病原体密切相关,患者可出现多种多样的临床表现,如发热、头痛、意识水平下降等,脑膜炎奈瑟菌感染可以表现为脑膜炎、败血症或两者的结合;乙型脑炎病毒感染可出现高热、颈部僵硬、定向障碍、痉挛性瘫痪、癫痫甚至昏迷和死亡;隐球菌感染可有皮肤色素过度沉着的丘疹样改变。

(三)诊断

对于怀疑中枢神经系统感染的患者,要通过脑脊液或血清中抗体滴度升高的证据来确诊。腰椎穿刺明确颅内压增高及眼科检查有无视神经盘水肿也很有必要。对于不明原因昏迷或出现局灶性神经系统体征的患者,应进行神经影像学检查,以确定病情恶化的原因。在神经影像学中,丘脑是最常见的受影响的结构,若伴有双侧出血,提示合并 DCVT。实验室检查如 D-二聚体和 T2WI 可用于鉴别 DCVT 和急性坏死性脑病。

(四)治疗

对于感染性 CVT,主要是尽早针对病原体,使用抗生素或抗病毒药物进行病因治疗,而基于现有的指南和研究,抗凝治疗可能带来有益的结局。感染患者并发 CVT 后新发颅内出血的风险会更高,但抗凝治疗在中枢神经系统感染所致 CVT 中应用的有效性和安全性还尚未可知。对症支持治疗在感染性血栓中的作用也不容忽视,有助于预防病情恶化及远期并发症。

六、脑静脉病变与癫痫

与动脉性卒中相比,癫痫发作在 CVT 中更常见,也是 CVT 的主要症状之一。根据发作时间的不同,癫痫发作可分为:急性症状性癫痫发作(ASS),即诊断 CVT 后 1 周内的癫痫发作(也称为早期癫痫发作);迟发性癫痫发作(LS),即发生在 CVT 后 1 周以上。ASS 可见于 6.9% ~ 50.0% 的 CVT 患者,而重度 CVST 病例(60%)和围产期 CVST 病例(76%)的 ASS 发病率更高。此外,LS 仍然是一个长期困扰 CVT 患者的后遗症,可能会影响生活质量,且需要长期使用抗癫痫药物治疗。

幕上病变、皮质静脉和上矢状窦血栓形成及产褥期等因素与 ASS 相关。急性期癫痫持续状态、去骨瓣减压、急性期癫痫发作、硬脑膜下出血、脑实质出血与 LS 相关。在一些小队列研究中,脑出血和 ASS 也与 CVT 后 LS 有关。有研究者认为 CVT 后 LS 与脑静脉壁的内皮炎性浸润有关。对 CVT 患者进行尸检发现,在受累血栓的静脉窦内存在着淋巴细胞和浆细胞的血管内皮炎症浸润,提示壁内静脉炎症可能持续存在,导致血管内皮炎症及内皮功能障碍。

癫痫的临床发作形式可以是局灶性的,也可以是全身性发作,并可能演变为癫痫持续状态,约 6% 的患者出现癫痫持续状态,在重症 CVT 病例中更易出现。

美国心脏协会(AHA)/美国卒中协会(ASA)指南建议:对于无幕上病变或局灶性神经功能缺损但出现癫痫发作的 CVT 患者,建议在一定时间内尽早开始抗癫痫药物治疗,以防止进一步癫痫发作。关于最合适的抗癫痫药类型和剂量尚未达成共识,最好的选择是选择药物相互作用较少的抗癫痫药。鉴于托吡酯在抗癫痫、降颅内压、缓解头痛方面的多重作用,在遵循抗癫痫药物治疗一般原则的前提下,或可优先考虑。抗癫痫药物的长期调整及相关疗程管理,可遵循症状性癫痫治疗的一般原则,左乙拉西坦、拉莫三嗪或加巴喷丁可能是更合适的选择。

现阶段的研究表明,症状性癫痫或癫痫持续状态不影响成人 CVT 患者远期预后,而儿童 CVT 发病时出现癫痫或昏迷提示预后较差。CVT 患者在 6 个月时,84% 的癫痫持续状态恢复良好。

七、脑静脉病变与其他疾病

(一)脑静脉病变与多发性硬化

多发性硬化是一种以中枢神经系统白质脱髓鞘为主要病理特点的自身免疫病,主要临床特点为症状体征的空间多发性和病程的时间多发性。多发性硬化的确切病因及发病机制迄今不明。2009 年,意大利学者 Zamboni 提出了慢性脑脊髓静脉功能不全(chronic cerebrospinal venous insufficiency,CCSVI)的概念,指出其是一种以颈内静脉和/或奇静脉狭窄、侧支循环开放和引流障碍为特征的综合征,并假设 CCSVI 是多发性硬化的病因,随后这一观点受到了广泛质疑。一些研究显示 CCSVI 和多发性硬化之间没有因果关系,但针对 CCSVI 的相关研究还未停止。实际上,十多年来,脑静脉系统是否参与多发性硬化的进展一直是个有争议的问题。

Bateman 等人发现多发性硬化与上矢状窦静脉压升高密切相关,并且进行性多发性硬化的不良结局与较大的上矢状窦面积有关。静脉压力升高不仅会降低硬脑膜窦的顺应性,也会损害皮质桥静脉的性能,而皮质桥静脉可以调节通过脑实质内的血液流动及蛛网膜下腔的脑脊液流动。因此,上矢状窦中的压力升高会降低整体颅内顺应性,也倾向于增加脊髓腔中脑脊液脉冲的振幅,这两种现象均已经在多发性硬化患者中观察到。与健康者相比,多发性硬化患者的动静脉延迟减少了

35%,这进一步证实了多发性硬化与颅内顺应性显著降低相关。此外,上矢状窦中静脉压力的升高往往会抑制脑脊液对整个静脉旁实质通路网络的吸收,研究者还发现了乙状窦上方颈静脉球(JB)高度的升高可能导致上矢状窦中的静脉高压,表明颈内静脉的形态变化可以增加这些血管的阻力,提高硬脑膜窦的静脉压力。上述发现强调了将脑静脉引流通路视为一个完整的系统的重要性,而不是单独考虑各个组成部分。上矢状窦内压力升高可由多种因素(如静脉狭窄、横窦血栓形成、蛛网膜颗粒增大等)引起,它们既可以单独存在,也可以叠加,例如JB下游IJVS也会倾向于增加JB的静压力,可能导致其高度增加。因此,脑静脉引流系统的颅外异常也可能导致脑静脉系统的形态学改变。

既往研究表明,脑静脉异常与多发性硬化相关,而这些异常可能导致上矢状窦中的压力升高。这反过来又会影响颅内顺应性和脊髓腔中的脑脊液脉冲。然而,这些变化在多大程度上涉及多发性硬化的进展尚未确定,还需要更多的工作来确定颅内流体系统的变化在多发性硬化的病理中发挥什么样的作用。

(二)脑静脉病变与神经白塞病

白塞综合征是一种由感染和环境等综合因素在遗传易感个体中触发的慢性、反复发作的、多系统受累的血管炎性疾病。中枢神经系统受累时称为神经白塞病。神经白塞病的表现可分为中枢神经系统和外周神经系统的表现。中枢神经系统的表现分为实质型和非实质型。实质型更普遍,表现为脑干型、半球型、脊髓型和脑膜性脑炎综合征。非实质型包括CVT和动脉受累;然而,伴随的实质和非实质受累非常罕见。脑干表现似乎最常见,神经白塞病中的PBS包括神经病变、肌病和神经-肌肉接头连接障碍。本部分主要涉及静脉受累的神经白塞病。

神经白塞病的静脉受累可表现为CVT或无明显血栓形成的颅内高压症。CVT表现为亚急性或较少见的急性头痛、视神经盘水肿、局灶性神经功能缺损、恶心/呕吐、癫痫、眼肌麻痹和/或脑病进展。上矢状窦、横窦、大脑深静脉和海绵窦是最常见的受累部位。合并CVST的神经白塞病患者颅外血管受累的频率较高。在一些头痛、视神经盘水肿和脑脊液压升高的患者中,虽然尽力完善了放射学检查,也不能明确CVT诊断,这些患者被认为是孤立性颅内高压症。

通常情况下,临床表现、神经影像学检查和脑脊液检查结果足以明确诊断神经白塞病。血清炎症标志物可能与神经白塞病的疾病活动度相关,对于伴有CVT的神经白塞病患者,应进行彻底的易栓因素检查,因为其病因可能有多种。神经影像学检查在神经白塞病的诊断中起着重要作用:MRI是神经影像学检查的金标准,合并CVT的患者MRV或CTV显示脑静脉窦或静脉血栓形成的证据,而由神经白塞病引起的CVT患者的静脉性梗死很罕见。70%~80%的脑脊液实质神经白塞病患者的脑脊液成分发生改变,对于出现CVT的神经白塞病,不建议进行腰椎穿刺,CVT或无CVT的IIH患者的脑脊液成分正常,但颅内压通常较高。

由于神经白塞病的临床和影像学表现多样,在确诊神经白塞病前,应排除所有的鉴别诊断。神经白塞病需要与多发性硬化、青年卒中、原发性和继发性中枢神经系统血管炎、神经结节病、中枢神经系统感染、中枢神经系统肿瘤、其他神经系统综合征等相鉴别。

大多数具有神经白塞病管理经验的神经科医生在治疗复发性或急性神经白塞病时,每日静脉输注1g甲泼尼龙,然后缓慢减量至口服类固醇疗程,同时治疗其他中枢神经系统神经炎症复发,如神经狼疮和神经结节病。在治疗中应避免突然停止治疗,否则易引起早期复发。当神经白塞病表征为 CVT 时,目前的临床实践对于选择抗凝或抗炎药物仍然存在分歧,倾向于使用抗炎药物来对抗假定的炎症性病因,在排除全身动脉瘤后使用抗凝药物。而对于抗凝药物的使用时间尚无定论,但无并发症的话通常为 3～6 个月。如果发现潜在易栓状态的明确证据,则可能要终身服药。如果没有发现易栓状态,也没有外周静脉血栓形成,则不需要长时间使用抗凝药物。

具有神经系统损害的患者多数预后不佳,脑干和脊髓病损是本病致残及死亡的主要原因之一。与实质型相比,CVST 型神经白塞病很少复发,预后更好。

(三)脑静脉病变与短暂性全面性遗忘

短暂性全面性遗忘是指其他方面神经功能正常,但短期无法形成新的记忆的临床综合征,伴有顺行性和逆行性健忘症。记忆丧失通常伴随着重复提问和时间定向障碍,同时保留了更高的认知功能,症状通常在 24 h 内消退。

短暂性全面性遗忘发作之前,大多数患者有瓦尔萨尔瓦(Valsalva)这样的诱发活动,如游泳、急性疼痛发作、咳嗽、用力或浸泡在冷水中。偏头痛、癫痫、血栓和栓塞引起的脑缺血等也可能与短暂性全面性遗忘相关。目前短暂性全面性遗忘与病因的关联性尚未确定,发病机制中占主流地位的假说是存在颈静脉瓣功能不全、脑静脉回流障碍时,由类似 Valsalva 动作诱发静脉压升高并短暂逆行传递到脑静脉系统,引起静脉淤血和双侧间脑或海马结构的静脉缺血。在短暂性全面性遗忘患者中,右侧横窦发育不全的比例更多,颈内静脉逆行血流模式的发生率较高,证实了这一假说。此外,在围手术期,患者可能会经历巨大的疼痛、情绪和身体压力,引起胸膜腔内压升高,导致上腔静脉回流减少,脑静脉压升高,从而引起脑静脉淤血,使脑静脉缺血,也会引发短暂性全面性遗忘发作,也侧面验证了上述假说。其他人则发现一部分短暂性全面性遗忘患者具有一种特定的焦虑人格特质,该特质可能会引起情绪异常期间的过度换气而诱发血管收缩。因此,静脉淤血引起的暂时性灌注不足或过度通气引起的血管收缩可能导致记忆相关结构的短暂性缺血。

短暂性全面性遗忘复发很少见。作为一种自限性疾病,短暂性全面性遗忘不会导致任何长期神经系统后遗症,也不需要治疗。但它需要与急性脑缺血事件相鉴别,因此也需要进行彻底的神经系统检查。鉴别诊断包括急性意识模糊状态(ACS)、短暂性癫痫性遗忘症(TEA)、短暂性脑缺血发作(TIA)、毒性代谢状态、心因性健忘症、偏头痛和卵圆孔未闭的心源性栓塞。

综上所述,诸多研究已证实了脑静脉病变与多种神经疑难病密切相关,并可能导致严重的神经系统后果。因此,关注脑静脉病变与神经疑难病的联系具有重要的临床意义。医生可根据患者的临床表现及相关检查结果寻找是否存在脑静脉病变的证据,并针对性地制定诊断及治疗方案。未来还需要更多深入的研究来明确脑静脉病变与神经疑难病之间的关联,进一步提高神经疑难病的诊断和治疗水平。

(刘　璐　周　陈)

第二节　脑静脉系统疾病相关问题和争议

　　脑静脉窦和颈内静脉是脑脊液从颅顶回流的主要通道,一旦脑脊液引流紊乱,就会导致颅内压升高,这是神经-眼科医生经常遇到的引起视神经盘水肿的原因之一——脑静脉系统疾病。尽管人们认识到这些知识已超过1个世纪,但对这些疾病的看法仍然存在重大分歧。目前关于静脉支架治疗药物难治性特发性颅内高压症(IIH)的争论十分突出,本节将重点讨论该问题,并进一步讨论涉及脑静脉窦血栓形成(CVST)、海绵窦血栓形成(CST)和硬脑膜动静脉瘘(DAVF)的相关问题。

一、脑静脉窦狭窄和特发性颅内高压症的争论

　　◀　观点1:脑静脉窦狭窄在药物难治性特发性颅内高压症发病中起作用。

　　支持:静脉血流动力学在IIH中起作用并不是新的观点,Quincke于1893年对该疾病首次描述时指出:一般情况下,静脉淤血(如瓣膜性心脏病),除了脑水肿之外,我们不仅能看到脑室中的液体增加,在蛛网膜下腔同样也能见到,而且通常更严重。44年后,Walter Dandy在其关于IIH的开创性论文中提出了如下假设:"颅内血管床的变化"可能有助于观察到颅内压升高。在CVST、肿瘤造成的脑静脉窦闭塞或医源性颈内静脉损伤的情况下,也可以观察到类似IIH的高颅内压和视神经盘水肿,因此有理由认为静脉回流异常可能在典型的IIH中起作用。

　　King等人的研究显示,7名IIH患者的上矢状窦和横窦近端的脑静脉窦压力升高,沿横窦的平均压力梯度为13.3 mmHg,而对照组平均为1.4 mmHg,表明脑静脉窦狭窄(CVSS)可以影响静脉血流,产生IIH。由于在2例米诺环素(minocycline)诱发的IIH中没有观察到压力梯度,研究者推测,这种跨狭窄梯度仅为真正的特发性病例中的病因,而在药物诱导的脑脊液生成或吸收紊乱时则并不确定。比如,在2003年,Farb等人使用自动触发螺旋型填充三维增强磁共振静脉成像(ATECOMRV)技术显示,93%(27/29)的IIH患者存在横窦-乙状窦交界处静脉窦狭窄(VSS),对照组只有7%(4/59),并证明在IIH以外的情况下,VSS是相对罕见的,这表明它的识别应该能促使人们排除IIH的可能性。Kelly等人的研究发现,只有3%(7/240)的成人是由于伴VSS的IIH以外的原因进行了MRV检查,证实了无症状的VSS很少,因为7人中有6人有1个空蝶鞍,2人有突出的神经鞘,1人后巩膜变平,因此这些患者可能患有足以引起放射学变化的亚临床形式的IIH。在接受腰椎穿刺的5人中发现了高于正常的腰椎穿刺开放压力,再一次支持了这一观点。

　　虽然VSS与IIH的关联并不能证明其因果关系,但在多项研究中观察到的IIH症状和体征的缓解,意味着VSS在该疾病中起着重要作用,否则根除VSS就不可能产生临床改善。虽然VSS的程度与IIH的严重程度之间的相关性尚未被证实,但是当狭窄达到一个临界点后IIH就会发生,但超过

这个临界点后 IIH 没有随着狭窄进一步的进展而恶化。

反对：在大多数 IIH 病例中发现的 VSS 需要谨慎解释。关联性并不能证明因果关系，正如下文所讨论的，在许多病例中，VSS 可能是由颅内压升高导致，这表明它不是导致疾病的原因。如果 VSS 是 IIH 的主要原因，我们可以预测狭窄的程度与 IIH 的严重程度有一定的相关性。然而，Riggeal 等人在 2013 年证明，在 51 名患有 IIH 和 VSS 的患者中，没有发现狭窄程度与良好的临床结果、视野等级或脑脊液开放压力之间有相关性。在一项队列研究中，研究者也没有发现狭窄的程度或长度与脑脊液开放压力之间有相关性。此外，非对比性 MRV 可以被静脉血流动力学和投射平面的相互作用而产生混淆。因此，使用增强 MRV 来筛查狭窄是很重要的，并最终需要使用传统的静脉造影来直接测量跨狭窄梯度，以确认某个狭窄区域具有血流动力学上的意义。最后，在进行常规静脉造影前，应仔细分析 MRV 上的阻塞血流模式。例如，单侧狭窄不会被认为有血流动力学意义的，除非对侧的横窦发育不全。因此，只有在双侧狭窄或单侧狭窄且对侧发育不良的情况下，才应考虑做支架植入术。

对脑静脉窦支架植入术后 IIH 症状和体征的改善需要谨慎解释，因为大多数支架植入术研究都是回顾性的，既不是盲法也不是对照。在阐明 IIH 的基本机制方面，即使对狭窄的静脉段进行支架植入治疗可以使 IIH 患者的颅内压有效降低，也并不能证明狭窄在 IIH 中起着重要作用。以此类推，虽然使用乙酰唑胺减少脑脊液的产生并配合减重对轻度 IIH 来说效果优于单纯减重（如 IIH 治疗试验所示），但这并不意味着脑脊液的过度生成在 IIH 中起重要作用。

◢ 观点 2：脑静脉窦狭窄是颅内压升高的后果，而不是一些固有的解剖学发现。

支持：King 等人指出，在 8 名 IIH 患者中脑脊液分流使得静脉压力升高的情况得到改善，这支持了以下观点——造成压力梯度的狭窄仅仅是由高颅内压造成的。同样，Rohr 等人证明在脑脊液分流术治疗后，3 名 CVSS 患者的狭窄情况得到了逆转。Buell 等人在一名患者进行高容量腰椎穿刺前后，即刻进行的血管内超声检查显示该患者的 VSS 立即消失。并且，我们已经观察到一些患者在腰椎穿刺或脑脊液分流术后 VSS 也有同样的可逆性，以及分流失败后出现狭窄的复发。图 2-1 所示患者，女，26 岁，以"头痛、复视、左耳搏动性耳鸣"为主要症状入院，被诊断为 IIH，乙酰唑胺治疗效果差，后经脑室-腹腔分流术治疗，效果佳。术后 1 年患者感染耐甲氧西林金黄色葡萄球菌，医生拔出导管。

反对：尽管 VSS 有时会随着脑脊液压力的降低而逆转，但在许多情况下，狭窄不受颅内压降低的影响。例如，Bono 等人的研究显示了 9 名 VSS 患者在颅内压正常后仍持续存在。因此，一些 IIH 患者可能有"外在"的狭窄，通常是渐进式的，主要是颅内压升高压迫了脑静脉窦的脆弱部分的结果，而其他患者则有更集中的、解剖学上的狭窄，是蛛网膜颗粒肿胀、间隔带（脑静脉窦内形成的"纤维带"，右横窦比左横窦更常见）或假定有组织慢性血栓造成的。一些病例似乎是先天性的，Connor 等人在 5/23（狭窄）和 8/23（缺失）的患者中，证实了在横窦位置上的骨质凹槽狭窄或缺失。相关的骨质变化支持这样的论点，至少在这些特定的病例中狭窄不是获得性的。

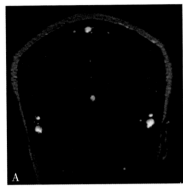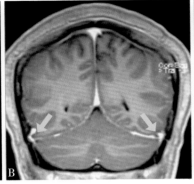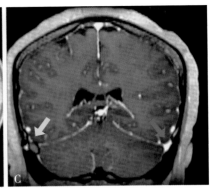

A. 分流器在位时进行的冠状位二维 MRV，显示没有狭窄；B. 移除分流器后执行扰相梯度回波序列（SPGR）多平面重建（MRP）冠状位 MRV，显示双侧狭窄（黄色箭头所示）；C. 支架植入术后执行 SPGR MRP 冠状位增强 MRV，显示右侧横窦内有一个明显的支架（黄色箭头所示），左侧狭窄也有所减少（红色箭头所示）。

图 2-1　CVSS 患者血管内治疗前后 MRV

▌观点 3：即使内源性狭窄在 IIH 发病中起作用，但是外源性狭窄也可能起作用。

支持：外源性狭窄解决后，颅内压降低，表明内源性狭窄可能不是 IIH 病理生理学唯一因素，它更有可能是产生 IIH 的几项因素之一，共同导致了这一结果。尽管横窦支架植入术在降低颅内压方面似乎相当成功，例如有研究报道 45 名患者中，除了 2 名患者外，其他患者的颅内压都有明显的降低，但在这些患者中，许多人的最终颅内压仍然是 24 cmH$_2$O 或更高，这表明其他因素导致了颅内压的最初升高，并没有因为 VSS 的根除而得到逆转。自限性静脉塌陷反馈回路模型将位于颅骨内并暴露在颅内压下的静脉树比作一个 Starling 电阻，在这个模型中，静脉血液的流动性（血液流动的难易程度）取决于是否存在狭窄，而狭窄又取决于颅内压和内部静脉压力之间的差异（假设是一段可凹陷的静脉）。因此，静脉血流会因脑脊液压力的升高而减少。然而，该模型还假设脑脊液压力反过来取决于静脉血流。可以想象，最初脑脊液压力升高（可能是由于体重增加或激素变化，鉴于 IIH 的人口特征）达到一个临界点，导致 VSS，VSS 最终高到足以使颅内压恶化并形成一个正反馈循环。因此，尽管支架治疗外源性狭窄可能不会使颅内压完全恢复正常，但它理论上可以逆转大部分的颅内压异常升高（所有这些是由正反馈回路产生的）。Buell 等人证明了这一观点，他们观察到经腰椎穿刺完全解决 VSS 1 个月后患者的症状复发，颅内高压和 VSS 再次出现。对这一明显的外源性狭窄进行支架治疗，完全缓解了颅内高压的症状。

反对：外源性狭窄的解决与颅内压的降低不仅不能证明其关联的因果关系，而且在某些情况下，因果关系的载体可能指向相反的方向。因此，我们可以考虑听从 Rohr 等人的建议，避免对有外源性狭窄的患者进行支架治疗。

▌观点 4：静脉支架植入术可以降低 IIH 患者的颅内压。

支持：尽管只有少数植入静脉支架的患者在支架植入前后进行了腰椎穿刺，但这些患者的现有数据表明，支架植入术确实导致了颅内压的降低。在 79/92 名患者中，腰椎穿刺开放压力有所改善，平均从 35.28 cmH$_2$O 降低到 18.97 cmH$_2$O。尽管支架植入术后腰椎穿刺的时间差异很大，甚至在研究中也是如此，最近的几份报道提供了更多的证据，证明了支架植入术和颅内压降低之间的真实关系。在 Dinkin 和 Patsalides 的研究中,13 名患者在支架植入术前、支架植入术后 3 个月左右进行了腰椎穿刺。研究结果显示,脑脊液压力平均从 42.3 cmH₂O 降低到 22 cmH₂O,这不可能是体重减轻或药物所致,因为平均 BMI 增加了,61.5% 的患者在治疗后的腰椎穿刺时没有用药(还有 32.1% 的患者减少了剂量)。Liu 等人提供了更有力的证据,在支架植入术中,他们在患者右前额使用蛛网膜下腔螺栓法监测颅内压,并证明了颅内压立即显著下降,并持续到第 1 天。Matloob 等人也证明了类似的结果,10 名患者中 9 名在支架植入术后 24 h 内持续监测颅内压,颅内压在支架植入术后即刻明显下降。

反对:有证据表明,静脉支架植入术后颅内压会降低,但是需要注意的是,大多数研究都没有测试支架植入术前和支架植入术后两次的开放压力。迄今为止的 25 项研究中,只有 17 项囊括了大多数患者的支架植入术前数据,测试了 538 名受试者中 256 名的支架植入术前开放压力。另一方面,有 7 项研究总共 92 名患者有了支架植入术后数据;因此,文献中只有不到 20% 的患者有支架植入术前和支架植入术后的数据可供比较。此外,支架植入术后腰椎穿刺的时间并不统一,实际上很难发现颅内压是否改善。此外,由于支架植入术后腰椎穿刺的时间并不统一,很难发现颅内压的改善是不是同时进行的体重减轻或正在进行的乙酰唑胺治疗造成的。其中一个问题是获得支架植入术后开放压力数据,而这些患者在手术后的第 1 个月内要接受双重抗血小板治疗。因此,至少要等到 6 周时进行支架植入术后腰椎穿刺,这时患者正在接受阿司匹林单抗治疗,所以手术更安全。

◢ 观点 5:静脉支架植入术可以防止或逆转药物难治性 IIH 患者的视力损伤。

支持:虽然大部分的支架研究确实没有对视敏度和视野进行定量分析,但一些研究的数据支持了支架治疗可以帮助 IIH 患者恢复视觉功能的说法。同时,大部分研究的视觉症状数据也是支持的。研究发现,在 221 名因 IIH 而接受支架植入术的视觉症状患者中,145 名(66%)症状得到了明显的改善,67%(68/102)短暂性视力模糊得到解决。在 204 只视力下降的眼睛中,112 只(55%)在静脉支架植入术后出现了改善,而 92 只(45%)没有改善。在 206 只有视野损失的眼睛中,135 只(66%)有所改善,45 只(22%)没有变化,11 只(5%)恶化。这些数字与 Satti 等人在 meta 分析中报道的 59% 接受视神经鞘开窗术(optic nerve sheath fenestration,ONSF)的患者和 54% 接受脑脊液引流术的患者的视力改善情况形成了鲜明的对比。此外,206 只眼睛中 135 只有视野缺损,随着时间的推移,视野有所改善。从 3 项研究的数据来看,比较支架植入术前和支架植入术后的平均偏差,观察到平均偏差改善了 3.29 dB(−10.35 ~ −7.05 dB)。另有研究发现,48 只眼睛(仅包括至少有 1 只眼睛在发病时有视神经盘水肿的患者)在支架植入术前和支架植入术后约 3 个月,平均偏差为 −10.1 ~ −4.67 dB,其中 44 只眼睛的偏差得到改善。

反对:文献中对接受支架治疗 IIH 的患者的视觉评估是杂乱无章的,难以解释。在 25 项研究中,只有 7 项(共有 160 只眼睛)包括了支架植入术前后视敏度的具体数据;在纳入病例报告后,这些数据增加到 177 只眼睛。其中一项研究只是汇报了左右眼的平均视力。这使得全面评估变得更加困难。总体视力有小幅提高,从最小分辨率的对数 0.250(Snellen 视力表 20/36)到 0.136(20/27),表明视神经盘水肿通常不会导致视力显著下降,这意味着如果要真正测量干预措施对视力的影响,必须对视野进行评估。3 项研究对视野进行了定性评估,其中只对 3 例患者的视野进行了定量分析,包括支架植入术前和支架植入术后的平均偏差。

观点 6：静脉支架治疗 IIH 患者的潜在益处超过了报道的不良反应和风险，其与脑脊液分流术和视神经鞘开窗术的风险相当。

支持：植入静脉支架可能会出现不良反应和并发症，但其发生率和严重程度与其他治疗该疾病的外科手术相当。例如，有研究对 50 名 IIH 患者进行支架植入术，除了出现 1 例腹膜后血肿和 1 例卵巢囊肿破裂外，在最初入组的 13 名患者中没有神经系统并发症和其他明显的并发症。在文献报道的 4 例支架内血栓形成的病例中，有 2 例是在 Higgins 等人的原始研究中，没有进行双抗治疗；随后的 2 例报道，当时患者正在服用 75 mg 阿司匹林，但其中 1 例通过静脉注射未分级肝素成功治疗，1 例通过支架修复成功治疗。尽管导致死亡的恶性颅内高压病例可能是由皮质静脉阻塞引起的，而且下吻合静脉阻塞已被证明在 92.1% 的患者中发生，但 Levitt 等人没有发现下吻合静脉阻塞对静脉血流的直接影响。第二例死亡病例实际上其颅内高压不一定是特发性的，因为有一个脑膜瘤压迫着横窦。然而，真正的 IIH 患者也可能发生这样的并发症，这个病例可以作为一个警告，即必须极其注意在做支架植入术时，尽量避免干扰皮质静脉。观察其他外科手术的并发症有助于将支架诱发的并发症置于背景之中。比如说，在几项研究中，脑室-腹腔分流术（ventriculo-peritoneal shunt, VPS）后迟发性颅内血肿或脑室内出血的比例，在常规的神经放射学随访记录为 4%。在 Satti 等人的 meta 分析中，7.6% 的 IIH 患者在接受 VPS 后出现了主要的并发症，这些并发症被定义为分流感染、小脑扁桃体下疝、硬脑膜下血肿或脑脊液瘘，而支架植入术主要的并发症发生率为 2.9%（4 例硬脑膜下血肿），但他们不知道在他们写这篇文章时，有关于支架植入术的第一个死亡报道。该 meta 分析的一位作者亲自观察到分流感染继发皮质静脉和静脉窦血栓形成，并发 IIH，同时还观察到因反复尝试后置 VPS 而导致的同侧偏盲。至于 VPS 后的死亡率，一个大型研究报道了脑积水患儿 VPS 后的院内死亡率为 0.3%~0.8%，这与支架植入术 0.39% 的死亡率相当。尽管研究对象不是 IIH 患者，其死亡率可能会比 IIH 人群低得多。可以指出的是支架植入术的死亡率可能被人为地降低了，因为一些医生不愿意报道这种并发症，也可能是支架植入术在降低分流手术的死亡率方面起了作用。Satti 等人发现在 712 名 IIH 患者中，主要的并发症发生率为 1.5%，其中包括斜视（43% 出现复视）、球后出血、眶内血肿、眶尖综合征、眶内蜂窝织炎和外伤性视神经病变。

反对：在文献中，静脉支架植入术与一系列潜在的不良反应有关。在文献回顾的 538 名患者中，最常见的不良反应似乎是支架同侧的头痛，这可能是硬脑膜牵拉的结果。有 104 名（19.3%）患者症状可持续 1 周，需要让患者意识到这种不良反应，否则他们可能怀疑基础疾病的恶化。这种症状可以通过短期的皮质类固醇或非甾体抗炎药来缓解。造影并发症包括腹膜后血肿（0.37%）和股动脉假性动脉瘤（0.93%）。抗血小板治疗（通常是双抗治疗）的后遗症包括贫血、月经过多和鼻衄（每种风险 0.19%）。对造影剂的过敏反应也有报道（0.37%），包括 1 例（0.19%）可逆性过敏反应。最后，需要审查与支架植入术直接相关的危及生命的并发症。4 例（0.74%）患者被报道有支架内血栓形成，其中 2 例患者在术后立即出现血栓形成。1 例（0.19%）患者发生支架边缘血栓形成，5 例（0.93%）患者出现硬脑膜下或颅内血肿。文献报道 2 例（0.37%）患者死亡：第一例与恶性颅内高压有关，可能是由于在麻醉的情况下肺换气不足，但也提出了支架阻塞皮质静脉的问题；第二例是小脑血肿，可能是导丝穿透皮质静脉造成的。

总而言之，静脉支架植入术的并发症虽然很少且与分流术的并发症相当，但也可能很严重，甚至导致死亡。应与所有接受支架植入术的患者讨论不良反应和并发症。只要有可能,支架植入术应在临床试验的支持下进行,以确保所有的并发症(及所有的一般结果)都被记录下来。

　　◼ 观点7:静脉支架植入术可能会失败而需重复进行介入治疗。

　　支持:IIH 患者的静脉支架植入术失败率低于接受分流术的患者(43% 的患者至少需要一次额外的手术,每次失败额外增加手术的平均次数为 2.78 次),也低于接受 ONSF 的患者(14.9% 和31.4%)。此外,由于使用的技术覆盖了横窦和乙状窦的更大部分,支架边缘狭窄的发生率大大降低(要么在前面使用两个支架,要么使用较长的 70 mm 支架,而不是通常的 30～40 mm 支架)。

　　反对:在一项回顾性研究中,50 名(9.3%)IIH 患者静脉支架植入术治疗失败需要重复血管成形术或放置第二个支架。据报道,35 名(5.52%)患者因狭窄复发而治疗失败,其中 8 名患者有复发性支架内狭窄,27 名患者出现支架边缘狭窄。Satti 等人发现类似的重复手术率为 10.3%(14/136)。Kumpe 等人发现,对于支架边缘狭窄,单纯的外源性压迫横窦-乙状窦交界处是一个危险因素,可能由于外源性狭窄是颅内压升高的结果(甚至它也会反馈导致颅内压恶化),因此很容易在第二个位置再次发生。

　　◼ 观点8:静脉支架植入术应该视为治疗 IIH 的一个可行的选择。

　　支持:自 2000 年横窦-乙状窦支架出现后,该领域已取得较大进步。17 年后,许多优秀的回顾性研究和少数前瞻性研究已经证明了 VSS 在药物治疗失败或不能耐受的 IIH 患者中的作用。如果有手术经验丰富且训练有素的医生,那么支架植入术应该被视为一种选择,特别是对于有进行性视野缺损和活动性视神经盘水肿的患者。尽管需要进行前瞻性的对照试验证实,但目前仅有少数此类试验,特别是关于 IIH 患者的 VPS 和 ONSF 的试验。希望即将进行的 IIH 外科治疗试验可以扭转这一趋势。我们期待着评估支架治疗的比较试验的最终结果,包括 VISION 试验和 OPEN-UP 试验。

　　反对:尽管有一些小型的前瞻性研究,但有关 IIH 患者 VSS 的数据大部分来自回顾性研究或病例报告。尽管这些研究表明症状、视觉参数、视神经盘水肿和颅内压有所改善,但很难将所有改善归功于手术,因为患者通常仍在服用降低颅内压的药物,并且可能出现体重下降。为了更好地了解支架植入术在 IIH 中的作用,需要进行精心策划的、盲法的、前瞻性的、对照性的研究(与假的支架安慰剂或替代疗法对照),以更好地理解支架植入术在 IIH 中的作用。

　　◼ 观点9:对于患有暴发性高级别视神经盘水肿和严重进行性视野缺损的患者,静脉支架植入术应该是一个选择。

　　支持:当 IIH 伴有高等级视神经盘水肿和严重的进行性视野缺损(通常有明显的视力损失)时,外科手术治疗可以加快颅内压下降和解决视神经盘水肿,以减少永久性视神经萎缩和视力丧失的机会。最近有报道说,在放置支架的同时,颅内压会立即显著下降,植入支架植入术后颅内压快速降低。此外,Elder 等人显示,在 4 名因暴发性视力丧失而接受支架治疗的患者中,有 2 名患者的视野得到了明显的恢复(尽管有 1 人恶化),而 Ahmed 等人的研究也显示 4 名严重视力丧失患者的视力得到了改善(尽管这 4 名患者之前都行 ONSF 而混淆了这些结果)。Dinkin 和 Patsalides 证明了3 名严重的视神经盘水肿和视野缺损患者(6 只眼睛)支架植入术后视野得到了改善。

　　反对:在暴发性视力丧失的情况下,如果静脉支架植入术不能有效地减轻视神经盘水肿,那么支架植入术后替代手术治疗的选择是有限的。因为其需要在支架植入术后 1 个月内进行双抗治疗,而大多数外科医生不愿意在这种情况下进行 VPS 或 ONSF。在这种情况下,医生需要等到至少氯吡格雷停药后再提供这些替代疗法。在此期间,患者可能会出现进一步的视力下降。因此,当视神经盘水肿和 IIH 引起的严重和进行性视力丧失时,应谨慎进行静脉支架植入术。

二、硬脑膜动静脉瘘相关症状的争论

▌ 观点 1:海绵窦外的硬脑膜动静脉瘘会导致视野缺损。

支持:根据其位置的不同,DAVF 很少会导致视野缺损,包括同向性偏盲。在一项对 91 名 DAVF 患者进行的回顾性研究中,只有 5 名(5.5%)患者出现了偏盲。图 2-2 所示患者,女,64 岁,因"偏头痛先兆"转至神经眼科治疗,后出现右上视野彩色几何图形。医生怀疑为左侧枕叶病变,行 MRI 检查。

反对:同侧视野缺损在靠近膝状体后视路动静脉畸形中很常见。在一个系列中,24%(41/171)接受立体定向放射外科治疗的患者出现了同侧视野缺损,另有 9 名(5%)患者在治疗后出现新的视野缺损。然而,DAVF 是一条或多条动脉与硬脑膜窦之间的异常连接,没有典型动静脉畸形中大量缠结的血管丛。因此,由 DAVF 的占位效应引起的同侧视野缺损是罕见的。

▌ 观点 2:硬脑膜动静脉瘘可以模仿 IIH。

支持:因为 DAVF 可以导致静脉窦的动脉化,所以会出现静脉压力升高,同样导致 ICP 升高,因此有可能模仿 IIH。Obrador 等人研究发现,32%(24/76)的 DAVF 患者出现了头痛、视神经盘水肿和视力下降等症状,其中 13 名患者时有可闻的杂音。在这 24 名患者中,有 11 名在发病时有其他症状,包括意识模糊、轻偏瘫和癫痫发作,这与 IIH 无关;1 名患者伴有蛛网膜下腔出血。Gelwan 等人报道了 2 例 DAVF,表现为视觉模糊和视神经盘水肿。在这 2 个病例中,由于长期主诉的单侧搏动性耳鸣怀疑 DAVF,并在检查中发现可听到耳后杂音,寻找这种杂音是一个关键点。因为仅由 CVSS 导致的单侧搏动性耳鸣可能会使 IIH 本身更加复杂,但在这种情况下,不应该出现杂音。Cognard 等人报道了 9 例 DAVF 患者,他们都有 IIH 的症状和体征,但该研究没有报道详细的脑脊液压力和神经-眼科检查。其中 4 例患者也出现了 CVT。目前还不清楚这些临床上似乎出现 IIH 或 CVST 并伴有颅内压增高的患者是如何被指定进行常规血管造影的,或者这些瘘管是否在最初的 MRI、MRA 或 MRV 中是明显的。

反对:虽然类似 IIH 的症状在 DAVF 患者中并不罕见,但在明显的 IIH 患者中出现 DAVF 的情况却很罕见;因此,对于没有局部神经系统症状、癫痫发作或脑病的典型 IIH 患者(育龄期女性、高 BMI),出现 DAVF 的风险很低,不需要进行常规的血管造影。

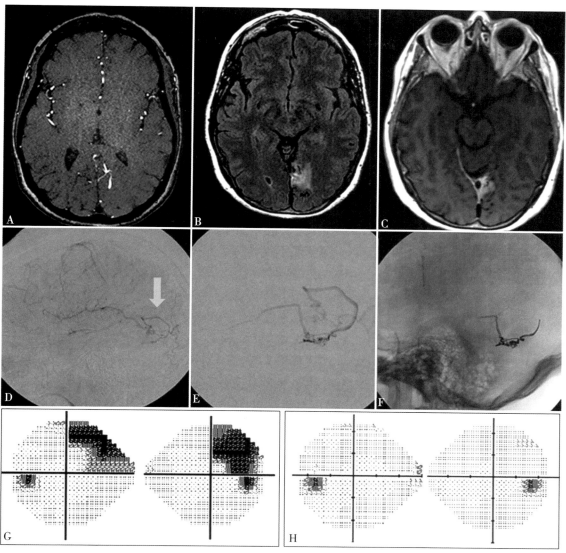

A. 时间飞跃（TOF）-MRV 显示左枕部皮质有多条血管，提示有畸形；B. 轴位液体抑制反转恢复序列（FLAIR）MRI 显示周围 T2 高信号，而轴位 T1 增强后图像（C）显示与实质内的异常血管一致的流空信号集合；D. 左颈总动脉的常规脑血管造影证实了左侧小脑幕 DAVF，发自左侧脑膜中动脉（MMA）、脑膜后动脉和小脑上动脉的分支。逆行静脉回流至左枕部皮质静脉（箭头所示），最终回流至上矢状窦。MMA 的选择性插管造影检查（E）显示了瘘管的存在；瘘管内放置 Onyx 胶（F），有治愈效果。栓塞 DAVF 后，右上象限盲（G）完全解决（H）。

图 2-2 DAVF 患者 MRI、DSA 及血管内治疗后眼科症状转归

三、海绵窦血栓形成的争论

海绵窦血栓形成（CST）是指在海绵窦内发生的血栓性事件，具有重要的神经-眼科表现和高死亡率。海绵窦有广泛的血管连接，缺乏活瓣，因此允许血液向任何方向流动。这容易使海绵窦相邻

的感染扩散,导致继发性血栓形成。CST 的临床表现包括眼眶症状,如突眼、化脓、瞳孔异常、眼睑下垂和眼肌麻痹。这些临床症状继发于眼眶内的静脉充血或累及多条在海绵窦外侧壁上的脑神经(动眼神经、滑车神经、眼神经、上颌神经),以及更内侧与颈动脉相邻的外展脑神经和交感神经。

◀▌ **观点 1:应使用抗生素治疗海绵窦血栓形成。**

支持:根据病因学,CST 可分为两类——化脓性或无菌性。化脓性 CST 更常见,尽管抗生素治疗的出现降低了其发生率。化脓性 CST 继发于邻近结构的感染性扩散,最常见的是来自鼻窦或面部软组织,或来自血源性传播。在这种情况下,细菌释放毒素和凝血物质,促进血栓形成。化脓性 CST 可以发生在年轻的、其他方面健康的患者身上。最常见的细菌病原体是金黄色葡萄球菌(60%~70% 的病例),其他不太常见的诱发细菌包括链球菌、革兰氏阴性杆菌和厌氧菌。真菌病原体也已被确认,最常见的是曲霉。

在 20 世纪 40 年代引入抗生素治疗之前,CST 患者的预后很差。1 项 1821—1960 年含 878 例 CST 患者的文献回顾性研究表明,死亡率为 80%,发病率为 75%。尽管引入了抗生素治疗,化脓性 CST 的死亡率仍高达 20%~30%,而且高达 22% 的康复患者有长期的临床表现。目前,大多数 CST 患者采用广谱静脉注射抗生素治疗,最常用的抗生素包括万古霉素、第三代头孢菌素及甲硝唑。文献中建议的抗生素治疗时间各不相同,但一般建议在症状缓解后继续使用抗生素治疗一段时间,因为细菌可能会在血栓中滞留。对于这些患者,早期诊断和启动抗生素治疗是取得良好疗效的关键。

反对:化脓性 CST 更常见,而无菌性 CST 很少发生。它们可能出现在高凝状态的患者身上,如肿瘤患者。无菌性 CST 的病例报告描述了患者患有系统性疾病如系统性红斑狼疮、血栓形成倾向,这些疾病容易形成血栓。无菌性 CST 也可发生在创伤后或由于机械因素如颅内肿瘤或肿块对静脉系统的压迫等。因此,在某些非感染性病因已明确的情况下,可避免使用抗生素。

◀▌ **观点 2:抗凝剂在化脓性海绵窦血栓形成中的作用。**

支持:对于无菌性 CST 患者,治疗包括使用肝素进行抗凝,目的是避免血栓扩展。另一方面,对于化脓性 CST,抗凝剂的作用存在争议。由于 CST 的罕见性,文献中缺乏对抗凝治疗效果的大型前瞻性研究。相反,只有少量的回顾性论文和文献回顾。Southwick 等人发现 86 名接受肝素治疗的 CST 患者死亡率为 14%,而未接受抗凝治疗的患者死亡率为 36%;这表明早期抗凝治疗更有效。在 Levine 等人的研究中,那些接受抗凝治疗的 CST 患者的发病率降低,并展现更有利的神经系统结果。

反对:只有有限的证据表明,在治疗化脓性 CST 的过程中加入抗凝治疗可以改善结果。Levine 等人发现使用抗生素和抗凝治疗的患者死亡率为 24%,而单独使用抗生素治疗的患者死亡率为 13%。因此,化脓性 CST 的主要治疗方法仍然是抗生素治疗,由医生决定是否增加抗凝治疗。使用抗凝治疗是有风险的,其中最令人担忧的是颅内出血的风险。Southwick 等人描述了 2 名出现此类并发症的患者。第一位患者在接受双香豆素治疗后出现了大面积脑出血,导致脑干脑疝和死亡。第二位患者接受肝素治疗后出现了蛛网膜下腔出血,导致昏迷;这名患者用维生素 K 逆转了抗凝治疗,并完全康复。这些案例强调了谨慎选择患者和密切监测接受抗凝治疗的化脓性 CST 患者的重要性。

综上所述,脑静脉窦的功能障碍常表现为视觉功能障碍,这是因为独特的解剖学因素将两者联系在一起。伴随 IIH 的视神经盘水肿可能是 VST 或 DAVF 的第一个表现，与 VSS 在横窦–乙状窦交界处有关。同样，复视可能预示着海绵窦的血栓形成、肿瘤、瘘管或炎症。因为支配眼球运动的 3 根脑神经都要穿过海绵窦内的纤维小梁。眼科医生应该熟悉这些情况，因为相关的视觉症状和体征可能会使受影响的患者首诊于眼科，及时、准确地诊断这些病症可以帮助患者预防随之而来的长期视觉功能障碍。

（郭新宾 马武林 马亚静 管 生）

第三节 脑静脉窦血栓形成动物模型的建立

尽管随着临床医生对于脑静脉窦血栓形成（CVST）认识的提高和神经放射学技术的发展，该病的预后较前有明显的改善，但由于其血栓形成机制复杂、临床异质性较大，目前其仍有较高的误诊率及漏诊率。在 CVST 的研究领域中，动物模型的建立可以在人为控制可变因素的条件下促使特定部位血栓形成和模拟疾病相关的病理生理改变，从而为研究人类疾病的发生发展、生物学特性及相关治疗效果提供良好的实验平台。目前常用的 CVST 动物模型有永久结扎型、临时夹闭型、化学诱导型、介入插管型、光化学型等。下面就目前具有代表性的动物模型建模方法进行汇总并分析其优缺点。

一、永久结扎型动物模型

1990 年，Deckert 等人以丝线结扎大鼠上矢状窦近窦汇部位，随后向上矢状窦窦腔内注入促血栓形成物质高岭土，成功制备了大鼠 CVST 模型，在部分模型中观察到了皮质静脉血栓形成。随后，部分研究者对该技术进行了改进，永久结扎上矢状窦的头端和尾部，将微导管从上矢状窦的头端插入尾部并注入促凝物质凝血酶，注射期间暂时阻断颈动脉血流，以减少上矢状窦血流，促进血栓形成。该造模方法不仅可以成功诱导出稳定的静脉窦及皮质静脉血栓，还可以模拟 CVST 所导致的脑水肿、卒中等脑组织继发改变的病理过程，方法简便准确，容易控制。但永久结扎上矢状窦诱导的血栓未再与周围的静脉窦相通，这与临床实际的病理生理过程有一定的差异。同时，该模型也无法用于后期 CVST 自身再通率及各种 CVST 治疗方法有效性的分析和探索。

二、临时夹闭型动物模型

充分暴露上矢状窦后,以小血管夹分别夹闭上矢状窦的前后两端,用显微注射器穿刺上矢状窦并向窦腔内缓慢注入促血栓形成物质,待血栓形成后松开血管夹。该造模方法与传统结扎法相似,外科夹闭的部位及注入凝血酶的部位和剂量也一致,因此可以诱导出固定部位的血栓,重复性好。该模型与传统结扎模型的不同之处在于血栓形成后取出血管夹可以重新恢复血栓周围的血流,同时血栓也有一定程度的自溶、脱落,因此可以较真实地模拟人类 CVST 的病理生理过程。但使用血管夹夹闭上矢状窦时易造成脑静脉窦及其周围脑组织损伤。同时,该方法所诱导的血栓也相对不稳定。

三、化学诱导型动脉模型

将含一定浓度的氯化铁溶液的滤纸条覆盖于上矢状窦表面硬脑膜,随后通过氯化铁的氧化还原作用损伤脑静脉窦内皮细胞,从而诱导血小板活化和聚集,在纤维蛋白的参与下形成血栓。但该方法诱导的血栓形成以急性短暂的血栓形成为特征,模型制备 1 d 内血栓即自溶再通,并于 1 周内完全再通。同时,该方法诱导的上矢状窦血栓形成不会扩散到皮质静脉或者其他静脉窦,无法更好地模拟人类 CVST 脑组织损伤的病理生理学特征。

四、介入插管型动物模型

首先将直径合适的球囊插入上矢状窦的中 1/3,球囊充气阻塞脑静脉窦回流,再经微导管向游离部分注射凝血酶,促进血栓形成,造影证实上矢状窦血栓形成后拔出导管和球囊。球囊阻塞脑静脉窦血流结合局部凝血酶注入诱导 CVST 的方法可以很好地模拟血流速度减慢及局部血液高凝状态这两个血栓形成的危险因素,同时球囊在回撤的过程中对脑静脉窦内皮细胞也会造成一定的损伤,进一步加剧血栓形成,因此该模型是最接近临床 CVST 病理生理过程的动物模型。此外,该造模方式为介入诱导血栓形成,造模过程不需要开颅暴露颅骨及硬脑膜,可以有效减少开颅过程中对实验动物造成的损伤,降低动物的死亡率,同时手术操作创伤较小,术后感染的风险也相对减小。尽管该方法诱导的血栓更符合临床研究的需求,但由于术中需要动脉和静脉交替操作,需熟练掌握猪的动脉和静脉系统解剖结构和微导管操作技术,耗材费用昂贵,也限制了其广泛应用。该方法术中对操作时间要求较高,手术时间过长可能导致动脉血栓形成及动脉性梗死而影响实验效果。

五、光化学型动物模型

使用光反应性染料(玫瑰红),在静脉注射后,染料会在血管内膜中积聚,当暴露于二极管泵浦固体激光器(DPSS)发出的543 nm波长光刺激时,会促进活性氧的形成和内皮损伤,最终形成血栓。利用此原理,部分研究通过DPSS照射脑静脉窦的头端和尾端来诱导局部血栓,并结合中央部注入凝血酶来促进并稳定血栓。该造模方法无须结扎脑静脉窦,因此对硬脑膜和脑静脉窦损伤较小,且对硬脑膜无腐蚀性,因此术后动物存活率较高。该方法诱导的血栓位置相对固定、稳定、广泛,且形成的血栓可以延伸至回流静脉和皮质静脉中,因此可以较好地模拟疾病诱导的神经功能损伤及血栓再通等病理生理改变,也可以用于各种治疗方法疗效的评估。但光化学反应以促进血小板黏附为主,因此诱导的血栓性质趋向于动脉血栓,对于研究静脉性血栓的用药有一定的限制。静脉注入染料的过程中可能会有少量的染料注入动脉,而经过照射后可能导致动脉性梗死。

六、局部电凝型动脉模型

局部电凝型动脉模型即用单极或双极电凝烧闭上矢状窦及周围桥静脉诱导血栓形成。实验证实,该方法同样可以诱导出位置固定、相对稳定的血栓。同时该方法无须结扎上矢状窦,因此对动物要求较低,可以选择体型较小的动物进行造模研究。此外,单极电凝法也可以闭塞周围的皮质静脉而诱导继发的脑组织损伤。但单极电凝法诱导形成的为急性和完全性血栓,这与机体的病理生理过程有一定的差异。电凝烧闭上矢状窦引起完全性血栓无法再通,不能用于治疗效果的评估。

七、血栓栓塞型动脉模型

血栓栓塞型动物模型是将离体促凝剂标准化预制的血栓血管内注射到上矢状窦来诱导血栓形成。传统的血栓栓塞模型是将血凝块注入与对侧颈外静脉结扎相结合,并进一步通过颈外静脉内逆行性注入自体血凝块,减少静脉回流来促进血栓形成。该模型可以诱导出广泛的血栓形成,包括横窦、上矢状窦及深静脉的系统性血栓形成。此外,预制的血栓使用源自全血或选定血液成分的血凝块来调节血栓成分,且该模型继发的缺血性和出血性脑实质损伤发生率较高,因此该造模方法可以更加准确地模拟临床疾病的病理生理过程。进一步对上述方法进行改进,通过结扎双侧颈外静脉结合血栓注入的CVST模型,可以获得超过7 d的持续上矢状窦闭塞,且适用于研究血栓形成的进展及其治疗效果的评估。但该模型无法用于研究体内血栓形成,且在注入血栓过程中其位置的标准化存在一定的困难。

CVST动脉模型造模方法优缺点见表2-1。

表2-1 CVST 动脉模型造模方法优缺点

动物模型	优点	缺点
永久结扎型	血栓稳定;位置固定	血栓无法再通,不能评价治疗效果
临时夹闭型	简便易行;位置固定	血栓不稳定;容易造成上矢状窦和周围脑实质继发损伤
化学诱导型	简便易行	血栓不稳定;化学贴敷易造成硬脑膜损伤;残留铁离子干扰 MRI
介入插管型	无须开颅,创伤小;多因素诱导血栓形成	操作难度大,费用昂贵
光化学型	血栓相对稳定;位置固定	合适的光照射时间不易控制;血栓趋于动脉血栓
局部电凝型	血栓稳定;位置固定	血栓无法再通,不能评价治疗效果
血栓栓塞型	多个 CVST;血栓成分可调节	无法模拟血栓形成过程

综上所述,由于 CVST 的多因素特性,体内动物模型为研究血栓形成的机制和评价治疗效果提供了重要工具。理想的 CVST 动物模型应具备以下 3 个条件:第一,血栓形成的机制、病理过程与临床疾病相似;第二,能够模拟人类 CVST 发生发展的病理过程,同时可以观察到脑静脉窦、皮质静脉血栓及脑组织损伤等病理变化;第三,可以为研发和测试新的治疗方法提供研究平台。选择更符合临床 CVST 试验研究目的且具有高的稳定性和可重复性的动物模型是推动 CVST 病理生理研究的关键,而现有的大部分动物模型还无法很好地模拟 CVST 的病理生理过程。在通过实验模型复制 CVST 的所有阶段,实现符合临床特征的转化研究仍然具有挑战。探索新的建模方法或整合现有方法的优点,以制备成功率高和拟合度高的动物模型是未来的研究方向。

(魏 莹 郭新宾 马亚静 管 生)

第四节 脑静脉血栓形成机制及血栓干预靶点研究进展

19 世纪 50 年代,德国著名医学科学家 Rudolf Virchow 提出血栓形成与血液流动、血管壁异常、血液成分改变有关,这一观点为血栓的研究确立了方向。随着研究方法和研究技术的不断提高,人们对血栓形成的认识也更加深入和全面。以下就血栓形成的发病机制及血栓干预靶点做一介绍。

一、脑静脉血栓形成机制

（一）血栓成分

动脉血栓形成的病理生理学与静脉血栓形成的病理生理学不同,这反映在它们治疗的不同方式上。从广义上讲,动脉血栓形成用靶向血小板的药物治疗,静脉血栓形成用靶向凝血级联蛋白的药物治疗。现有的抗血栓药物可有效减少心血管疾病患者的动脉血栓形成和静脉血栓形成。然而,这些药物的主要不良反应是出血,这限制了它们的使用。为了开发具有更大治疗窗口(即预防血栓形成的剂量与诱导出血的剂量之间存在较大差异)的新一代安全有效的抗血栓药物,需要更好地了解血管血栓闭塞的致病过程。

血栓形成可能发生在动脉,也可能发生在静脉。动、静脉的血栓形成具有各自的病理特征,治疗方案也不尽相同。动脉血栓形成的主要诱因是动脉粥样硬化斑块通过促进特定的血小板表面受体和胶原蛋白、血管性血友病因子的相互作用,导致血小板聚集、激活。激活的主要途径涉及凝血酶(因子Ⅱ)激活血小板受体 PAR1(也称为凝血酶受体)。活化的血小板随后释放多种因子,进一步促进血小板募集、黏附、聚集和活化,最终导致/加速血栓形成。而血流异常(血液淤滞)、血管内皮受损或血管壁受损、血液成分(高凝)是血栓形成的三大要素,其中血管内皮细胞受损贯穿整个 CVT 的病理过程。

凝血级联是血液中的凝血因子相互作用并被激活的顺序过程,最终产生纤维蛋白,这是血栓的主要蛋白质成分。这种级联在动脉和静脉血栓形成中都起作用。级联反应由血液暴露于组织因子开始,研究发现组织因子在动脉粥样硬化斑块中浓度较高,而且心血管疾病患者体内循环的组织因子浓度高于健康人。

静脉血栓富含纤维蛋白和红细胞,常被称为红色血栓;动脉血栓富含血小板,被称为白色血栓。与动脉血栓形成防治策略不同,静脉血栓形成主要的防治策略是抗凝。在过去的几十年中,抗凝药物已经从具有多种药理学靶点的非特异性药物逐渐转变为特异性针对凝血级联因子的抗凝药物。肝素和维生素 K 拮抗剂是第一批临床使用的抗凝药物。然而,它们的治疗窗狭窄、药效学反应不可预测,存在严重(较罕见)的不良反应(如肝素诱导的血小板减少症、香豆素诱导的皮肤坏死等),也促使科学家寻找更安全的抗凝药。

作为特殊部位的静脉血栓,脑静脉窦血栓形成(CVST)是由多种原因引起的脑内静脉系统的血栓形成,各种遗传性(因子 V 莱登突变,凝血酶 G20210A 突变,蛋白 S、蛋白 C 或抗凝血酶Ⅲ缺陷)或非遗传性(高同型半胱氨酸血症、肥胖、血液病、感染、外伤、肿瘤、脱水、自身免疫病或慢性炎症性疾病、肾病综合征、头颈部外科手术)血栓形成因素均可能是 CVST 的病因或危险因素。CVST 作为特殊部位的静脉血栓,具有静脉血栓的一般分子病理特征,因此,抗凝也是目前一线的治疗方案。欧洲 CVST 管理指南更推荐 CVST 急性期应用低分子量肝素抗凝治疗,不建议急性期直接使用口服抗凝剂。最近,RE-SPECT CVST 研究证实 CVST 急性期直接口服达比加群酯同华法林一样具有较好的安全性和有效性。

（二）凝血级联反应

瀑布学说认为凝血由 3 种途径组成：外在途径、内在途径和共同途径。它们相互作用，共同调节血凝块（血栓）的形成。外在途径和内在途径都通过独立激活因子 X，最终进入共同途径。

1. 凝血因子　凝血级联反应涉及一系列凝血因子的激活，这些凝血因子是参与血液凝固的蛋白质。每个凝血因子都是丝氨酸蛋白酶，它是一种加速另一种蛋白质分解的酶。凝血因子最初以酶原的非活性形式存在，这些蛋白质经历翻译后修饰（谷氨酸残基的维生素 K 依赖性 γ 羧化），能够结合钙和其他二价阳离子并参与凝血级联反应。当与其糖蛋白辅因子一起结合时，凝血因子被激活，然后催化下一个反应。当凝血因子被激活时，在其各自的罗马数字后面用"a"表示（例如，当因子 V 激活时，因子 V 成为因子 Va）。

2. 凝血途径

（1）外在途径：外在途径被认为是血浆介导的止血的第一步。外在途径涉及因子 Ⅲ 即组织因子的启动及其与因子 Ⅶ 的相互作用。外在途径被组织因子激活，组织因子在内皮下的组织中表达。在正常的生理条件下，正常的血管内皮最大限度地减少了组织因子与血浆促凝剂之间的接触，但血管损伤暴露了与因子 Ⅶa、钙结合以促进因子 X 到 Xa 转化的组织因子。

（2）内在途径：内在途径是凝血酶通过因子 Ⅻ 激活的平行途径。它从因子 Ⅻ、高分子量激肽原、激肽释放酶原和因子 Ⅺ 开始，导致因子 Ⅺ 活化，活化的因子 Ⅺ 进一步激活因子 Ⅸ，然后与其辅因子（因子 Ⅷ）作用，在磷脂表面形成酶复合物以激活因子 X。

（3）共同途径：在任一途径结束时，因子 X 激活后都可能导致共同途径。当因子 Xa、Va 与钙结合在一起形成凝血酶原复合物时，共同途径开始。凝血酶原复合物随后将凝血酶原（因子 Ⅱ）激活为凝血酶（因子 Ⅱa）。接下来，凝血酶将纤维蛋白原（因子 Ⅰ）切割成纤维蛋白（因子 Ⅰa）。之后，凝血酶将稳定因子（因子 Ⅷ）切割成 Ⅷa。因子 Ⅷa 与钙结合，然后产生纤维蛋白交联以稳定凝块。凝血酶具有多种功能，包括激活血小板（参与凝块形成的细胞碎片）和激活因子 Ⅴ、Ⅷ 和 Ⅸ。

活化的因子 X 及其辅因子（因子 Ⅴ）、组织磷脂、血小板磷脂和钙形成凝血酶原酶复合物，将凝血酶原转化为凝血酶。凝血酶进一步将循环纤维蛋白原切割成不溶性纤维蛋白并激活因子 Ⅷ，其共价交联掺入血小板栓中的纤维蛋白聚合物。这会产生一个纤维蛋白网络，稳定凝块并形成明确的继发性止血栓。当内皮组织（即皮肤组织）受损时，外在途径开始，将组织因子暴露于血液中。然后组织因子与钙、因子 Ⅶa 结合以激活因子 X。因子 Ⅶ 存在于血液中，需要被维生素 K 激活。同时，当因子 Ⅻ 暴露于胶原蛋白，激肽释放酶和高分子量激肽原随后被激活时，内在途径就开始了。因子 Ⅻa 激活因子 Ⅺa，因子 Ⅺa 通过钙离子激活因子 Ⅸ。然后，因子 Ⅸa、因子 Ⅷa 和钙形成复合物以激活因子 X。因子 Ⅷ 存在于血液中，通常被凝血酶（因子 Ⅱa）激活。

在正常情况下，血管中的血液一般不会发生凝固。这是由于血管内膜光滑平整，对凝血因子和血小板无激活作用，血液流速快不利于凝血因子聚集。即使血管损伤启动凝血过程也只局限于局部，止血栓会被血流冲走稀释，并在肝、脾被吞噬破坏。所以当血流缓慢或血管闭塞时，凝血因子的激活将启动血栓的形成。

（三）病理因素

1. **血流改变**　在层流中,内皮细胞的形态和功能受到剪切力的影响。因此,为了尽量减少剪切力,内皮细胞沿着流动方向伸长并排列。内皮防御如一氧化氮(NO)、前列环素(PGI_2)和组织型纤溶酶原激活物的分泌和释放依赖于血管壁上的应激源。因此,在内皮损伤的情况下,血流调节血管的反应性,并在内皮损伤部位限制血小板黏附、聚集和纤维蛋白的形成。此外,促血栓形成和促炎症的内皮介质(如组织因子、血管性血友病因子、内皮素、细胞间黏附分子-1 和血管细胞黏附分子-1)的合成和释放也依赖于血管壁剪切力。当中心(轴向)血流中断时,大量的红细胞、白细胞和血小板聚集在血管壁附近,以黏附和激活凝血因子。血管壁的高剪切力通过释放血管性血友病因子,进一步激活血小板,并促进其黏附到暴露的内皮下。因此,由内部或外部压力引起的淤血是纤维蛋白形成和继发性止血所必需的。

慢性静脉功能不全与静脉血栓形成风险增加有关,其病理机制复杂,静脉瓣膜特性和血管壁都发生变化。具体而言,随着年龄的增长,静脉瓣膜和静脉壁会发生结构变化。瓣膜厚度在静脉血栓栓塞中起着重要作用,超过90%的瓣膜厚度增加会使风险增加 3 倍。数据表明,衰老与静脉壁、瓣膜尖的纤维化和增厚及血管壁顺应性降低有关。瓣膜功能与瓣膜厚度呈负相关。此外,瓣膜厚度与瓣膜的关闭时间有关,瓣膜延迟关闭会导致瓣膜反流,这与老年人静脉血栓栓塞风险增加相关。

上述所有变化都会导致血流紊乱,特别是瓣膜窦中的涡流。因此,窦的微环境进一步受到干扰,造成缺氧,随后激活内皮和凝血级联反应。

2. **血管壁损伤/内皮损伤**　健康的内皮细胞提供具有某些细胞表面糖蛋白和释放各种分子的抗凝和抗血小板表面,其中一些分子预先储存在专门且独特的怀布尔-帕拉德小体中。糖蛋白包括血栓调节蛋白、组织因子和作为凝血酶受体的外切核苷酶,通过与因子Ⅶ相互作用作为凝血的启动剂,并最大限度地降低核苷酸(如腺苷二磷酸)的促血栓形成作用。

这些分子可以使用酶联免疫吸附试验技术在血液中检测。因此,内皮受损或功能失调的特征之一是通常作为细胞膜一部分存在的各种分子在血浆中的水平升高。由于膜血栓调节蛋白具有抗凝特性,其从细胞表面的丢失可能使止血转向促凝。然而,由于在动脉粥样硬化性血栓形成疾病中发现细胞表面分子的所有血浆形式的水平升高,因此可以推测它们反映了向血栓形成的转变。内皮细胞还分泌/释放可能在血栓形成和止血中起作用的各种分子。其中最重要的是血管性血友病因子、组织型纤溶酶原激活物抗原因子和纤维蛋白原高水平,其已被反复证明可以预测主要的心血管事件。

(1)衰老:内皮功能障碍是静脉血栓形成的关键因素,而衰老是其发生的促进因素。衰老对内皮功能障碍影响的病理生理学包括内皮细胞衰老。细胞衰老描述了细胞增殖的停止,伴随着表型变化;具体来说,内皮细胞衰老与心血管疾病风险增加有关。从细胞衰老到血栓形成的病理生理途径是多因素的。

(2)一氧化氮信号:一氧化氮在内皮功能及止血调节中起着至关重要的作用。因此,它是内皮功能障碍的主要贡献者。虽然一氧化氮合酶的表达与年龄无关,但一氧化氮血管舒张信号在衰老过程中受损,导致血管张力紊乱。一氧化氮信号受损的根本原因似乎是伴随年龄增长的慢性氧化应激。此外,内皮细胞的线粒体生物发生随着年龄的增长而减少,导致活性氧升高和一氧化氮生物利用度降低。血小板反应蛋白-1、硫氧还蛋白相互作用蛋白、对称和不对称二甲基精氨酸和髓过氧化物酶也被认为是导致一氧化氮信号传导受损的因素。就止血作用而言,一氧化氮是一种血小板抗聚集因子。然而,血小板对一氧化氮信号的反应也随着年龄的增长而下降。这会导致促凝剂和抗凝剂的不平衡,并最终增强血小板聚集。

(3)内皮素-1:内皮素-1作用于血管张力和血小板功能。与一氧化氮相反,内皮素-1具有血管收缩特性,其含量随年龄的增长而增加,血管的张力也会增加。内皮素-1对血小板功能具有双重作用,具体取决于其结合的受体:内皮素受体A有助于血小板的活化,而内皮素受体B具有抑制作用。随着年龄的增长,受体A活性增加,受体B活性降低,从而增强血小板活化。

血小板活化是静脉血栓形成的基本组成部分。如上所述,一氧化氮和内皮素-1改变导致的血管张力改变会进一步增强静脉促凝血作用。此外,瓣膜窦的血流动力学变化引起缺氧,从而导致凝血级联反应激活和内皮损伤。内皮功能障碍可能会放大由衰老引起的高凝作用。

3. 血液高凝状态 血液的成分多种多样,但可溶性凝血因子(如纤维蛋白原和组织因子)和细胞与血栓形成过程有关。可以理解的是,在血栓形成前或高凝状态下的健康异常和止血异常与急性血栓形成中"明显"增加的凝血之间存在连续统一体。高凝状态导致血栓形成和抗血栓形成之间的平衡紊乱。

(1)血小板:血小板的功能可以通过其聚集趋势来量化,并测量其在尿液和血浆中的水平。α颗粒成分(β血栓球蛋白、血小板因子4)和黏附分子P选择素可以在血浆中测量。血小板因子4与抗凝血酶Ⅲ竞争和肝素糖胺聚糖的结合,从而损害肝素催化的凝血酶抑制。黏附分子P选择素(CD62P)调节血细胞和内皮之间的相互作用,以及可能使用其可溶性形式作为心血管疾病的血浆预测因子。例如,凝血酶可诱导血小板表面P选择素表达,尽管P选择素存在于活化的内皮细胞和活化的血小板的外表面,但大多数检测的血浆中P选择素是血小板来源的。P选择素也是某些白细胞和血小板黏附在内皮细胞上的部分原因,在活跃的动脉粥样硬化斑块上,P选择素表达增加。

(2)纤维蛋白原:血栓形成在凝血和纤维蛋白溶解途径之间保持着精细平衡。纤溶系统主要受纤溶酶原激活剂(如组织型纤溶酶原激活物)与调节该活性的抑制剂(如纤溶酶原激活物抑制剂-1)之间相互作用的影响。血浆纤维蛋白原是血液黏度和血流的主要决定因素。它影响血小板的聚集,与纤溶酶原结合相互作用,并介导与血栓结合后凝块形成的最后步骤。

纤维溶解能力下降已被确定为静脉血栓形成的危险因素,并已被证明表现为凝块溶解时间延长。

(3)D-二聚体:D-二聚体是纤维蛋白降解产物,其水平升高是血管内血栓形成和纤维蛋白更新的指标。

然而,静脉血栓形成的病理生理过程通常不只涉及Virchow三要素(血液高凝状态、血管内皮损伤、血流速度减慢)中的一种。例如,血液淤滞本身不足以诱发静脉血栓形成。在动物模型中,血液淤滞诱导的血栓形成需要同时改变内皮功能和/或激活凝血。先天性高凝状态患者的静脉血栓形成通常是由环境应激引发的,如手术或口服避孕药的使用。在肝素诱导性血小板减少症中,静脉血栓形成的定位受伴随危险因素的影响,如术后状态或插入血管内导管。

二、血栓干预靶点

对于血栓性疾病,抗凝治疗仍然是预防的主要手段。有 3 种主要的天然抗凝途径:蛋白 C 抗凝途径(涉及蛋白 C、蛋白 S、血栓调节蛋白)、肝素-抗凝血酶途径和组织因子抑制剂途径,抗凝途径缺陷与血栓形成的风险增加有关。在钙和磷脂存在下,蛋白 S 增强因子 Ⅹ a 的相互作用。组织因子纤溶酶原抑制剂是一种由内皮细胞产生的多肽,它通过抑制组织因子-Ⅶa 复合物作为外在途径的天然抑制剂。

(一)抗凝血因子靶点

传统的抗凝剂即肝素、低分子量肝素、维生素 K 拮抗剂在过去的几十年里得到了有效的应用。

1. 肝素 住院患者抗凝治疗的主要药物是肝素,很少有像肝素诱导血小板减少症那样令人担忧的并发症。由于体积小,这些药物以抗凝血酶依赖的方式靶向因子 Ⅹ a,但不靶向凝血酶(因为它们太短,无法稳定抗凝血酶和凝血酶之间的相互作用)。使用普通肝素的并发症是血小板减少症,这与动脉血栓形成和静脉血栓形成的高发生率有关。更具体地说,肝素给药可导致肝素-血小板因子-4 复合物特异性抗体的产生。然后,这些抗体可以激活血小板,产生凝血酶并导致血栓形成。使用低分子量肝素时,其诱导的血小板减少症的发生率降低,使用合成五糖时很少观察到血小板减少症。这种血小板的大规模激活和随之而来的广泛血栓形成是由于针对血小板因子-4 和肝素复合物 IgG 抗体的免疫应答,并且可能发生在接受普通肝素或低分子量肝素的患者中。血小板减少症的死亡率高于 30% ,发生在接受肝素治疗的患者中为 0.5% ~ 5.0% 。因此,使用遗传变异来预测可能患血小板减少症的患者引起了研究者极大的兴趣。一些有希望的基因如 *HLA-DRA* 的单核苷酸多态性(SNP)位点,该区域已经与几种免疫介导的药物不良反应相关。又如 *TDAG8*,其在激活诱导的 T 细胞凋亡和免疫介导的细胞因子产生的衰减中发挥作用。与血小板减少症中血栓形成风险增加相关的等位基因包括编码抗体结合蛋白的 *FcγRIIA-H131R*、编码纤维蛋白原的血小板受体 *Gp Ⅱ b/Ⅲ a-HP-1* 及编码血小板黏附蛋白的 *PECAM1-L125V*。血小板减少症和 *Fcγ RIIA-H131R* 多态性个体的血栓形成可能是由于纯合 RR 个体中血小板被更有效地激活。对血小板减少症的发展特别关键的是 FcγRIIA 受体,这是血小板上唯一的 Fc 受体,它介导血小板和抗体之间的相互作用,当受到刺激时激活血小板。参与 FcγRIIA 受体下游信号传导的膜蛋白酪氨酸磷酸酶,CD148 多态性 276P 和 326Q 与血小板减少症患病风险降低有关,表明具有这些等位基因的个体中 FcγRIIA 信号通路效率较低。

2. 口服抗凝剂 肝素的临床使用遇到了安全性和便利性问题。为了克服这些限制,很多研究集中在开发新的抗凝靶点上,从而产生了一类相对较新的药物——非维生素 K 拮抗剂的口服抗凝剂(NOAC),其特异性地靶向活化的因子 X 和凝血酶。口服抗凝剂是一种相对较新的抗凝剂,可以直接抑制凝血酶(如达比加群酯),也可以直接抑制活化因子 X(如利伐沙班、阿哌沙班和依度沙班)。由于口服抗凝剂最近才被引入,故关于遗传学对口服抗凝剂功效影响的数据较少,但遗传变异性似乎确实发挥了作用。所有口服抗凝剂都是转运蛋白 P 糖蛋白(P-gp)的底物,由 *ABCB1* 基因编码。研究者已经在 *ABCB1* 的外显子 21 和外显子 26 中具有 SNP 的个体上观察到 P-gp 表达的变化。*ABCB1* rs4148738 多态性(与外显子 26 rs1045642 连锁不平衡)导致达比加群酯血浆浓度峰值高于没有多态性的峰值。利伐沙班需要 P-gp 和乳腺癌抵抗蛋白(BCRP,由 *ABCG2* 基因编码)来吸收和排泄。*ABCG2*、*Q141K* 基因的多态性降低了 BCRP 的活性,导致底物转运减少,尽管这尚未在利伐沙班的情况下进行研究。然而,在小鼠模型中,缺乏 P-gp 和 BCRP 大大降低了利伐沙班的清除率。

3. 维生素 K 拮抗剂　维生素 K 拮抗剂用于长期抗凝治疗。这些抑制剂是 50 多年前推出的,是当今临床上唯一使用的口服活性抗凝剂。它通过抑制维生素 K 环氧化物还原酶(VKORC1)起作用,该酶利用维生素 K 在翻译后修饰几种凝血蛋白(因子Ⅶ、因子Ⅸ、因子 X 和凝血酶原)。华法林是最常用的维生素 K 拮抗剂。尽管进行了仔细监测,华法林治疗者的大出血发生率为每年 1% ~ 3%。药物遗传学的一个典型例子是华法林及其与两个基因的相互作用:细胞色素 P450 2C9 即 *CYP2C9* 和维生素 K 环氧化物还原酶 *VKORC1* 基因中的 SNP 改变了华法林的有效性。华法林通过抑制 *VKORC1* 起作用,*VKORC13* 负责减少维生素 K。没有还原酶,维生素 K 就不能被维生素 K 依赖性凝血因子(因子Ⅱ、因子Ⅶ、因子Ⅸ、因子 X)利用,因此华法林通过抑制环氧化物还原酶间接抑制凝血级联反应,导致抗凝。华法林具有剂量变异性,遗传因素可能占这种变异性的 45%。影响华法林作用的两个关键遗传多态性:一是 *VKORC1* 基因的多态性;二是负责华法林代谢的 *CYP2C9* 基因的多态性。这两种基因的多态性导致人体对华法林的敏感度增加,从而增加严重出血的风险。

4. 抗凝血酶　抗凝血酶(AT)是凝血酶的主要抑制剂。它是一种丝氨酸蛋白酶抑制剂,可结合并灭活凝血酶、因子Ⅸa、因子 Xa、因子Ⅺa 和因子Ⅻa。在肝素存在下,AT 的酶活性增强。然而,肝素的血浆浓度低,对 AT 的体内活化没有显著贡献。AT 通过结合存在于内皮细胞表面的硫酸肝素来激活。AT 以 1∶1 的比例结合凝血因子形成复合物,并且该复合物被网状内皮细胞去除。其他凝血酶抑制剂是肝素辅因子Ⅱ、α2 巨球蛋白和 α1 抗胰蛋白酶。

(二)抗血小板聚集靶点

抗凝治疗的另一个方法是抗血小板治疗,抗血小板聚集药物大致分为 3 类。

1. 环加氧酶-1 抑制剂　阿司匹林作为世界上最流行的药物之一,通过不可逆地抑制血小板环加氧酶(主要是环加氧酶-1 即 COX-1)使血小板失去功能,血小板环加氧酶负责血栓素 A_2 的最终产生,是凝血级联的激活剂。尽管阿司匹林对 COX-1 有主要作用,但它也会影响环加氧酶-2 即 COX-2,编码 COX-2 的 *PTSG* 基因的变异可能在对阿司匹林反应的变化中发挥作用。拥有 *PTSG2* 的 rs20417C 等位基因可降低主要心血管事件的风险,这在阿司匹林使用者中尤为显著。另一个具有临床意义的多态性是血小板内皮聚集受体 1 基因 *PEAR1*,它对血小板-血小板聚集的信号传导很重要。与 GG 或 GA 基因型相比,rs12041331 小 AA 等位基因的阿司匹林服用者对胶原蛋白和肾上腺素反应的聚集减少,在 8% ~ 28% 的人群中存在。最后,在编码 GPⅡb/Ⅲa 受体Ⅲa 亚基的 *ITGB1* 基因上的 P1A1/A2 SNP,与健康受试者的阿司匹林疗效降低有关,但与心血管疾病患者无关。阿司匹林治疗的一个副作用是增加出血风险,尤其是胃肠道出血。在 *CYP4F11* 或 *CYP2D6* 的 GG 同基因型、*CYP24A1* 的 T 等位基因或 *GSTP1* 的 G 等位基因的患者中,低剂量阿司匹林治疗相关的小肠出血更常见。

2.抑制腺苷二磷酸诱导的血小板聚集药物 如氯吡格雷。氯吡格雷不可逆地抑制血小板上的P2Y12嘌呤受体,阻止腺苷二磷酸的刺激,从而抑制血小板聚集。氯吡格雷是一种前药,其中约15%被各种CYP分两步代谢,形成活性代谢物。CYP2C19在这两个步骤中都起着关键作用,而CYP3A4在第二步中是必不可少的。编码这些酶的基因的多态性可能导致氯吡格雷疗效的改变。CYP2C19有两个功能降低的等位基因(*CYP2C19*2*和*CYP2C19*3*),通过鸟嘌呤到腺嘌呤的单核苷酸多态性形成。*CYP2C19*17*变体与基因转录增加有关,从而增加酶的活性。在临床上,*CYP2C19*2*或*CYP2C19*3*等位基因的存在导致CYP2C19药物(包括氯吡格雷)的代谢减少,而*CYP2C19*17*等位基因的存在导致代谢增强。对于氯吡格雷这样的前药来说,这意味着具有*CYP2C19*2*或*CYP2C19*3*等位基因的人血浆中活性代谢物的浓度较低,因此需要较高剂量的氯吡格雷才能达到治疗效果,而带有*CYP2C19*17*等位基因的人血浆中活性代谢物的浓度较高,需要较低剂量的氯吡格雷。其他各种酶的多态性也会影响氯吡格雷的功效,但*CYP2C19*变体目前仍是最具有临床意义的。氯吡格雷的替代品包括替格瑞洛,其可逆地与血小板上的P2Y12受体结合,并且不是前药,因此不需要肝酶激活。然而,与氯吡格雷一样,替格瑞洛似乎也有一些遗传影响因素,例如*CYP4F2* rs3093235 TT变异,与抗血小板作用增加及出血风险增加有关。

3.血小板糖蛋白GPⅡb/Ⅲa受体拮抗剂 如阿昔单抗、依替巴肽、替罗非班。GPⅡb/Ⅲa是一种膜结合蛋白,在静息血小板表面约有8万个分子。它是纤维蛋白原受体,是由a和b两个亚单位组成的异二聚体。在激活剂作用下,血小板活化导致GPⅡb/Ⅲa受体的空间构象发生变化,以便与纤维蛋白原或血管性血友病因子等结合,从而诱导血小板聚集。GPⅡb/Ⅲa是血小板聚集、血栓形成的最终共同通路,GPⅡb/Ⅲa受体拮抗剂剂量依赖性、可逆性、竞争性地抑制血小板GPⅡb/Ⅲa受体,使之不能与黏附蛋白相结合,从而特异且快速地抑制血小板聚集。目前国内应用最主要的GPⅡb/Ⅲa受体拮抗剂是替罗非班,其他GPⅡb/Ⅲa受体拮抗剂尚需进口。GPⅡb/Ⅲa受体拮抗剂是目前作用最强也最昂贵的抗血小板药物,抗血小板作用强。主要的不良反应之一就是血小板减少症,定义为血小板计数$<100×10^9$/L或较用药前下降50%以上。临床中需严密监测血小板计数;另一主要不良反应是轻微出血,严重出血少见。与肝素或阿司匹林合用时,其抗血小板作用更强,出血风险更高。

(三)纤维蛋白降解靶点

纤维蛋白酶系统在正常人体内具有重要的生理功能,可以清除血管内沉积的纤维蛋白,保证血管的通畅,防止血栓的形成。急性血栓形成的另一种重要治疗策略是纤维蛋白的降解,通过使用纤维蛋白溶解系统的激活剂即"凝块破坏剂"(如组织型纤溶酶原激活物和链激酶),使纤维蛋白降解而发挥"溶栓作用"。然而,这种治疗有着严格的时间窗,治疗成功的关键取决于治疗时机,早期干预通常具有更好的结果。相比之下,卒中的纤溶治疗仅在较短的时间窗内使用时才被证明是有益的,并可能具有诱发脑出血的副作用。因此,研究人员正在关注保护脉管系统的策略。

(姜慧敏 周 陈)

参考文献

[1]SILVIS S M,DE SOUSA D A,FERRO J M,et al. Cerebral venous thrombosis[J]. Nat Rev Neurol, 2017,13(9):555-565.

[2]ROPPER A H,KLEIN J P. Cerebral venous thrombosis[J]. N Engl J Med,2021,385(1):59-64.

[3]YOKOTA H,EGUCHI T,NOBAYASHI M,et al. Persistent intracranial hypertension caused by superior sagittal sinus stenosis following depressed skull fracture. Case report and review of the literature[J]. J Neurosurg,2006,104(5):849-852.

[4]LI K,REN M,MENG R,et al. Efficacy of stenting in patients with cerebral venous sinus thrombosis-related cerebral venous sinus stenosis[J]. J Neurointerv Surg,2019,11(3):307-312.

[5]ZHAO K,GU W,LIU C,et al. Advances in the understanding of the complex role of venous sinus stenosis in idiopathic intracranial hypertension[J]. J MagnReson Imaging,2022,56(3):645-654.

[6]TUŢĂ S. Cerebral venous outflow implications in idiopathic intracranial hypertension – from physiopathology to treatment[J]. Life (Basel),2022,12(6):854.

[7]SPITZE A,MALIK A,LEE A G. Surgical and endovascular interventions in idiopathic intracranial hypertension[J]. Curr Opin Neurol,2014,27(1):69-74.

[8]SATTI S R,LEISHANGTHEM L,CHAUDRY M I. Meta-analysis of CSF diversion procedures and dural venous sinus stenting in the setting of medically refractory idiopathic intracranial hypertension[J]. AJNR Am J Neuroradiol,2015,36(10):1899-1904.

[9]HOUCK A L,GUTIERREZ J,GAO F,et al. Increased diameters of the internal cerebral veins and the basal veins of rosenthal are associated with white matter hyperintensity volume[J]. AJNR Am J Neuroradiol,2019,40(10):1712-1718.

[10]HARTMANN D A,HYACINTH H I,LIAO F-F,et al. Does pathology of small venules contribute to cerebral microinfarcts and dementia[J]. J Neurochem,2018,144(5):517-526.

[11]JIN C,PU J,ZHOU Z,et al. Rapidly progressive cognitive impairment:an unusual presentation of cerebral venous thrombosis caused by JAK2 V617F-positive primary myelofibrosis:a case report[J]. Medicine,2020,99(34):e21757.

[12]LI Y,ZHANG M,XUE M,et al. A case report of cerebral venous sinus thrombosis presenting with rapidly progressive dementia[J]. Front Med,2022,9:985361.

[13]PRIMIANI C T,LAWTON M,HILLIS A E,et al. Pearls & Oy-sters:cerebral venous congestion associated with cognitive decline treated by jugular release[J]. Neurology,2022,99(13):577-580.

[14]ARMENTEROS P R,KAPETANOVIC S,LOPEZ S G,et al. Pearls & Oy-sters:arteriovenous malformation with sinus thrombosis and thalamic hemorrhage:unusual cause of Parkinsonism and dementia[J]. Neurology,2022,98(13):550-553.

［15］SINISCALCHI A，GALLELLI L，LABATE A，et al. Post－stroke movement disorders：clinical manifestations and pharmacological management［J］. Curr Neuropharmacol，2012，10（3）：254－262.

［16］MEHANNA R，JANKOVIC J. Movement disorders in cerebrovascular disease［J］. Lancet Neurol，2013，12（6）：597－608.

［17］RAMAN S P，VELAYUTHAM S S，JEYARAJ K M，et al. Polyradiculopathy and multiple cranial nerve palsies－rare manifestations of cerebral venous sinus thrombosis［J］. Neurol India，2021，69（1）：170－173.

［18］GOEIJENBIER M，VAN WISSEN M，VAN DE WEG C，et al. Review：viral infections and mechanisms of thrombosis and bleeding［J］. J Med Virol，2012，84（10）：1680－1696.

［19］FERRO J M，CANHÃO P，BOUSSER M－G，et al. Early seizures in cerebral vein and dural sinus thrombosis：risk factors and role of antiepileptics［J］. Stroke，2008，39（4）：1152－1158.

［20］VAN KAMMEN M S，LINDGREN E，SILVIS S M，et al. Late seizures in cerebral venous thrombosis［J］. Neurology，2020，95（12）：e1716－e1723.

［21］DAVOUDI V，KEYHANIAN K，SAADATNIA M. Risk factors for remote seizure development in patients with cerebral vein and dural sinus thrombosis［J］. Seizure，2014，23（2）：135－139.

［22］LEAVELL Y，KHALID M，TUHRIM S，et al. Baseline characteristics and readmissions after cerebral venous sinus thrombosis in a nationally representative database［J］. Cerebrovasc Dis，2018，46（5/6）：249－256.

［23］DING H，XIE Y，LI L，et al. Clinical features of seizures after cerebral venous sinus thrombosis and its effect on outcome among Chinese Han population［J］. Stroke Vasc Neurol，2017，2（4）：184－188.

［24］LINDGREN E，SILVIS S M，HILTUNEN S，et al. Acute symptomatic seizures in cerebral venous thrombosis［J］. Neurology，2020，95（12）：e1706－e1715.

［25］KALITA J，MISRA U K，SINGH V K，et al. Predictors and outcome of status epilepticus in cerebral venous thrombosis［J］. J Neurol，2019，266（2）：417－425.

［26］TRABOULSEE A L，MACHAN L，GIRARD J M，et al. Safety and efficacy of venoplasty in MS：a randomized，double－blind，sham－controlled phase II trial［J］. Neurology，2018，91（18）：e1660－e1668.

［27］TRABOULSEE A L，KNOX K B，MACHAN L，et al. Prevalence of extracranial venous narrowing on catheter venography in people with multiple sclerosis，their siblings，and unrelated healthy controls：a blinded，case－control study［J］. Lancet，2014，383（9912）：138－145.

［28］BATEMAN G A，LECHNER－SCOTT J，CAREY M F，et al. Possible markers of venous sinus pressure elevation in multiple sclerosis：correlations with gender and disease progression［J］. Mult Scler Relat Disord，2021，55：103207.

［29］LAGANÀ M M，SHEPHERD S J，CECCONI P，et al. Intracranial volumetric changes govern cerebrospinal fluid flow in the aqueduct of Sylvius in healthy adults［J］. Biomed Signal Process Control，2017，36：84－92.

［30］BATEMAN G A，LECHNER－SCOTT J，LEA R A. A comparison between the pathophysiology of multiple sclerosis and normal pressure hydrocephalus：is pulse wave encephalopathy a component of

MS? [J]. Fluids Barriers CNS,2016,13(1):18.

[31]KALRA S,SILMAN A,AKMAN-DEMIR G,et al. Diagnosis and management of neuro-Behçet's disease:international consensus recommendations[J]. J Neurol,2014,261(9):1662-1676.

[32]BORHANI-HAGHIGHI A,KARDEH B,BANERJEE S,et al. Neuro-Behcet's disease:an update on diagnosis,differential diagnoses,and treatment[J]. Mult Scler Relat Disord,2020,39:101906.

[33] DE SOUSA D A,MESTRE T,FERRO J M. Cerebral venous thrombosis in Behçet's disease:a systematic review[J]. J Neurol,2011,258(5):719-727.

[34]WU X,LI G,HUANG X,et al. Behçet's disease complicated with thrombosis:a report of 93 Chinese cases[J]. Medicine,2014,93(28):e263.

[35]JAFRA A,SAMRA T,GUPTA V,et al. Transient global amnesia in immediate postoperative period:a diagnostic dilemma[J]. J Clin Anesth,2017,37:159-161.

[36]RIGGEAL B D,BRUCE B B,SAINDANE A M,et al. Clinical course of idiopathic intracranial hypertension with transverse sinus stenosis[J]. Neurology,2013,80(3):289-295.

[37]DINKIN M J,PATSALIDES A. Venous sinus stenting in idiopathic intracranial hypertension:results of a prospective trial[J]. J Neuroophthalmol,2017,37(2):113-121.

[38] NORDIC IDIOPATHIC INTRACRANIAL HYPERTENSION STUDY GROUP WRITING COMMITTEE, WALL M,MCDERMOTT M P,et al. Effect of acetazolamide on visual function in patients with idiopathic intracranial hypertension and mild visual loss:the idiopathic intracranial hypertension treatment trial[J]. JAMA,2014,311(16):1641-1651.

[39]ROHR A,DÖRNER L,STINGELE R,et al. Reversibility of venous sinus obstruction in idiopathic intracranial hypertension[J]. AJNR Am J Neuroradiol,2007,28(4):656-659.

[40]BUELL T J,RAPER D M S,POMERANIEC I J,et al. Transient resolution of venous sinus stenosis after high-volume lumbar puncture in a patient with idiopathic intracranial hypertension[J]. J Neurosurg,2018,129(1):153-156.

[41] AHMED R M,WILKINSON M,PARKER G D,et al. Transverse sinus stenting for idiopathic intracranial hypertension:a review of 52 patients and of model predictions[J]. AJNR Am J Neuroradiol,2011,32(8):1408-1414.

[42]LIU K C,STARKE R M,DURST C R,et al. Venous sinus stenting for reduction of intracranial pressure in IIH:a prospective pilot study[J]. J Neurosurg,2017,127(5):1126-1133.

[43]SMITH K A,PETERSON J C,ARNOLD P M,et al. A case series of dural venous sinus stenting in idiopathic intracranial hypertension:association of outcomes with optical coherence tomography[J]. Int J Neurosci,2017,127(2):145-153.

[44] PATSALIDES A,OLIVEIRA C,WILCOX J,et al. Venous sinus stenting lowers the intracranial pressure in patients with idiopathic intracranial hypertension[J]. J Neurointerv Surg,2019,11(2):175-178.

[45]HIGGINS J N P,OWLER B K,COUSINS C,et al. Venous sinus stenting for refractory benign intracranial hypertension[J]. Lancet,2002,359(9302):228-230.

［46］LEVITT M R,ALBUQUERQUE F C,DUCRUET A F,et al. Venous sinus stenting for idiopathic intracranial hypertension is not associated with cortical venous occlusion［J］. J Neurointerv Surg, 2016,8（6）:594-595.

［47］DONNET A,METELLUS P,LEVRIER O,et al. Endovascular treatment of idiopathic intracranial hypertension:clinical and radiologic outcome of 10 consecutive patients［J］. Neurology,2008,70（8）: 641-647.

［48］FIELDS J D,JAVEDANI PP,FALARDEAU J,et al. Dural venous sinus angioplasty and stenting for the treatment of idiopathic intracranial hypertension［J］. J Neurointerv Surg,2013,5（1）:62-68.

［49］DUCRUET A F,CROWLEY R W,MCDOUGALL C G,et al. Long-term patency of venous sinus stents for idiopathic intracranial hypertension［J］. J Neurointerv Surg,2014,6（3）:238-242.

［50］AGUILAR-PÉREZ M, MARTINEZ-MORENO R, KURRE W, et al. Endovascular treatment of idiopathic intracranial hypertension:retrospective analysis of immediate and long-term results in 51 patients［J］. Neuroradiology,2017,59（3）:277-287.

［51］ASIF H,CRAVEN C L,SIDDIQUI A H,et al. Idiopathic intracranial hypertension:120-day clinical, radiological, and manometric outcomes after stent insertion into the dural venous sinus［J］. J Neurosurg,2018,129（3）:723-731.

［52］KUMPE D A, BENNETT J L, SEINFELD J, et al. Dural sinus stent placement for idiopathic intracranial hypertension［J］. J Neurosurg,2012,116（3）:538-548.

［53］KUMPE D A,SEINFELD J,HUANG X,et al. Dural sinus stenting for idiopathic intracranial hypertension: factors associated with hemodynamic failure and management with extended stenting［J］. J Neurointerv Surg,2017,9（9）:867-874.

［54］BOWDEN G,KANO H,CAPAROSA E,et al. Stereotactic radiosurgery for arteriovenous malformations of the postgeniculate visual pathway［J］. J Neurosurg,2015,122（2）:433-440.

［55］BOURRIENNE M C,GAY J,MAZIGHI M,et al. State of the art in cerebral venous sinus thrombosis animalmodels［J］. J Thromb Haemost,2022,20（10）:2187-2196.

［56］BAGOT C N,ARYA R. Virchow and his triad:a question of attribution［J］. Br J Haematol,2008,143 （2）:180-190.

［57］OWENS A P 3RD,MACKMAN N. Tissue factor and thrombosis:the clot starts here［J］. Thromb Haemost,2010,104（3）:432-439.

［58］BEEBE-DIMMER J L,PFEIFER J R,ENGLE J S,et al. The epidemiology of chronic venous insufficiency and varicose veins［J］. Ann Epidemiol,2005,15（3）:175-184.

［59］KARASU A,ŠRÁMEK A,ROSENDAAL F R,et al. Aging of the venous valves as a new risk factor for venous thrombosis in the elderly:the BATAVIA study［J］. J Thromb Haemost,2018,16（1）:96-103.

［60］BOVILL E G,VAN DER VLIET A. Venous valvular stasis-associated hypoxia and thrombosis:what is the link? ［J］. Annu Rev Physiol,2011,73:527-545.

［61］ENGBERS M J,BLOM J W,CUSHMAN M,et al. The contribution of immobility risk factors to the incidence of venous thrombosis in an older population［J］. J Thromb Haemost,2014,12（3）:290-296.

[62] MACKMAN N. New insights into the mechanisms of venous thrombosis[J]. J Clin Invest,2012,122 (7):2331-2336.

[63] MORANGE P E,SIMON C,ALESSI M C,et al. Endothelial cell markers and the risk of coronary heart disease:the prospective epidemiological study of myocardial infarction (PRIME) study[J]. Circulation,2004,109(11):1343-1348.

[64] BOCHENEK M L,SCHÜTZ E,SCHÄFER K. Endothelial cell senescence and thrombosis:ageing clots[J]. Thromb Res,2016,147:36-45.

[65] VAN DEURSEN J M. The role of senescent cells in ageing[J]. Nature,2014,509(7501):439-446.

[66] SEPÙLVEDA C,PALOMO I,FUENTES E. Mechanisms of endothelial dysfunction during aging:predisposition to thrombosis[J]. Mech Ageing Dev,2017,164:91-99.

[67] PANTSULAIA I A,CISZEWSKI W M,NIEWIAROWSKA J. Senescent endothelial cells:potential modulators of immunosenescence and ageing[J]. Ageing Res Rev,2016,29:13-25.

[68] PROCTER N E,CHONG C R,SVERDLOV A L,et al. Aging of platelet nitric oxide signaling: pathogenesis,clinical implications, and therapeutics [J]. Semin Thromb Hemost, 2014, 40 (6): 660-668.

[69] DONATO A J,MORGAN R G,WALKER A E,et al. Cellular and molecular biology of aging endothelial cells[J]. J Mol Cell Cardiol,2015,89(Pt B):122-135.

[70] SEPÙLVEDA C,PALOMO I,FUENTES E. Primary and secondary haemostasis changes related to aging[J]. Mech Ageing Dev,2015,150:46-54.

[71] MARI D,COPPOLA R,PROVENZANO R. Hemostasis factors and aging[J]. Exp Gerontol,2008, 43(2):66-73.

[72] MELTZER M E,LISMAN T,DE GROOT P G,et al. Venous thrombosis risk associated with plasma hypofibrinolysis is explained by elevated plasma levels of TAFI and PAI-1 [J]. Blood, 2010, 116(1):113-121.

[73] DAHM A E,SANDSET P M,ROSENDAAL F R. The association between protein S levels and anticoagulant activity of tissue factor pathway inhibitor type 1[J]. J Thromb Haemost,2008,6(2): 393-395.

[74] KARNES J H,CRONIN R M,ROLLIN J,et al. A genome-wide association study of heparin-induced thrombocytopenia using an electronic medical record[J]. Thromb Haemost,2015,113(4):772-781.

[75] ROLLIN J,POUPLARD C,GRUEL Y. Risk factors for heparin-induced thrombocytopenia:focus on Fcγ receptors[J]. Thromb Haemost,2016,116(5):799-805.

[76] GOUIN-THIBAULT I, DELAVENNE X, BLANCHARD A, et al. Interindividual variability in dabigatran and rivaroxaban exposure:contribution of ABCB1 genetic polymorphisms and interaction with clarithromycin[J]. J Thromb Haemost,2017,15(2):273-283.

[77] O'CONNOR C T,KIERNAN T J,YAN B P. The genetic basis of antiplatelet and anticoagulant therapy:a pharmacogenetic review of newer antiplatelets (clopidogrel,prasugrel and ticagrelor) and anticoagulants (dabigatran, rivaroxaban, apixaban and edoxaban) [J]. Expert Opin Drug Metab

Toxicol,2017,13(7):725-739.

[78]LENTZ S R. Genetic testing to guide warfarin dosing:Impact of direct oral anticoagulants[J]. Clin Pharmacol Ther,2016,100(2):128-130.

[79]OPAL S M,KESSLER C M,ROEMISCH J,et al. Antithrombin,heparin,and heparan sulfate[J]. Crit Care Med,2002,30(5 Suppl):S325-S331.

[80]TATARUNAS V,KUPSTYTE N,ZALIUNAS R,et al. The impact of clinical and genetic factors on ticagrelor and clopidogrel antiplatelet therapy[J]. Pharmacogenomics,2017,18(10):969-979.

第三章

脑静脉血栓形成

第一节　脑静脉窦血栓形成

脑静脉窦血栓形成(CVST)较少见,高危人群主要是年轻人。它是一类由脑静脉窦堵塞所引发的脑静脉回流系统循环障碍的闭塞性脑血管疾病,发病隐匿。近几十年来,由于神经放射学技术的进步,CVST 的检出率有所增加。在临床中 CVST 易被误诊,尤其在青、中年白领人群中。CVST 和脑动脉血栓形成一样,均可严重威胁人类健康,降低生存质量。一般认为,产褥期女性 CVT 发病率可达 100/100 万。我国没有相关流行病学数据,但随着临床医生对本病的认识和诊断技术的提高,本病并不少见,尤其在口服避孕药和围产期女性中。

【流行病学】

CVST 是一种较少见的血栓性疾病。在成年人中,CVST 的年发病率为(2～5)/100 万。近年来,临床研究显示 CVST 发病率增加了 10 倍,主要是儿童、年轻成人、育龄期女性和低收入国家人群,估计男女比例为 1:3,占所有卒中患者的 0.5%～1.0%。急性和亚急性 CVST 最常见,约占所有病例的一半,慢性 CVST 较少见,国际脑静脉和静脉窦血栓形成研究(ISCVT)报道了不同部位的脑静脉血栓形成(CVT)的发生率:横窦(86%)、上矢状窦(62%)、直窦(18%)、皮质静脉(17%)、颈静脉(12%)、大脑大静脉和大脑内静脉(11%),近 2/3 的患者不只累及一个静脉窦。儿童中 CVST 的年发病率约为 7/100 万,没有明显的性别差异。

【危险因素】

CVST 是一种多因素疾病,在 85% 的成人中至少存在一种危险因素,这些危险因素通常与血液高凝状态、血管内皮损伤、血流速度减慢有关。

CVST 具有性别特异性,研究表明 65% 的女性 CVST 患者存在妊娠、产褥期、口服避孕药的使用和与 CVST 相关的激素替代治疗等因素;口服避孕药者 CVST 的患病风险可增高 6 倍;超重或肥胖及存在血栓形成家族史的人患 CVST 的风险更高,但这些危险因素不适用于儿童或老年人。

高凝状态(易栓症)是 CVST 常见的危险因素。具有遗传性血栓形成倾向的患者更容易发生血管内血栓形成,包括 CVST。常见易栓症的危险因素有 *G20210A* 凝血酶原基因多态性、因子 V 突变、抗磷脂综合征;C 蛋白、S 蛋白和抗凝血酶Ⅲ缺乏是较少见的危险因素。

颅内肿瘤可因局部压迫或肿瘤侵犯脑静脉窦而导致 CVST,全身性疾病和感染、神经外科手术、颈内插管和腰椎穿刺等也会增加 CVST 的风险,一小部分病例是特发性的(即无法确定直接原因,也没有危险因素)。此外,CVST 发生感染会形成化脓性 CVST,局部头颈部感染是 CVST 常见的感染原因。

在儿童和青少年中,头颈部感染(中耳炎、乳突炎和鼻窦炎)是 CVST 最常见的危险因素。其他危险因素还包括潜在的慢性疾病,如肾病综合征(尿中抗凝蛋白丢失而导致获得性易栓症)、肝病、系统性红斑狼疮、恶性头部创伤或神经外科手术等。

【病理生理】

CVST 的病理生理机制尚不完全清楚,包括血流动力学和脑实质变化等混合因素。CVST 导致脑静脉窦闭塞,血流淤滞在小静脉和毛细血管,造成局部压力增高,进一步导致血脑屏障的破坏,血液成分渗漏到间质间隙,导致血管性水肿和实质组织损伤。然而,由于脑静脉系统的吻合通路,升高的静脉压通常会得到一定程度的代偿。同时,脑静脉窦闭塞引起的脑脊液引流减少会导致蛛网膜颗粒功能障碍,也会引起颅内压升高。如果静脉压超过动脉压,就会出现动脉血流减少,甚至动脉缺血,如果得不到进一步治疗,就可能发展为出血性脑梗死(图 3-1)。区分血管源性水肿(静脉阻塞)和细胞毒性水肿(动脉阻塞)的一个明确特征是前者的灌注压通常不会降低,一般也不会出现不可逆的脑组织损伤。

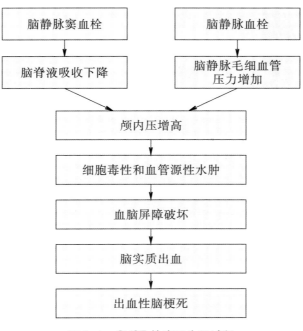

图 3-1 CVST 的病理生理过程

脑静脉窦阻塞的主要特点是脑脊液重吸收减少,脑脊液进入蛛网膜下腔颗粒能力下降,导致颅内压增高。常见于上矢状窦闭塞,但也可发生在其他脑静脉窦的闭塞中。

【临床表现】

CVST 的临床表现多样,根据血栓形成的部位和范围、患者的年龄和潜在的病因不同,CVST 可以表现为一系列不同的临床症状。最常见的表现为颅内压升高的相关症状,如头痛、局灶性神经功能缺损、癫痫发作、视神经盘水肿、视力下降和弥漫性脑病。其他不常见的表现包括蛛网膜下腔出血、剧烈头痛、反复发作的短暂性脑缺血发作、耳鸣、孤立性头痛和海绵窦血栓形成时的多发性脑神经麻痹(表 3-1)。

表 3-1　不同阻塞部位的 CVST 的临床表现

阻塞部位	临床表现
横窦	如果是单一孤立病灶且无梗死:无症状或头痛
	癫痫发作
	对侧锥体束症状或体征
	如果左横窦出现静脉性梗死和下吻合静脉闭塞:失语
	如果累及相邻的脑静脉窦:颅内压增高、意识障碍、脑部局灶性体征和脑神经麻痹
	如果累及脑部静脉:头痛、呕吐、肢体或步态共济失调
上矢状窦	孤立的颅内压增高
	静脉性梗死引起的局灶性症状(头痛、视物模糊、恶心、呕吐、脑神经麻痹、失语症、偏盲、偏深感觉障碍/缺损、癫痫发作)
乙状窦	乳突区疼痛
	外展神经-面神经-前庭神经麻痹组合
海绵窦	头痛、眼痛、结膜水肿、眼球突出和眼神经(动眼神经、滑车神经、外展神经和眼神经)麻痹、发热(当有感染原时)

1. 头痛　在疾病早期,尚未形成颅内高压时,患者可能会出现孤立性头痛。颅内压升高引起的头痛可由大静脉窦血栓引起,如矢状窦;这些患者表现为突然的、严重的、全身性的和进行性的头痛,瓦尔萨尔瓦(Valsalva)试验、紧张和躺卧时恶化。有些人可能会表现为一种突然的、严重的、爆炸性的形式,情况类似于蛛网膜下腔出血。约32%的患者唯一症状是头痛。头痛在 CVST 患者中比在动脉性卒中患者中更常见,并且不能根据患者头痛的位置进行定位诊断,它与血栓形成的部位无关。无头痛是老年患者的典型表现。

2. 局灶性神经功能缺损　在脑深静脉血栓形成患者中,最常见的症状是运动无力,表现为一侧偏瘫或累及双侧,还可伴有视觉缺损或感觉障碍。海绵窦血栓形成通常与感染相关,累及动眼神经、外展神经和滑车神经时,会引起眼球运动障碍,表现为全身症状、头痛、眼痛、眼球突出、结膜水肿、眶周水肿和眼球运动麻痹。

3. 癫痫发作　癫痫发作是 CSVT 患者的常见表现,尤其是在疾病的急性期,多见于幕上出血、上矢状窦或皮质静脉血栓形成及局灶性神经功能缺损患者。约 1/4 的患者癫痫发作是局部性的,1/4 的患者开始时是局部癫痫发作,然后进展为癫痫大发作,1/2 的患者癫痫发作一开始便表现为癫痫大发作,CVST 患者的癫痫发作比动脉性卒中患者更频繁。

4. 视神经盘水肿和视力下降　视神经盘水肿是颅内压增高的后果,可引起复视和视力丧失。海绵窦血栓形成的患者还可能出现眼球突出、眼眶疼痛、眼结膜水肿和眼肌麻痹,继发于动眼神经、滑车神经和外展神经的麻痹。

5. 弥漫性脑病　这是 CSVT 的一种最严重的临床表现,脑深静脉系统受累的患者可能会发展成脑病,尤其是伴有直窦、大静脉性梗死或双侧基底节和丘脑水肿的患者,出现意识混乱、健忘、冷漠、谵妄或执行障碍症状。这些患者也可能出现双侧或多灶性功能缺损或癫痫发作,严重者会迅速恶化,导致昏迷和死亡,常见于老年人。

儿童起病时通常以感染或脱水引起的全身症状更常见,这使得 CVST 的鉴别诊断特别困难。一般来说,儿童的症状与成人相同,但全身性神经功能缺损更常见,新生儿癫痫发作更频繁。

【诊断】

存在以下情况时应高度怀疑 CVST:具有 CVST 危险因素(如口服避孕药、妊娠或产褥期、恶性肿瘤和贫血)、既往有原发性头痛且出现新发的或不同特点的头痛、有颅内压增高的症状或体征、局灶性神经功能缺损、意识改变、有癫痫发作的症状和体征。CSVT 临床症状多样,诊断难度大,漏诊率、误诊率相对高。

(一)实验室检查

实验室检查可以用来辅助诊断 CSVT。①在开始抗凝治疗前最好进行常规血液检查,检查指标有红细胞沉降率、血细胞计数、生化指标、凝血酶原时间和活化部分凝血活酶时间。②腰椎穿刺可用来与其他病因鉴别诊断,如颅内感染。

(二)影像学检查

1. CT

(1)当怀疑成人 CVST 时,CT 平扫可作为初步检查手段:适用于所有表现为神经系统症状(如头痛、局灶性神经功能缺损、精神状态改变和癫痫发作)的患者;可用于鉴别脑肿瘤、脓肿或动脉性卒中。急性期,CVST 在 CT 平扫中表现为血管腔内的高密度,在第 1 周后变成等密度,之后变为低密度。根据 CVST 的位置,有两种直接征象:血栓位于上矢状窦时为致密三角征,血栓形成位于皮质或深静脉时为条索征(图 3-2、图 3-3);间接影像包括脑水肿、占位效应和颅内出血(包括小的皮质旁病变、蛛网膜下腔出血和大的出血性梗死);30% 的 CVST 患者 CT 平扫呈阳性。

(2)CT 增强扫描:CT 增强扫描静脉期有助于评估脑静脉窦和静脉的充盈缺损、侧支静脉引流的增加及脑静脉窦壁的强化,直接征象表现为空 δ 征(静脉腔中央的充盈缺损,伴有周围强化)。

(3)CTV:CTV 的敏感度约为 95%,也可用于检出亚急性或慢性 CVST 患者。有研究支持 CTV 对 CVST 的诊断,但 CTV 对皮质静脉血栓形成的诊断价值较低。针对 MRV 禁忌的患者,CTV 是一种快速而可靠的选择。

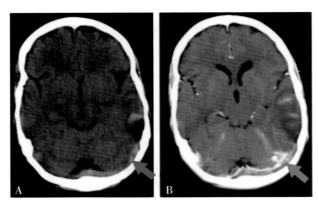

A. 平扫图像显示横窦内密集的血栓和梗死灶的出血(箭头所示);B. 增强图像显示横窦充盈缺损(箭头所示)。

图3-2 下吻合静脉区域梗死CT

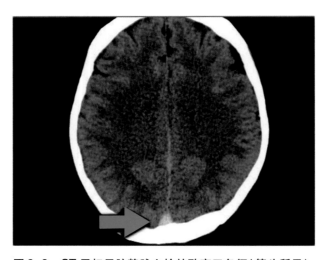

图3-3 CT平扫示脑静脉血栓的致密三角征(箭头所示)

2. MRI 有研究认为 MRI 增强扫描和 MRV 是诊断 CSVT 的首选方法,并且可以根据血栓在 MRI 不同序列中的时间依赖性,反映病程。

(1)MRI 平扫:5 d 内,血栓表现为 T1 等信号,T2 低信号;在 6~15 d,血栓在 T1 和 T2 序列上都表现为高信号;15 d 后,T1 等信号,T2 等信号或高信号;4 个月后,T1 可不表现出异常信号,T2 有细微异常信号。与 CT 平扫相比,MRI 平扫可以更好地显示脑水肿或脑梗死,表现为非动脉分布区局灶或弥漫性斑片状 T1 低信号、T2 高信号;T1WI 对诊断亚急性期颅内出血具有重要意义。

(2)MRI 增强扫描:直接征象为空三角征(图3-4),多见于上状窦的后三分之一处,为明显强化的充血脑静脉窦壁或侧支血管的高信号与腔内不强化的血栓低密度形成的对比;最大密度投影(MIP)表现为血管显示不清或血管不显影(图3-5)。③梯度回波 T2WI 和 SWI 序列血管内的栓子表现为低信号,可用于急性 CVST 的检出;SWI 也可用于诊断孤立的皮质静脉受累。MRI 是一种无创性诊断方式,脑静脉窦或静脉内无正常血流则提示 CVST,且对较小静脉血栓的检测比 TOF-MRV 更敏感。

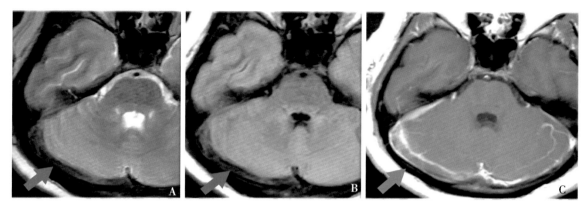

A. T2WI 示右侧横窦血栓形成(箭头所示);B. T1WI 示右侧横窦血栓形成(箭头所示);C. 增强图像示空三角征(箭头所示)。

图 3-4　MRI 示 CVST 的空三角征

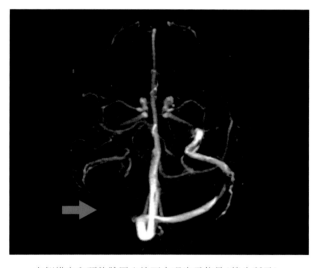

右侧横窦和颈静脉因血栓而表现为无信号(箭头所示)。

图 3-5　相位对比血管造影的 MIP

3. DSA　DSA 是诊断 CVST 的金标准(图 3-6),但因为是有创检查,所以如今只适用于 CT 和 MRI 检查阴性及准备接受血管内治疗的患者。MRI 平扫能显示血栓,而 DSA 能显示血流减少或缺乏,因此二者结合可以鉴别发育不良的脑静脉窦、部分脑静脉窦闭塞、脑皮质静脉血栓形成或增生性蛛网膜颗粒引起的充盈缺损,从而获得最高的准确性。

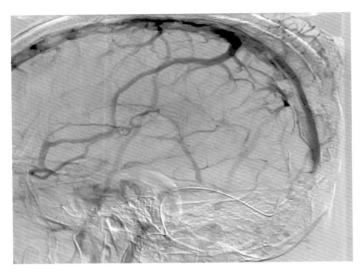

图 3-6　CVST 的 DSA

【治疗】

CVST 治疗的主要手段是抗凝治疗,用于阻止血栓播散及促进静脉的再通,颅内出血不是抗凝治疗的禁忌证。虽然缺乏临床试验数据,但血管内治疗仍适用于进行了适当的抗凝治疗后,症状依旧非常严重或神经功能迅速下降的患者。即使诊断迅速,治疗及时,仍有 1/4 的患者出现急性并发症或慢性病残,但大多数情况下预后良好。

(一)急性期治疗

1. 抗凝治疗　颅内出血并不是急性期 CVST 抗凝治疗的禁忌证,对大量颅内出血患者,可以使用亚剂量低分子量肝素治疗,即总体剂量的 50% ~ 75%。另外,未分级肝素的半衰期更短,可逆性更强,更适用于病情不稳定的患者或进一步行手术治疗的患者。

2. 溶栓和血管内治疗　尿激酶是最常用的溶栓剂,链激酶和重组组织型纤溶酶原激活物也用于一部分患者的溶栓治疗。溶栓治疗适用于在排除其他不良预后因素且已经进行了适当的抗凝治疗后,症状依旧非常严重或神经症状迅速恶化的患者的抢救治疗。目前 CVST 患者的溶栓和血管内治疗的安全性尚存在争议,因此在病情恶化归因于颅内出血的患者中并不推荐使用(图 3-7)。

3. 并发症的治疗　患者在急性期出现并发症是较严重的情况,需要进行特异性治疗。①在癫痫发作时,抗癫痫药物的使用可以预防复发,但尚未明确界定抗癫痫药物的最佳持续时间及未明确其作为一级预防使用。②对于神经性恶化相关的脑积水,需停用抗凝治疗并且适当引流脑脊液。无症状性的颅内高压通常不需要治疗,但在有症状的情况下,需要进行连续腰椎穿刺置换术或分流手术,以便降低颅内压,缓解视神经盘水肿和视力下降的症状。药物治疗包括:乙酰唑胺可用于减少脑脊液的产生,发挥降颅内压的作用,缓解持续性视神经盘水肿症状;激素类药物虽具有减少血管源性水肿的作用,但不建议在急性期 CVST 中使用,特别是没有脑实质病变的患者,推荐其用于具有相关炎症性疾病(如白塞病)的 CVST。另外,抬高头部 30°、过度换气(目标:动脉血二氧化碳分压

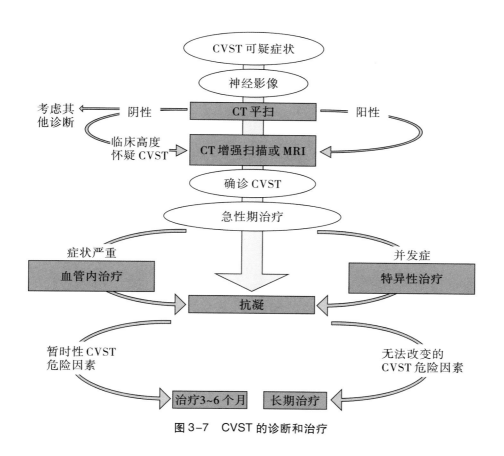

图 3-7　CVST 的诊断和治疗

为 30 ~ 35 mmHg）、静脉注射渗透性利尿剂等也是降颅内压的方式。CVST 患者在急性期出现小脑幕疝较少见，若发生脑疝，需要进行急诊减压手术。

（二）慢性期治疗

　　抗凝治疗用于 CVST 二级预防的最佳持续时间应通过评估其风险-效应比个体化。具有持续且不可改变的危险因素（如严重的易栓症、实体或血液肿瘤）的患者进行长期抗凝，其血栓复发率很低。不明原因的 CVST 是否也适用于长期抗凝尚有争议，AHA/ASA 指南建议继发于短暂性 CVST 危险因素的 CVST 患者接受维生素 K 拮抗剂抗凝治疗 3 ~ 6 个月（保持 INR 在 2 ~ 3）；不明原因的 CVST 患者接受 6 ~ 12 个月的治疗；对于妊娠期 CVST，由于维生素 K 拮抗剂有致畸作用，需要根据体重调整低分子量肝素的用量，以确保疗效可以持续到产后 6 周。AHA/ASA 指南建议：无明显血栓形成的 CVST 患者在抗凝治疗一段时间后需接受抗血小板治疗。建议在事件发生 3 ~ 6 个月或抗凝治疗期间，持续或复发症状提示 CVST 的情况下再次进行影像学检查（CT 或 MRI）。完全再通的 CVST 不需要进一步行脑部影像学检查；而在部分再通的情况下，建议考虑延长抗凝时间的可能性，直到发病 12 个月后重新评估。治疗 CVST 的另一个新问题是口服抗凝剂的效果，与维生素 K 拮抗剂相比，口服抗凝剂在下肢近端深静脉血栓形成或肺栓塞患者中表现出类似的疗效和更好的安全性。口服抗凝剂对 CVST 的有效性还有待研究。

【预后】

CVST 患者多数预后良好或仅有轻微后遗症,但约15%的患者会有严重残疾,病死率接近10%。与不良预后相关的危险因素主要包括男性、高龄、昏迷或精神状态改变及颅内出血。所以,CVST 患者的预后评估具有重要意义。临床高度怀疑 CVST 时,应联合应用多种影像学检查,以提高 CVST 诊断的准确性,达到早期精准诊断、指导治疗及预后评估的目的。

(郭新宾　安梦思　魏　森　管　生)

第二节　脑深静脉血栓形成

脑深静脉血栓形成(DCVT)是指发生于大脑内静脉、基底静脉和大脑大静脉的血栓形成,约占所有脑静脉和静脉窦血栓形成(CVST)的10%,以大脑内静脉和大脑大静脉受累较多,多合并皮质静脉血栓形成或 CVST,通常累及双侧丘脑及基底节,临床表现不典型,是一种少见而致死率高的疾病,多数预后较差。DCVT 不伴 CVST 时常常被误诊和漏诊,特别是急性期,及早诊断和抗凝治疗可明显改善患者的预后。随着血管内治疗技术的发展,对于合并 CVST 的 DCVT 患者,及时采用血管内治疗联合抗凝治疗可能是一种新的治疗趋势。

【解剖】

脑深静脉系统主要包括大脑大静脉、大脑内静脉和基底静脉,后两者汇集于前者后在胼胝体压部的后下方向后注入直窦(图3-8),主要引流半球深部髓质、基底节、脉络丛和间脑等大脑深部结构的静脉血。引流区包括丘脑、基底节、上脑干、下脑干和胼胝体,以及顶叶、颞叶和额叶的深部白质。

1. **大脑大静脉**　又称为盖伦静脉(Galen vein),位于胼胝体压部的后下方,是由左、右侧大脑内静脉汇合成的一条短粗的深静脉干。大脑大静脉自前向后走行,在大脑镰和小脑幕连接处的前端,与下矢状窦汇合后延续为直窦。大脑大静脉的壁薄而脆,易发生破裂出血。

2. **大脑内静脉**　位于第三脑室顶的上方,在室间孔的后上缘由透明隔静脉和丘脑纹状体静脉汇合成,左右各一。大脑内静脉自前向后走行,约至第三脑室后方汇合成一条大脑大静脉。大脑内静脉的主要属支有透明隔静脉、丘脑纹状体静脉和脉络丛静脉,收集豆状核、尾状核、胼胝体、背侧丘脑、第三脑室和侧脑室脉络丛等处的静脉血。

3. **基底静脉**　又称为 Rosenthal 静脉,是较粗大且迂曲的静脉,左右各一,在视交叉外侧的前穿质附近由大脑前静脉和大脑中深静脉汇合而成。基底静脉沿视束腹侧,绕大脑脚行向后上方,经内、外侧膝状体之间汇入大脑大静脉。基底静脉主要接收脑岛、内侧颞叶和中脑部分静脉。

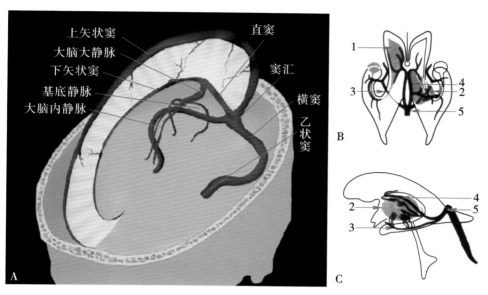

A. DCVT的斜位图;B.轴位模式图;C.矢状位模式图。1—尾状核;2—丘脑;3—基底静脉;4—大脑内静脉;5—大脑大静脉。

图3-8　脑深静脉系统示意

【病因】

DCVT病因及危险因素与CVST一致,女性患者以口服避孕药、妊娠期和产褥期最常见,其他常见病因包括各种感染、自身免疫病、恶性肿瘤和遗传性易栓症等。

【病理】

DCVT的病理表现主要为受累脑组织水肿(无梗死时,多为血管源性水肿;有静脉性梗死时,血脑屏障破坏,合并细胞毒性水肿)、脱髓鞘、出血、梗死、出血性梗死,常见中性粒细胞渗出及形成血栓的血管壁发生坏死。由于脑深静脉压力升高,经白质流向皮质的侧副通道(collateral channel)小静脉扩张、血液淤滞。

【临床表现】

DCVT多发生于儿童和成年女性,大多急性起病,经1~3 d达到高峰。少数慢性起病,进行性加重。临床表现具有较大的异质性,取决于DCVT的程度、受累血管的范围、静脉侧支的建立及血栓闭塞的持续时间。基底静脉侧支循环最丰富,发病后临床症状可不明显;当大脑大静脉和基底静脉或大脑大静脉和大脑内静脉同时病变时,易出现严重临床症状。主要包括颅内高压症状(头痛、恶心、呕吐)、局灶性神经功能缺损症状(复视、视力下降、感觉障碍、肢体瘫痪)、不同程度的意识障碍(严重者为急性昏迷、去大脑强直),以及精神症状、认知障碍等,视神经盘水肿及癫痫发作较其他静脉血栓发生率低,波及直窦时,可因严重颅内高压致脑疝而死亡。

【辅助检查】

1. 实验室检查　D-二聚体可作为 DCVT 辅助诊断的重要指标之一,且对鉴别血栓与非血栓性局部静脉窦狭窄也有帮助。腰椎穿刺检查脑脊液有助于明确颅内高压和感染等病因。血栓形成倾向的易患因素检查(包括血常规、血生化、凝血酶原时间、部分凝血活酶时间、蛋白 S 和蛋白 C 或抗凝血酶Ⅲ等)有助于明确 CVT 的病因。

2. CT　DCVT 常累及丘脑、基底节及胼胝体等深部结构,可导致这些区域出现脑水肿或伴有静脉性梗死,根据静脉出血的程度可发生出血性梗死。CT 平扫直接征象为急性期高信号血栓影,即点征和条索征(图 3-9);间接征象为引流区域水肿或梗死,有时可见水肿区内高密度出血灶,如发现此区域低密度,与供血动脉不匹配,需高度警惕 DCVT 的可能。但仍有 10% 左右的患者 CT 未见明显异常。

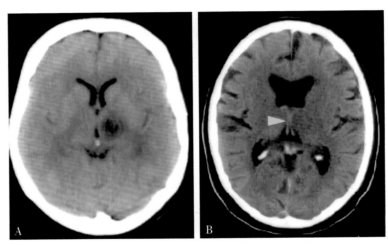

A. 左侧丘脑低密度灶(考虑静脉性梗死)和点征;B. 双侧大脑内静脉 CT 上高密度显示,呈条索征,提示血栓形成(箭头所示)。

图 3-9　DCVT 急性期 CT 平扫

3. MRI　如 CT 提示可疑,建议进一步行 MRI 检查。MRI 平扫在血栓形成早期同样可显示高信号血栓点征或条索征,增强后静脉壁强化而血栓不强化,形成空三角征。间接征象更具有特异性,相当一部分患者可见双侧丘脑及基底节区对称性稍长 T1、稍长 T2 信号(图 3-10A),伴有出血时可见点状出血信号。MRV 可显示闭塞的脑深静脉,特别是对比增强 MRV、SWI 或 T2 * 序列能显示静脉内血栓的充盈缺损(图 3-10B)。

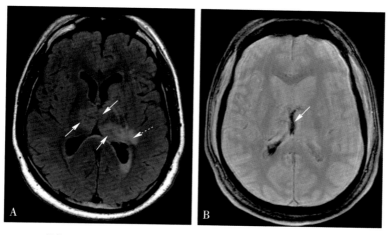

A. 轴位 FLAIR 显示双侧丘脑（实线箭头所示）和左侧邻近白质（虚线箭头所示）水肿；B. T2 * 序列显示大脑内静脉血栓形成（箭头所示）。

图 3-10　大脑内静脉血栓 MRI

4. DSA　目前, DSA 仍然是诊断 DCVT 的金标准, 可见动静脉时间延长, 静脉期大脑大静脉及其分支不显影（图 3-11）。

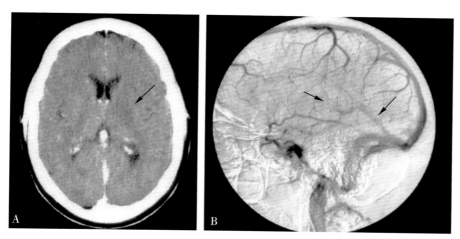

A. 脑部 CT 显示左侧丘脑低密度病灶, 无明显强化（箭头所示）；B. 矢状位 DSA 显示大脑内静脉（左箭头所示）和直窦（右箭头所示）部分充盈缺损。

图 3-11　大脑内静脉血栓 CT 和 DSA

【诊断】

根据患者以儿童或女性为主, 急性起病, 临床表现复杂, 以意识障碍和锥体束受累为主要特征, 病前有相关危险因素或处于血栓前状态, 结合影像学表现, 可得出诊断。影像学表现是确诊的主要依据。

【治疗】

DCVT 的治疗方案与 CVST 基本相同,主要包括病因治疗、抗凝治疗及血管内治疗等。

1. 病因治疗　积极查找引起 DCVT 的可能病因,主要包括感染性和非感染性因素。如为感染性因素导致的 DCVT,应及早、足量使用敏感抗生素治疗。对于非感染性血栓,应在治疗原发病的基础上,积极脱水降颅内压、缓解血液高凝状态、改善局部血液循环。

2. 抗凝治疗　除非有显著的颅内压增高和脑出血,否则患者应及早接受抗凝治疗,CVST 伴发的少量颅内出血和颅内压增高并不是抗凝治疗的绝对禁忌证。急性期的抗凝时间尚不统一,通常持续 1~4 周。急性期抗凝治疗后,一般应继续口服抗凝药物。常用药物为华法林。为了防止更换抗凝药物过程中患者病情出现波动,原则上,华法林与肝素或低分子量肝素重复使用 3~5 d。在凝血酶原时间国际标准化比值(PT-INR)达到 2~3 后,停用肝素或低分子量肝素,并定期根据监测指标调整华法林用量。口服抗凝药治疗持续时间应根据个体遗传因素、诱因、复发和随访情况,以及可能的出血风险等综合考虑。对于危险因素不明或轻度遗传性血栓形成倾向的 CVST,口服抗凝药治疗应持续 6~12 个月;对于发作 2 次以上或有严重遗传性血栓形成倾向的 DCVT,可考虑长期抗凝治疗;而对于有可迅速控制危险因素的 DCVT,如妊娠、口服激素类避孕药物,抗凝治疗可在 3 个月内。

3. 血管内治疗　经足量抗凝治疗无效且严重颅内出血的重症患者,可在严密监护下个体化选择血管内治疗。

4. 对症处理　对于严重颅内压增高者,可给予头高脚低位、过度换气、甘露醇、呋塞米(速尿)等降颅内压治疗。对首次癫痫发作的 DCVT 患者,应尽早使用抗癫痫药物控制发作,不推荐预防性使用抗癫痫药物。

（魏　森　安梦思　郭新宾　管　生）

第三节　皮质静脉血栓形成

孤立性皮质静脉血栓形成(isolated cortical venous thrombosis,ICVT)是脑静脉血栓形成(CVT)的一种特殊亚型,也是卒中的一种罕见的病因。ICVT 定义为血栓仅累及皮质静脉,而不累及上矢状窦、横窦等脑静脉窦和大脑大静脉等脑深静脉。ICVT 表现为一系列症状,如头痛、新发癫痫、意识改变和局灶性神经功能缺损。如果 ICVT 治疗不充分或不及时,可能会导致脑梗死、脑出血或脑疝。

【流行病学】

ICVT 被认为是卒中的一种罕见的病因,约占所有 CVST 的 6.3%,在所有卒中患者中占比不到 0.1%。在一项纳入 47 例 ICVT 患者的系统回顾中,确诊患者的平均年龄为 41 岁,女性占比为

68%。一般而言,ICVT 和 CVT 患者比动脉性卒中患者年轻,同时女性的患病风险也高于男性。

【病因及发病机制】

各种导致高凝状态的因素都是 ICVT 的危险因素,如蛋白 C 缺乏症、蛋白 S 缺乏症、抗凝血酶缺乏症、*G20210A* 凝血酶原基因变异、因子 V 莱登突变、高同型半胱氨酸血症、因子Ⅷ增高和纤维蛋白原升高等。获得性高凝状态包括合并恶性肿瘤、口服避孕药、服用抗肿瘤药物(如他莫昔芬、沙利度胺和贝伐单抗等)、妊娠、补充雌激素、激素替代治疗、抗磷脂综合征、深静脉血栓或肺栓塞既往史、骨髓增生性疾病(如原发性血小板增多症或真性红细胞增多症)。近期研究表明,新型冠状病毒感染继发的低氧血症通过激活低氧相关基因来启动凝血和纤溶,从而增加了血液黏度,亦增加了 CVT、肺栓塞和弥散性血管内凝血的患病风险。

【病理生理】

ICVT 的发病机制与 CVT 相似,皮质静脉内的血栓阻断了大脑皮质的静脉血液回流。这种静脉血液回流障碍导致局部静脉和毛细血管的压力增加,进而导致血管源性水肿和颅内压升高。随着血管源性水肿和静脉压力的增加,静脉或毛细血管可破裂,导致脑出血和神经功能障碍。如果特异性闭塞硬脑膜窦,会减少脑脊液的再吸收,也会增加颅内压。以上任何一种增加颅内压的机制都可能导致脑疝的发生。

【临床表现】

ICVT 好发于合并危险因素的青年人。女性的危险因素包括妊娠、口服避孕药或感染,男性危险因素包括各种遗传或获得性高凝状态。患者的主诉有新发头痛、癫痫或局灶性神经功能障碍。一项研究发现,视神经盘水肿和颅内压增高在 ICVT 中并不常见。

失语、偏瘫、偏盲或其他局灶性神经系统异常,同时合并局灶性或全身性癫痫发作且无颅内压明显升高,提示医生应考虑将 ICVT 作为诊断。典型的局灶性神经学表现包括运动和感觉障碍。头痛是最常见的主诉,有时也是唯一的症状。头痛的发病情况各不相同,一些患者在几天内头痛程度逐渐加重,而另一些患者在几分钟内头痛迅速而严重。识别关键的危险因素对确保准确诊断至关重要。对于既往有头痛或先兆性偏头痛病史的患者,重要的是将头痛的特征与以前的症状进行比较,以确定是否有显著差异。任何新发头痛(其特征不同于其先前的头痛模式)、新发癫痫、快速进展的脑病或不符合典型卒中模式的局灶性神经症状,都应进行进一步的评估。运动和感觉障碍患者若新发头痛,也应当警惕 ICVT 的可能。

【辅助检查】

临床医生根据病史和身体状况,一旦怀疑患者可能为 ICVT,就需要尽快完善相关影像学检查。目前,ICVT 的诊断尚无相关的实验室指标。一般常用的是头颅 CT(图 3-12A),然后通过 MRI 和 MRV(图 3-12B ~ 图 3-12F)等影像学检查进行诊断。CTV 也可以作为替代选择。

磁共振梯度回波 T2WI、SWI 序列和 MRV 相结合在既往被认为是 ICVT 最敏感的成像方式。如果脑静脉窦内有血栓,则应考虑 ICVT 的诊断。如果在各种颅脑影像上观察到皮质静脉内的血栓,可以作为 ICVT 诊断的直接征像。若把硬脑膜窦内看到的迂曲长条状血栓影作为"CT 条索征",有研究显示,头颅 CT 平扫出现条索征可作为 ICVT 的特征性表现。SWI 序列对微出血和血栓信号敏感,在 ICVT 的辅助诊断中有较大意义。一项纳入 28 例患者的回顾性研究显示,条索征在 SWI 序列上的出现率为 100%,且具有较好的特异性。同时,在影像学上,医生应当关注皮质静脉引流闭塞导致的邻近脑实质改变征象(间接征象),如 DWI 序列上脑实质静脉性梗死,SWI 序列上点状/大病灶出血,T2 加权 FLAIR 上高信号改变。

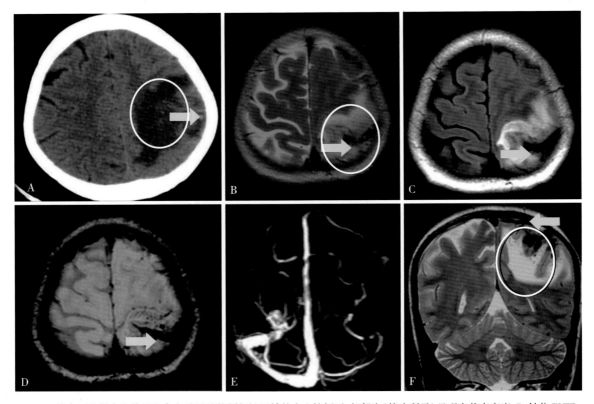

　　A. 分布于左侧中央前回和中央后回(圆圈所示)区域的出血性梗死,相邻沟(箭头所示)显现点状高密度;B. 轴位 T2WI 显示静脉出血伴梗死出现在左侧大脑半球上吻合静脉附近(箭头所示);C. 轴位 FLAIR 显示皮质上吻合静脉血栓形成(箭头所示);D. SWI 序列上出现条索征(箭头所示);E. MRV 显示上矢状窦正常外观;F. 冠状位 T2WI 显示上吻合静脉内血栓(箭头所示)伴静脉出血性梗死(圆圈所示)。

图 3-12　上吻合静脉血栓形成的影像

　　实验室检验虽然不足以诊断 ICVT,但仍有一些检验可以判断患者的预后。具有血液高凝倾向的 ICVT 患者应进行相关病因检测,完善血管炎综合征、原发性/继发性血小板增多症、真性红细胞增多症、抗磷脂综合征、系统性红斑狼疮、蛋白 C 缺乏症、蛋白 S 缺乏症、抗凝血酶缺乏症、G20210A 凝血酶原基因变异、因子 V 莱登突变、抗磷脂综合征和系统性红斑狼疮等相关实验室检测。

【诊断】

ICVT 最常见的首发症状往往是剧烈头痛。怀疑 ICVT 的患者,完善头颅 CT、MRI、MRA、SWI 等影像学检查是必要的,因为它们有助于鉴别 ICVT 与蛛网膜下腔出血、脑膜脑炎或肿瘤等病变。但目前准确诊断 ICVT 仍具有一定的挑战,主要的原因在于其临床表现差异大、皮质静脉解剖常变异和常规 MRI、MRV 对皮质静脉显示不清。与 CVST 患者相比,ICVT 患者在影像上出现脑实质异常信号(40.0% 与 81.1%)和合并出血转化(13.4% 与 46.0%)的比例更高。诊断 ICVT 也需要排除各种由感染引起的急性代谢性脑病,合并发热、白细胞/中性粒细胞升高和(或)血培养阳性的患者,临床应高度怀疑感染性疾病。

ICVT 也可以是血栓倾向患者的首发症状,需要考虑的潜在病因有血管炎综合征、原发性/继发性血小板增多症、真性红细胞增多症、抗磷脂综合征和系统性红斑狼疮。如果怀疑 ICVT,应当筛查蛋白 C 缺乏症、蛋白 S 缺乏症、抗凝血酶缺乏症、$G20210A$ 凝血酶原基因变异和因子 V 莱登突变。

【治疗】

(一)急性期治疗

ICVT 的急性期治疗目标是使阻塞的静脉再通,并预防静脉阻塞范围增大。

1. 抗凝治疗 ICVT 的主要治疗手段是抗凝治疗,可皮下注射低分子量肝素或静脉应用肝素钠,其中低分子量肝素是药物治疗的首选。但应注意低分子量肝素和普通肝素的应用禁忌证(如近期脑出血、严重高血压发作、出血性疾病和活动性消化性溃疡)。应用于慢性肾脏病患者时,应格外注意低分子量肝素在肾功能不全时的积聚效应。对于此类患者,普通肝素可能是更好的选择。

2. 手术 对于有脑疝证据的患者,应请神经外科会诊,必要时行去骨瓣减压术。对于那些应用低分子量肝素或普通肝素治疗后仍有神经症状恶化的患者,可以考虑行机械取栓或血管内溶栓。有个案报告显示皮质静脉切开取栓对 ICVT 有效,但相关报道极少,该手术有效性和安全性不明确。

3. 对症治疗 尽管大多数 ICVT 患者的颅内压升高不明显,但部分 ICVT 患者仍然有恶性颅内高压的风险。对于临床症状严重的 ICVT 患者,应考虑动态监测颅内压,并通过以下措施降低颅内压:抬高床头,给予渗透性药物(如甘露醇或高渗盐水),过度通气并将动脉血二氧化碳分压控制在 $30 \sim 35$ mmHg。不建议静脉注射地塞米松治疗 ICVT。以癫痫为首发症状或影像学提示脑水肿、脑梗死或脑出血的患者应采取预防癫痫措施。左乙拉西坦或丙戊酸钠是首选的一线药物。

(二)慢性期治疗

患者病情稳定出院后,应考虑口服华法林或达比加群酯进行至少 3 个月的抗凝治疗,以防止 ICVT 复发。

【预后】

总体而言,ICVT 预后较好。一项对 325 例患者的系统回顾发现,超过 90% 的 ICVT 患者在出院后或 1 年内的随访中有良好的预后,这包括恢复到基线状态的完全恢复或部分恢复。值得注意的是,大多数 ICVT 患者的临床症状恢复早于神经影像学检查结果。在这项系统回顾研究中,住院死亡率为 3.0%,其余患者在接受最长 6 个月的抗凝治疗后可完全或部分恢复。

(韩凯昊　郭新宾　管　生)

第四节　脑静脉血栓形成出血转化的危险因素和影像学特征

脑静脉血栓形成(CVT)与高达 40% 的颅内出血有关。颅内出血与静脉压力增加、缺血和随后的血脑屏障破坏及红细胞渗出有关。在一个实验模型中,研究者发现皮质静脉血栓形成与脑出血密切相关。其他研究表明,它的参与不是必要的,主要的静脉窦闭塞就足够。蛛网膜下腔出血可能是由皮质细静脉破裂引起的。在 CVT 的情况下,出血是一个预后不良的因素。进行抗血栓治疗或外科减压对医生来说是一个挑战。在非外伤性颅内出血患者中,应考虑 CVT 的诊断,已知其可引起各种类型的颅内出血如蛛网膜下腔出血(SAH)、硬脑膜下出血(SDH)和各种类型的脑出血(图 3-13)。脑静脉和硬脑膜窦血栓形成的大型前瞻性国际研究发现,脑出血患者的年龄较大,多有严重、急性的临床表现(包括昏迷、局灶性神经功能障碍和癫痫发作)。在影像学上,患者多有双侧病变和伴随的梗死。右侧横窦闭塞是脑出血的一个危险因素。

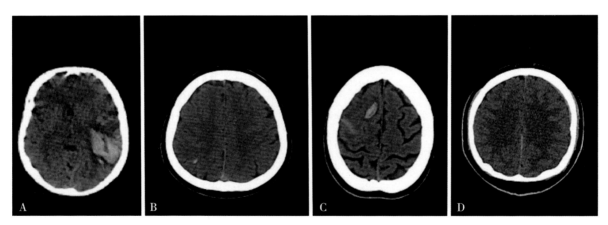

A.左侧横窦血栓患者的实质出血;B.上矢状窦血栓患者的皮质小出血;C.上矢状窦血栓患者的蛛网膜下腔出血和实质出血的组合;D.上矢状窦血栓患者的左额硬脑膜下血肿。

图 3-13　CVT 不同出血类型的 CT 表现

一、脑静脉血栓形成出血转化的危险因素

1. 相关静脉窦的数量及部位　出血性 CVT 的直接体征与非出血性 CVT 相比，没有明显差异。首次影像和确诊影像之间的延迟时间为 0 d。在补充影像中，出血性 CVT 和非出血性 CVT 的静脉血栓分布相似。出血性 CVT 和非出血性 CVT 受影响的静脉节段分布相似。孤立与合并出血病例之间、单侧与双侧出血之间、单侧与多侧出血之间的静脉节段数量没有差异。

上矢状窦是唯一与出血有关的静脉窦。有趣的是，上矢状窦的部分血栓（38% 的出血率）比上矢状窦的完全血栓（16% 的出血率）的出血更常见。相比 ICVT 或孤立性上矢状窦血栓形成（37%，$P=0.39$），同时累及上矢状窦和上皮质的情况下（44%），脑出血并不常见。额叶出血与上矢状窦受累密切相关（$P<0.001$）。颞叶出血与横窦受累密切相关（$P=0.005$）。

在以前的研究中，上矢状窦和横窦是 CVT 中最常被感染的位置。侧窦（横窦/乙状窦）是出血性 CVT 和非出血性 CVT 最常被感染的静脉通道。一项 68 名 CVT 患者的研究表明，静脉性梗死或出血在 CVT 患者中更常见。直窦血栓的 CVT 患者比其他部位更常见。

2. 抗凝剂的使用　在 CVT 伴有脑出血的特殊情况下，即使没有使用抗凝剂，出血也与不良后果有关。为了强调这一点，在一项低分子量肝素的试验中，6 例死亡病例都发生在 29 名治疗前 CT 扫描有出血的患者中。这些死亡病例中没有一个是由于新的或扩大的出血而死。这 29 名患者被平均分配到不同治疗组。因此，脑出血与死亡率密切相关，但与治疗中的脑出血无关。其他研究表明 CVT 患者抗凝治疗后的脑出血率很低。

在有抗凝治疗重大禁忌证的患者的特殊情况下（如最近发生的大出血），临床医生必须平衡抗凝治疗的风险和收益。在这些情况下，与一般的静脉血栓一样，咨询抗凝管理方面的专家可能是合适的。

3. 高龄　以前的研究曾观察到出血性 CVT 的高年龄。随着年龄的增长，脑萎缩的增加可能导致脑外空间的扩大和薄壁的拉伸增加。脆弱、无瓣膜的桥状静脉的拉伸，使其更容易发生，与硬脑膜下出血的情况类似。然而，硬脑膜下血肿仅在 10% 的出血中被观察到。老年患者可能更频繁地使用抗血小板或抗凝血剂。但研究者没有记录发病时的药物摄入量以评估这种关联。

4. 血液病　血液病（红细胞增多症、原发性血小板增多症和血小板减少症）在出血性 CVT 中更常见。获得性血管性血友病在多血症和原发性血小板增多症患者中常见，并可能导致血小板减少，可能是出血量增加的原因。目前尚无法解释在有静脉血栓家族史的患者中观察到的较高比例的出血性 CVT。

5. 高血压　高血压相关脑出血通常涉及的部位在 CVT 合并脑出血病例中并不常见。研究中没有出现脑干出血，基底节、丘脑或小脑出血很少。这可能有助于区分 CVT 引起的脑出血和高血压引起的脑出血。

研究显示出血性 CVT 患者有更严重的表现，有更多的癫痫发作、局灶性神经系统体征和精神状态改变，而孤立的头痛较少。从诊断的角度来看，出现实质出血与蛛网膜下腔出血时，或出现脊髓性蛛网膜下腔出血或小的皮质下出血时，应怀疑 CVT。

二、脑静脉血栓形成出血转化的影像学特征

1. CT　CT 对于出血性病灶的确诊率近于 100%,可显示出血部位、大小、占位效应等。一项研究对 CVST 出血类型进行了总结,颅内出血包括蛛网膜下腔出血(SAH)、硬脑膜下出血(SDH)和各种类型的脑出血(图 3-14)。但由于 CVST 征象常不具备诊断特异性,不能观察到所有的浅静脉和静脉窦异常改变,缺乏有力的诊断依据,这也是造成临床容易漏诊的一个重要原因。常规 CT 因扫描方位及检查原理本身的限制,不能观察到所有的浅静脉和静脉窦异常改变,并且颅骨伪影对诊断的准确率也造成一定的影响,所以头颅 CT 扫描极易造成误诊及漏诊而延误病情。MRI 具备独到的成像技术,因其对流动敏感、多方向直接成像和无损伤的特性已成为出血性 CVST 诊断的重要手段之一。

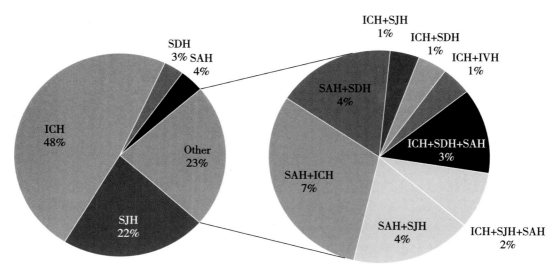

$n = 102$。ICH. 脑出血;SDH. 硬脑膜下血肿;SAH. 蛛网膜下腔出血;SJH. 小皮质部出血;IVH. 脑室内出血;Other. 其他。

图 3-14　CVST 患者的颅内出血类型及分布

2. MRI　CVST 表现为静脉窦闭塞、静脉性梗死及脑出血灶。常规 MRI 直接征象:正常静脉窦流空信号影消失,代之以不同时期的血流信号。急性期(0~5 d)反映完整红细胞内的脱氧血红蛋白时常表现为 T1WI 等或稍高信号、T2WI 低信号或等信号、DWI 高信号。此期常规 MRI 不易诊断,故行 MRV 和增强扫描。MRV 表现为静脉窦正常血流信号缺失或狭窄,增强后静脉窦血管不强化、表现为充盈缺损,硬脑膜可见增厚并强化,同时可见侧支循环形成,脑表面及深代偿引流静脉增粗强化(侧支血管见于颅内皮质及深静脉、颅骨导静脉、面静脉和头皮静脉等)。亚急性期(6~15 d)时红细胞内正铁血红蛋白形成,T1WI 变为高信号,T2WI 仍呈低信号或随时间延长变为高信号,DWI 混杂高信号。随时间延长,红细胞破裂溶解,游离稀释正铁血红蛋白的形成使 T1WI 及 T2WI 均呈高信号。慢性期(>15 d)铁蛋白和含铁血黄素形成,在 T1WI 和 T2WI 上均呈低信号或混杂信号,DWI

等信号,静脉窦可再通并恢复正常,血管再通则表现为不同程度流空信号。

3. MRV　MRV 能直观地显示硬脑膜窦血栓形成的部位、程度和范围。不完全阻塞窦腔时 MRV 表现为管腔狭窄,完全阻塞时 MRV 表现为受累静脉窦管腔闭塞,血管未见显示,上矢状窦血栓常与横窦血栓并存。最近有报道称,在有出血/水肿和部分血栓的 CVT 患者中,4D-Flow MRI 显示横窦的峰值和平均速度较高。使用这些新技术进一步研究,39% 的患者存在出血性 CVT,这一比例与其他队列相似。

间接征象:CVST 导致的静脉回流受阻引起脑水肿和静脉性梗死表现为脑回增粗及脑沟变浅或消失,脑皮质及皮质下见边缘模糊的片状异常信号,T1WI 稍低信号,T2WI 稍高信号,FLAIR 对脑水肿表现较敏感,为边界较清晰的片状高信号;静脉性梗死后继发出血在 T1WI 表现为多发片状及团块状高信号,T2WI 高信号或混杂信号(其内混有更低信号是急性期出血所致)。

4. 扩散加权成像　扩散加权成像(DWI)可用于评价静脉血栓,约 41% 的 CVST 由于 ADC 值降低,DWI 呈现高信号。当出现此征象时临床症状比较重,血栓完全再通机会较小。DWI 也可区分血管源性水肿(ADC 值升高)与细胞性水肿(ADC 值下降),ADC 值下降的脑实质改变常为不可逆性,ADC 值正常或升高的脑实质预后较好。淤血或汇合性出血也可能代表潜在的出血性静脉性梗死。这可能包括与急性梗死一致的 DWI 异常,但与动脉性梗死相比,静脉性梗死的 DWI 发现程度可能降低。额叶、顶叶、枕叶的脑实质变化通常与上矢状窦血栓相对应。深层实质的异常包括丘脑出血、水肿或脑室内出血,对应于大脑大静脉或直窦的血栓形成。

(袁永杰　魏　森　郭新宾　管　生)

第五节　脑静脉血栓形成的血管内治疗策略

脑静脉血栓形成(CVT)是一类由颅内静脉窦堵塞引发的脑静脉回流系统循环障碍的闭塞性脑血管疾病,其发病隐匿,反复发作或持续加重时致残和致死率高。在闭塞性脑血管病中,急性、亚急性的动脉硬化和栓塞性的缺血病变已为人们所熟知,而且在临床中有着较完善的诊断方法和标准,治疗中也已采用了多种方法,已获得较大的进展。但 CVT 发病的隐匿性决定了其在临床中易被误诊,尤其在青、中年白领人群中。CVT、CVST 和脑动脉血栓形成一样,均可严重威胁人类健康,降低生存质量。一般认为,产褥期女性 CVT 发病率可达 100/100 万。我国没有相关流行病学数据,但随着临床医生对本病的认识和诊断技术的提高,本病并不少见,尤其在口服避孕药和围产期女性中。

由于脑神经的功能活动在很大程度上取决于脑动静脉循环的正常与否,与脑动脉系统出现的血管闭塞造成卒中一样,脑静脉系统的血管结构及其引发的病理改变同样可导致神经元缺氧和损害,在病程的早期阶段极易被患者本人和医师所忽略,因此丧失最佳的治疗时机,并可遗留失明、顽固性头痛等症状,甚至可因颅内静脉内压力急剧增加而破裂出血,直接威胁生命。目前 CVT 没有统一的分型,比较常用的分型方法是基于临床症状出现的时间分 3 种亚型:急性(≤48 h)、亚急性(>

48 h≤30 d)、慢性(≥1个月),急性期是治疗的最佳时期。值得注意的是,慢性CVT可进展为颅内高压和长期的动静脉瘘,并可导致慢性头痛,伴视神经盘水肿、耳鸣、眼肌麻痹和视力减退。

CVST的治疗包括对症治疗、病因治疗、血管再通治疗和并发症处理等多个方面。必须积极查找引起CVST的可能病因,主要包括感染性和非感染性因素。抗凝治疗仍是CVST的一线治疗,但抗凝治疗后仍有15%左右的患者临床症状进一步加重。欧洲CVST治疗指南指出,对于抗凝治疗进一步加重的重型CVT,推荐介入治疗。美国一项单中心研究显示,重型CVT患者采用抗凝等综合治疗,死亡率和重残率达42%;在一项大型前瞻性队列研究中,22%的CVT患者在6个月时还未完全康复,14%的患者临床结局不佳[改良Rankin量表(modified Rankin scale,mRS)评分>2分],可见重型CVT患者单纯抗凝治疗还远远不够。对于重型CVT患者的定义,国际上还未有统一标准。CVT的溶栓或抗凝(TO-ACT)试验中,重型CVT患者定义为至少存在以下危险因素之一:精神状态紊乱、昏迷状态[格拉斯哥昏迷量表(Glasgow coma scale,GCS)评分<9分]、脑出血或脑深静脉系统的血栓形成。CVT的分级使用King Edward Memorial医院(KEM)提出的标准(表3-2),重型CVT定义为4~6级的患者及对全身肝素化无反应或局部窦内溶栓治疗下使用肝素仍恶化的3级患者。

表3-2　CVT分级

等级	临床标准	DSA等级
1	无症状	硬脑膜窦部分血栓形成,非限制性静脉血流
2	轻微症状(头痛、呕吐、复视、癫痫)	硬脑膜窦闭塞,无限制性静脉血流
3	主要的神经功能缺损,但反应完全正常	硬脑膜窦闭塞伴限制性静脉血流
4	警觉性受损,但能够对伤害性刺激做出保护性或适应性反应(GCS评分8~10分)	脑深静脉闭塞
5	反应差,但有生命体征(GCS评分5~7分)	硬脑膜窦和脑深静脉闭塞伴限制性静脉血流
6	对摇晃没有反应,对刺激没有适应性反应,生命体征逐渐不稳定(GCS评分3~4分)	

到目前为止,血管内治疗(EVT)尚未显示出对CVT治疗的优势。最近一项随机试验研究因无效而提前终止,并且其他数据大多来自小规模的回顾性单中心研究,因此易产生偏倚。目前研究尚不能对CVT患者提供关于窦内接触溶栓或静脉窦机械取栓的充分证据,CVT EVT的安全性和有效性有待进一步评估,特别是明确可以从EVT中获益的CVT患者亚群具有挑战性。但经足量抗凝治疗无效且无严重颅内出血的重症患者,可在严密监护下慎重实施局部溶栓治疗;对已有颅内出血或其他方法治疗无效的急性或亚急性CVT患者,在有神经介入治疗条件的医院,经微导管局部溶栓、导管机械取栓或球囊扩张成形术等介入治疗可以作为可供选择的治疗方法。下面尝试讨论EVT的一些主要方法和问题。

一、血管内溶栓

（一）经颈动脉途径溶栓

对于经静脉途径无法接触的深静脉或小静脉血栓,经动脉途径的溶栓方法可将溶栓药物顺行送达静脉端,可有效溶解皮质及深静脉的血栓,在主引流静脉不通畅的情况下,可促进侧支循环的建立,开放侧支静脉回流途径。

1.适应证　多发小静脉回流受阻合并静脉窦相对引流正常;弥漫性 CVST;病程相对较长。

2.方法　常规经股动脉插管,将4F造影导管分别送入双侧颈内动脉和一侧椎动脉内,分别经导管给予10万U尿激酶,30 min内匀速缓慢输入。然后撤管,5~7 d为1个疗程。1周后复查全脑血管造影,判断治疗效果。根据病情可重复另一个疗程的治疗(图3-15)。

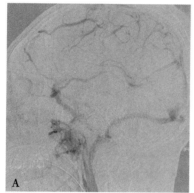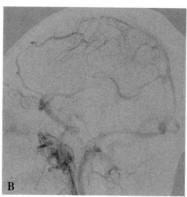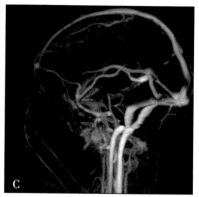

A.颈动脉造影见静脉期明显存在造影剂滞留,循环时间延长;上、下矢状窦不显影,部分脑静脉血液经侧裂静脉从海绵窦方向回流。B.由颈动脉途径溶栓治疗8 d后复查脑血管造影,上矢状窦和乙状窦等静脉窦再通,脑静脉血回流时间缩短,蝶顶窦代偿性增粗,提示经海绵窦回流血量增多。C.溶栓治疗1年后,复查头颅MRV,上矢状窦、直窦、窦汇和乙状窦等静脉窦显影良好。

图3-15　CVST溶栓前后的影像变化

（二）静脉窦置管溶栓

对于重症和深静脉系统受累的患者,使用肝素抗凝疗效不佳,早期识别出这类患者,行静脉窦置管溶栓术可以获得良好的疗效。

1.适应证　接受静脉窦置管溶栓治疗的患者须符合以下标准:①介入溶栓治疗前,症状无明显改善或神经系统功能迅速恶化;②入院时或治疗期间GCS评分≤10分;③直窦血栓或大面积脑梗死,且预后不良;④因为精神状态改变(认知障碍,包括异常的警觉性和方向感,以及昏迷),直窦血栓或具有占位效应的大面积卒中,预测会导致预后不良。

2.方法　经股静脉插管,将6F导引导管置入颈静脉窦或乙状窦。在导丝的引导下,通过颈内静脉将微导管引入血栓形成的静脉窦的远端。通过微导管将尿激酶(42 000 U/h,每天共计

1 000 000 U)注入脑静脉窦,并通过导引导管持续注入肝素以维持全身肝素化。在溶栓治疗的第5天,进行 DSA 或 MRV 检查,以观察静脉窦的再通情况。如果静脉窦没有再通,则调整微导管的位置并继续使用尿激酶,直到临床症状明显改善或静脉窦部分再通且流出良好为止。溶栓治疗后的所有患者随后开始口服抗凝药物(华法林)6 个月,并将国际标准化比值(INR)维持在 2.0~3.0(图 3-16)。

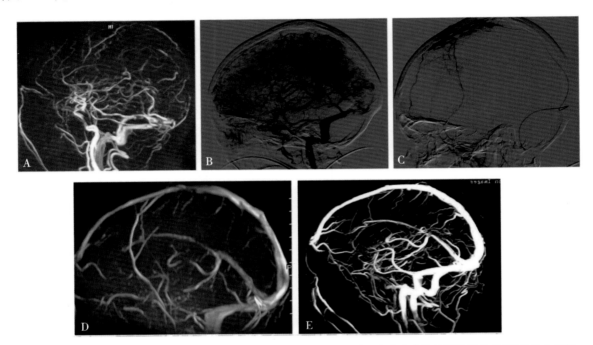

A. MRV 显示 CVST;B. DSA 显示治疗前上矢状窦和直窦没有再通;C. 在上矢状窦中放置微导管;D. MRV 显示上矢状窦和直窦在溶栓治疗后,出院时已重新通畅;E. 6 个月的随访 MRV 显示静脉窦通畅。

图 3-16　严重的 CVST 溶栓治疗前后和 6 个月随访时的影像

二、机械取栓

国内外静脉窦取栓的方法包括支架取栓、球囊取栓、抽吸导管抽栓、保护伞取栓等。机械取栓可以即刻恢复或者部分恢复主引流静脉通道血流,有利于溶栓药物作用于血栓,还可以结合静脉窦内接触溶栓,大大提高 CVST 的再通率。

1. 适应证　急性发病的 CVST;抗凝治疗开始后症状持续加重、溶栓治疗后出现新发症状性出血、入院时有意识障碍或严重颅内出血的 CVST 患者。

2. 方法　常规由股静脉插入 8F 短鞘或 8F 70 cm 长鞘,将 8F 导引导管放入患侧或相对残留通畅的颈内静脉内,8F 导引导管引入中间导管或抽吸导管,再经中间导管或抽吸导管将微导管在导引导丝的辅助下,根据病变的位置送至血栓远端,根据需要引入支架,球囊或保护伞取栓同时结合中间导管或抽吸导管抽吸,或者中间导管或抽吸导管抽吸取栓。取栓降低血栓负荷后,根据造影复查情况可将微导管留置窦内,每日经微导管内用微量注射器控制输入尿激酶 50～150 U。1 周后复查脑血管造影或 MRV 以了解治疗前后脑动静脉循环时间的变化及静脉窦影像学的变化,判断治疗效果(图 3-17)。

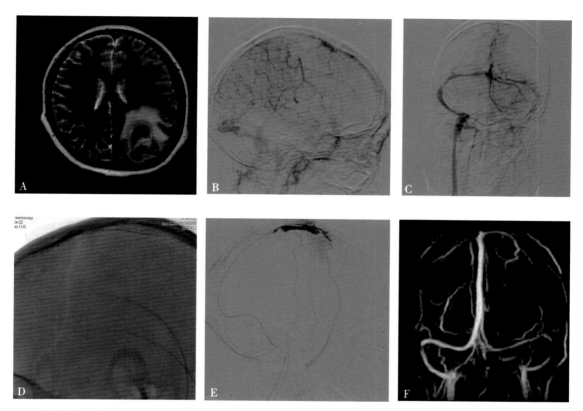

　　患者,女,22 岁,以"头痛、恶心、呕吐 10 d"为主诉入院。A.左侧枕顶叶出血性脑梗死;B、C 分别为侧位及正位脑血管造影静脉期示上矢状窦及左侧横窦血栓;D.给予支架取栓减容;E.上矢状窦微导管造影确认位置后置管溶栓 1 周;F.3 个月后复查 MRV 示上矢状窦及左侧横窦、乙状窦通畅。

图 3-17　CVT 患者机械取栓前、中、后的影像

三、支架成形术

　　血管内机械取栓治疗 CVST 并不总是成功的,部分急性 CVST 通过抗凝、机械取栓或溶栓仍无法再通,对于这些病例,可以考虑局部支架成形。

　　1. 适应证　CVST(特别是侧窦血栓),通过抗凝、机械取栓或溶栓仍无法再通;静脉窦狭窄较局限或其他方法治疗无效。

　　2. 方法　经股静脉或颈静脉置管,对于局部 CVST,先送入微导管到血栓以远,给予尿激酶溶解新鲜血栓,然后依据对静脉窦狭窄进行测量的结果,选择合适的自膨式支架;先用 4F 造影管将支撑导丝送入上矢状窦,撤管后再将支架沿导丝安放在病变处,如果支撑效果不理想,再使用扩张球囊进行扩张,达到结果满意为止。在安放支架之前,用微导管对狭窄两端进行压力测试是必要的。若狭窄两端压力的差值>20 mmHg,提示静脉窦狭窄已明显导致了静脉窦高压,此时需要消除狭窄以降低静脉窦内的压力,安放支架非常必要;若两端压力<15 mmHg,则考虑脑静脉回流已形成有效的侧支循环,此时安放支架也无重要意义(图3-18)。

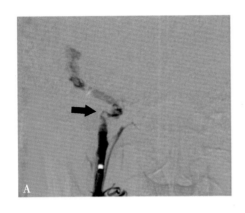
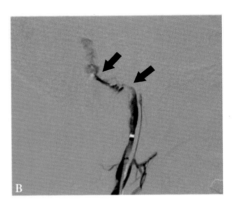
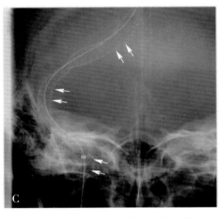
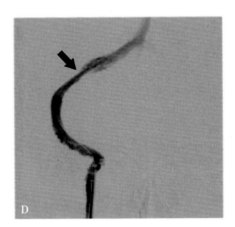

患者有深静脉血栓病史,入院前1周头痛、恶心、嗜睡、视力模糊等症状加重。全身抗凝治疗1 d后出现头痛加重,随后进行介入治疗。虽然通过导管抽吸和solitaire支架取栓实现再通,但右侧横窦的引流仍被位于右侧横窦和右颈静脉孔段的不规则狭窄(箭头所示)所限制(A和B);然后,在窦汇到右颈内静脉的上游(C和D)部署了一个Protégé 8 mm×150 mm的支架(箭头所示),以覆盖所有的狭窄,实现通畅引流。

图3-18　CVST介入治疗后狭窄的支架治疗影像

四、辅助治疗

(一)抗凝治疗

由于静脉内形成的血栓多为以红细胞为主的红血栓,所以在抗凝药的选择上以防止红细胞凝集为主。

1.肝素　血管内治疗的前3天,静脉内输入肝素100 mg/24 h;同时监测出凝血时间,使其延长时间控制在正常值的1倍左右;ACT值维持在130~180 s;活化部分凝血活酶时间(APTT)控制在

40 ~ 55 s。如果出现黏膜下或皮下出血迹象，迅速用与当时体内存留的肝素等值的鱼精蛋白静脉输入进行中和。

2. 华法林　从治疗后的第 3 天开始，按 3∶2∶1 的比例服药，即第 1 天口服 3 片(7.5 ~ 9.0 mg)，第 2 天口服 2 片(5 ~ 6 mg)，第 3 天及以后每日口服 1 片(2.5 ~ 3.0 mg)。同时密切监测凝血酶原时间(PT)和活动度(AT)，同样使该指标控制在正常值的 1 倍左右，即 AT 保持在 25% ~ 40% , PT 控制在 20 ~ 25 s。可根据检测的结果，调整服用华法林的药量。如果在治疗期间发生出血倾向，可立即用维生素 K_1 10 ~ 30 mg 静脉内注射，以中和华法林对凝血酶原激活的抑制作用。华法林的服药周期根据病因不同，维持 3 ~ 12 个月甚至 12 个月以上。

3. 新型口服抗凝药物　包括直接凝血酶抑制剂达比加群酯和因子Ⅹa 抑制剂利伐沙班、阿哌沙班、依度沙班等。治疗 CVT 的临床经验有限，多为一些个案报告或回顾性分析。2014 年的一项回顾性研究中，研究者分别使用利伐沙班(7 例)和华法林(9 例)治疗 CVT，平均观察 8 个月，结果显示利伐沙班组 7 例完全恢复，并伴不同程度血管再通，2 例出现轻微鼻出血；华法林组 8 例完全恢复，9 例不同程度血管再通，1 例出现月经增多。另一项回顾性研究的 18 例患者中，11 例口服达比加群酯，7 例口服华法林，其中有 4 例使用华法林的患者在治疗过程中转换为口服达比加群酯，最后共 15 例使用达比加群酯的患者。随访 19 个月后，80% 的患者血管再通，87% 临床预后良好。新近完成的应用达比加群酯治疗 CVST 的一项Ⅲ期临床试验 RE-SPECT CVST 研究结果显示，肝素抗凝治疗 5 ~ 15 d 后，分别续用达比加群酯和华法林 22 ~ 23 周，两组的血管再通率和出血风险差异无统计学意义。这表明因子Ⅹa 抑制剂可取得与华法林相近的治疗效果，出血风险类似，并有使用方便的优势。

(二)对症治疗

经常规腰椎穿刺测压，对颅内压较高的情况间断应用 20% 甘露醇 125 mL 多次静脉内注射。同时应用低分子右旋糖酐、曲克芦丁(维脑路通)等药物降低血液黏度和改善淤血后脑细胞的缺氧状态。可在临床情况好转之后停止对症处理。

(三)对合并颅内出血的脑静脉血栓形成的治疗

由于脑静脉淤血，静脉内压力升高，导致脑实质内出血性梗死或蛛网膜下腔出血。在这种情况下，按常规的观点考虑，止血会加重 CVT，而抗凝或溶栓等抗血栓治疗有可能促进脑出血的发展，似乎有束手无策之忧。我们的经验提示，在脑静脉发生出血性梗死时，脑静脉内的血栓是病情发展的根源，只有化解血栓，使静脉回流途径再通，降低脑静脉内的压力，才会抑制静脉破裂引发的出血。有研究曾对 56 例合并出血性梗死的 CVST 患者进行溶栓和有效抗凝，其效果理想，脑动静脉循环时间明显缩短，颅内压下降，临床症状改善，无一例因治疗而加重了出血倾向，但在治疗中必须严密监测凝血酶原时间和活动度，将其控制在稍高于正常值是安全的。

五、并发症的预防和处理

治疗中常见并发症为溶栓和抗凝后的颅内出血或其他脏器的出血。其原因主要有抗凝过度和溶栓操作不恰当。笔者曾遇 2 例在治疗中出现脑实质出血,经开颅清除血肿等对症治疗后痊愈,究其原因可能是溶栓中输入尿激酶的速度过快,在抗凝的条件下,血管渗透性增加,小的渗血最终融合成较大的血肿。虽然现有的抗凝和溶栓的方法相对比较安全,笔者仍然建议在抗凝治疗中应该严格监测出凝血指标,在溶栓中输入合理剂量纤溶药物时要均匀缓慢。同时注意尿常规的检测,若出现镜下血尿,则提示有早期的出血倾向,应尽快调整抗凝和溶栓药物的用量,保证治疗的安全进行。

(郭新宾　魏　森　管　生)

第六节　脑静脉血栓形成的血管内治疗现状、挑战和机遇

脑静脉血栓形成(CVT)主要发生于年轻人,其发生率略低于脑动脉瘤破裂。到目前为止,血管内治疗(EVT)尚未显示出对 CVT 的明显益处:最近一项研究其益处的随机试验因定义为"无效"而提前终止,而其他数据大多来自小规模的回顾性单中心研究,因此易产生偏倚。目前,明确可以从 EVT 中获益的 CVT 患者亚群仍具有挑战性。第一,相较于急性缺血性卒中,CVT 的患者年龄更小,传统的结果指标,如 mRS 评分,可能不再适用。第二,人们对 EVT 疗效的预后因素和预测因子的了解有限,因此,对于哪些患者应考虑 EVT 仍存在不确定性。第三,EVT 应该作为一线治疗还是补救治疗尚需要确定。第四,与急性缺血性卒中相反,CVT 部分再通足以改善症状,并且在 CVT 进行 EVT 手术时,对"技术成功"没有统一的定义。第五,目前的 EVT 介入器材是针对动脉开发的,并没有针对静脉进行优化。下文主要讨论我们尝试确定可以在 EVT 中获益的 CVT 患者时遇到的一些阻碍,并提出可能的解决方案。

一、脑静脉血栓形成的血管内治疗现状

现有的 CVT 患者中 EVT 的病例数据并不支持 EVT 作为 CVT 的常规治疗方式。CVT 的溶栓或抗凝(TO-ACT)随机对照试验在至少存在一种危险因素的 CVT 患者中,对比了 EVT+最佳药物治疗与单纯最佳药物治疗的不良结局,但该试验因"无效"而提前终止。很多报道 EVT 成功的 CVT 案例和小型的回顾性研究都缺乏对照组,具有发生偏倚的可能性。是否可以选择 EVT 作为 CVT 的治疗手段,需要明确:①是否存在 EVT 获益的患者亚群?②如果有,影像学征象可以帮医生识别此类患者吗?③医生如何最准确地评估 EVT 手术技术的成功?④对于 CVT 患者人群,选择哪些临床结局指标才是最相关且合适的?尽管急性缺血性卒中和 CVT 本质上是不同的疾病,但是 CVT 的 EVT 现状在某种程度上类似于 10 年前急性缺血性卒中中的 EVT 的情况,早期 EVT 试验并没有显示出明显益处,主要是因为选择纳入患者的标准不能确保入组患者可以从治疗中获益。

二、脑静脉血栓形成的血管内治疗挑战

(一)如何选择一个合适的临床结局

CVT 的临床结局通常相对良好(即与其他神经血管急症如急性缺血性卒中或脑动脉瘤破裂相比,致残率较低),典型病例见图 3-19。CVT 的临床结局通常使用 mRS 评分来描述,也是已知 CVT EVT 研究中最常见的结局报告。另一方面,在一项大型前瞻性队列研究中,22% 的 CVT 患者在 6 个月时还未完全康复,14% 的患者临床结局不佳(mRS 评分>2 分)。一些评估长期后遗症的研究发现,CVT 患者通常会出现后遗症,如慢性头痛和认知障碍性疾病。然而,鉴于患者比较年轻,急性缺血性卒中的"良好结果"的定义在 CVT 患者时应谨慎应用。例如,一名年轻女性在 CVT 后 6 个月时 mRS 评分为 1 分,肢体功能可能是完好的,但慢性头痛和主观认知障碍仍可能对其生活产生实质性负面影响,甚至影响其重返工作岗位。使用替代 mRS 标准(mRS 评分为 0 ~ 1 分,恢复至基线 mRS 评分,相较基线的改变)、更精确的认知结果评分[如蒙特利尔认知评估量表(MoCA)]、患者自报结局[如欧洲五维生活质量量表(EQ-5D)]甚至经济结局指标(医疗保健成本、缺勤天数),可能会使 CVT 患者的结局报告更有意义。自然所有这些结局指标都有其优缺点,使用这些结局指标的试验是否具有实践性意义尚不确定。

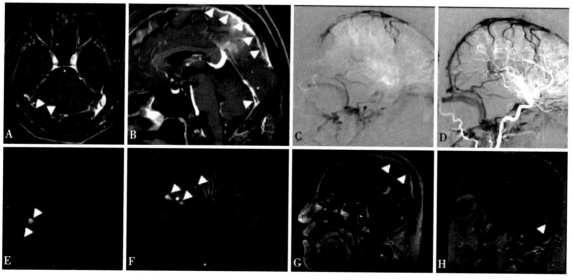

患者,35 岁,主诉"头痛"。右侧脑神经Ⅵ型麻痹[美国国立卫生研究院卒中量表(NIHSS)评分 1 分],MRI 增强扫描示右侧横窦广泛血栓形成(A 箭头所示)、乙状窦及颈内静脉血栓、上矢状窦血栓、直窦血栓(B,箭头所示),影像学未见梗死及出血。患者接受肝素治疗并口服抗凝剂治疗。第 4 天,患者头痛加重,MRI 未见新生血栓,决定继续 EVT(EVT 前血管造影,如 C 所示)。经右侧桡动脉和右侧颈内静脉建立动脉通路。采用 6 mm×30 mm 支架回收器和 CAT 7 抽吸导管(联合入路)多次取栓,以减少右侧横窦、乙状窦、上矢状窦和直窦的血栓负担。所有存在血栓的静脉窦部再通后(EVT 后血管造影,如 D 所示),患者被转移到卒中病房。第 5 天(EVT 后 24 h)DWI 显示右半球有几处小梗死灶(E 和 F 箭头所示),上矢状窦部分再通(G 箭头所示),右侧横窦和其余静脉窦有少量残余充盈缺损(H 箭头所示)。患者症状在 EVT 后 24 h 内几乎完全消除(NIHSS 评分 0 分),残留轻度头痛,无须药物治疗。术后第 7 天出院,出院几周后恢复工作。

图 3-19 一例右侧脑神经Ⅵ型麻痹患者的 CVST 介入治疗影像

（二）如何筛选适合血管内治疗的患者

决定 EVT 作为 CVT 治疗时的主要问题之一是准确识别可能从 EVT 获益的患者。下面举 2 个案例。第一个案例尽管立即使用肝素抗凝，病情还是恶化，但是进行 EVT 后获得了良好的临床结果。第二个案例尽管有相似的高血栓负荷，但使用了肝素和口服维生素 K 拮抗剂，病情得到好转。ISCVT 研究是一项大型前瞻性队列研究（$n=624$），其中年龄>27 岁、男性、昏迷、精神状态障碍、基线影像学出血性改变、脑深静脉血栓形成、中枢神经系统感染和恶性肿瘤被定义为预后不良的独立危险因素，大部分在随后的确认研究中得到确认，并纳入拟定风险评分中。此外，在新型冠状病毒感染大流行期间发表的初步小型研究表明，疫苗诱导的 CVT 患者最终出现不良结局的风险较高，且通常对药物治疗不敏感。表明该类患者 EVT 可能获益，然而尚不清楚这些因素是否也可以影响 EVT 的治疗效果，这将是是否选择 EVT 的关键。另外一个关于筛选患者的问题是，大部分基于人群的研究只报道了 CVT 的总体结局，很少按闭塞位置进行分层。目前，只有较大血管（上矢状窦、横窦、乙状窦和直窦）中的血栓可以安全进入并使用血管内工具进行再通。假设较大血管的血栓具有更高的不良结果风险，我们可以得出以下结论：EVT（可进入闭塞部位）可能是不良结局高风险患者的最佳治疗方式。ISCVT 研究表明，脑深静脉血栓形成是预后不良的预测因素，但并未单独报道可接受 EVT 与 EVT 无法触及的闭塞部位的预后。

与患者筛选密切相关的问题是如何对患有 CVT 的患者进行最佳成像。CVT 的影像应当回答两个问题，才能对 EVT 决策具有指导意义。①是否存在适合于 EVT 的血管闭塞？②是否有组织存在可以被 EVT 挽救的出血或水肿风险？虽然第一个问题可以通过 CTV/MRV（CVT 是 EVT 研究中主要使用的成像方式）得到可靠的答案，但是关于 CVT 脑实质的最佳影像学方式，尤其是用于评估脑实质损伤和预后不良的风险，缺乏数据进行论证。几个小型的研究已经发现了与不良临床结果相关的影像学特征，如出血性改变、脑血流量及脑血容量的减少。然而，我们从急性缺血性卒中影像中了解到的"梗死核心"阈值和缺血半暗带灌注图并不适用于静脉性梗死。一些作者描述了"静脉性充血"复杂影像，他们将其宽泛地定义为与不良结局相关的"颅内出血、血肿或水肿结果"。使用磁敏感加权成像（SWI）和定量易感图（QSM）可以以更标准化、定量的方式评估静脉充血，但这目前仅在学术研究的背景下进行，尚未进入常规临床实践。不同于常规直觉的是，弥散受限被认为是诊断急性缺血性卒中"梗死核心"的金标准，但通常在随访影像中消散，因此不能作为 CVT 不可逆组织损伤的可靠标准。重要的是，即使影像学结果表明当前最佳药物治疗预后不良，但不一定可以用作 EVT 的选择标准，因为它们无法预测 EVT 治疗效果。只有一项研究明确研究了 EVT 效果的预测因素，其中富含脱氧血红蛋白的血栓与 EVT 后完全再通率增加相关。

由于 CVT 的临床表现高度可变且随时间波动，并且尚未建立 CVT 的专用症状严重度评分（类似于急性缺血性卒中的 NIHSS 评分），因此影像在患者治疗选择和预后评估方面的作用可能比急性缺血性卒中更大。但是影像学征象只能基于明确诊断的影像结果加以利用，尚未在大规模研究中用以确定目前最佳临床治疗的、结局不良的高风险患者，以及可能从 EVT 中获益的患者。

表 3-3 提供了一个已被证明与 CVT 不良预后相关的影像诊断的概述，可作为一个大规模影像学研究的起点。

表3-3　CVT 预后不良的影像学特征

影像学特征		诠释	预后
血栓相关影像学表现	深静脉血栓	1 处或多处深静脉血栓	死亡或生活不能自理的独立危险因素(16 个月随访)
	血栓 DWI 呈高信号	基线 DWI-MRI 血栓高信号	DWI 显示高信号的血栓患者在 2~3 个月抗凝治疗后完全再通少见
脑实质影像学表现	低脑血容量(CBV)和低脑血流量(CBF),平均通过时间(MTT)相对延长	CT 灌注成像上病灶区 CBV 和 CBF 相对减低和 MTT 相对延长(对比正常脑组织)	CBV > 75.5% 、CBF > 60.5% 、MTT < 148.5% 的 CVT 患者 30 d 随访的临床预后更好
	颅内出血	任何出血征象(脑实质、蛛网膜下腔出血)	死亡或生活不能自理的独立危险因素(16 个月随访)
	静脉充血	抗凝治疗后临床症状仍旧恶化或 CT/MRI 表现为颅内出血或水肿	对符合静脉充血标准的患者,标准抗凝治疗是不够的,通常需要进一步治疗

图 3-20 所示为一例预后良好的 CVST 患者的影像。

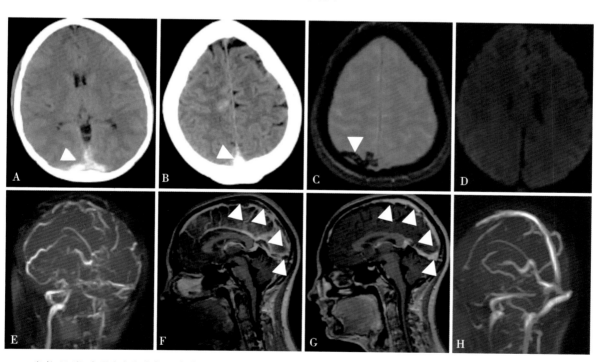

患者,43 岁,表现为突发头痛、左侧偏瘫和视力模糊(NIHSS 评分 8 分)。CT 平扫显示上矢状窦、横窦高密度(A、B 箭头所示),随后进行 MRI 检查,在存在血栓的静脉窦和右顶叶的皮质静脉(C 箭头所示)中发现磁敏感性伪影,但未发现皮质静脉和髓静脉扩张。DWI(D)未发现梗死。TOF-MRV(E)和 MRI 增强扫描(F)证实上矢状窦和横窦广泛血栓形成(F 箭头所示),开始肝素治疗,随后口服维生素 K 拮抗剂抗凝治疗。患者的症状几乎完全消除(24 h NIHSS 评分 1 分)。随访的 MRI 增强扫描(G)和 TOF-MRV(H)显示闭塞的静脉窦血管完全再通(G 箭头所示)。

图 3-20　一例预后良好的 CVST 患者的影像

（三）脑静脉血栓形成的血管内治疗的时机和"技术成功"的定义

在使用当前结局定义时，大多数 CVT 患者的情况相对较好，所以在临床恶化的患者中使用 EVT 作为"挽救治疗"可能是合理的，而不是作为一线治疗策略。在检索出的 42 项 EVT 研究中，仅 8 项纳入了首选 EVT 的 CVT 患者。然而，血栓成分随时间变化，随着血栓成熟，其对纤维蛋白溶解药物的耐药性增加，EVT 成功的机会可能降低，特别是在局部静脉溶栓治疗的情况下，因此补救治疗的 EVT 获益可能降低。事实上，与急性缺血性卒中不同，医生通常不能确定血栓在诊断前已经存在多长时间，这增加了 EVT 时机的不确定性。通常认为第一个症状（多数为头痛）标志着血栓形成的起点，但没有可靠的数据论证这一情况的真实性。

目前，人们还不清楚如何定义 EVT "技术成功"。与急性缺血性卒中相反，血管再灌注与临床结果之间有密切的关系，CVT 可能不需要完全再灌注，减少血栓负荷可能足以激活自身纤溶系统溶解残余血栓并获得良好结果。因此，只要最终的造影影像没有显示明显的静脉引流延迟，即使需要在原位留下更大的血栓体积，也是合理的，它强调避免并发症的发生。

大多数 EVT 研究使用三分法（完全、部分或无再通）评估，但都未提供按再通状态分层的临床结局。迄今为止进行的唯一一项 CVT 的溶栓或抗凝（TO-ACT）随机对照试验报道了 6~12 个月时的完全再通率（但未评估术后即刻的再通情况），这可能是 EVT 成功的更直接和更有意义的指标。

（四）血管内治疗所用工具的问题

典型的抽吸导管具有 2~3 mm 的直径，并且最大的可用支架回收装置的直径为 6 mm，而枕骨区上矢状窦的平均直径为 10 mm。因此，使用现有抽吸导管和支架回收装置无法完全清除血栓。Fogarty 导管系统在理论上足够大，可以完全清除血栓，但其硬度使其无法用于较小的静脉窦和更远端的血管。理论上，直径为 7 mm 或更大的大口径抽吸导管几乎可以完全清除血栓，但此类导管目前不可用（图 3-21）。在 42 项确定的研究中，30 项联合应用局部静脉溶栓（最常见的静脉内尿激酶）和机械血栓减积或浸渍，8 项使用局部静脉溶栓，2 项专门使用机械血栓减积，2 项未详细说明其 EVT 技术；现有证据不足以确定最佳 EVT 方法。由于 EVT 可作为 CVT 常规治疗的证据不足，所以人们没有做出太多努力来优化用于静脉 EVT 的工具，因此使用当前器械的结果可能与专用静脉 EVT 工具的理想情况不同，这一事实使问题进一步复杂化。此外，大的蛛网膜颗粒、解剖结构变异，如永存枕窦或局灶性硬脑膜缺损伴脑疝进入静脉窦可能导致无法接近血栓并影响 EVT 的成功。

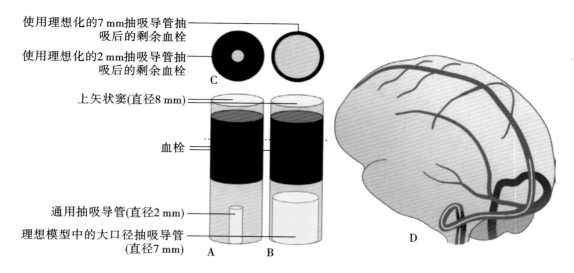

使用理想化的7 mm抽吸导管抽吸后的剩余血栓

使用理想化的2 mm抽吸导管抽吸后的剩余血栓

上矢状窦(直径8 mm)

血栓

通用抽吸导管(直径2 mm)

理想模型中的大口径抽吸导管(直径7 mm)

A.上矢状窦(直径为 8 mm,蓝色)血栓(暗红色)和典型的 2 mm 抽吸导管,目前常用于 CVT EVT;B.同种情况下的一个理想模型,直径为 7 mm 的大口径抽吸导管(目前不可用);C.A 和 B 的沿虚线水平的横断面图,说明了分别使用两种抽吸导管进行一次抽吸后的残余血栓,而一个传统的 2 mm 抽吸导管只能在导管内形成一个小通道血栓(如 C 左侧图所示),大口径抽吸导管只会留下极少的壁内残余血栓(如 C 右侧图所示);D.常规抽吸导管,如黄色线所示。

图 3-21　理想的脑静脉抽吸导管血管内治疗

三、脑静脉血栓形成的血管内治疗机遇

确定是否存在可从 EVT 获益的 CVT 患者具有挑战性,至少根据目前使用的结局指标,CVT 后的结局被认为总体良好。人们对适用于 EVT 的闭塞患者的预后了解不多,特别是临床表现差异性很大,尚未建立 EVT 的标准化影像学选择标准,并且可用的 EVT 工具是设计用于动脉闭塞的,未针对脑静脉系统进行优化。

系统和"公平"评价 CVT EVT 所需的步骤:①鉴别预测不良预后并与 EVT 效果相关的影像学表现,以及用作 EVT 的影像学选择标准;②在大样本量数据中验证这些标准;③关于 EVT"技术成功"和有意义的临床结局指标的定义达成共识;④开发适合脑静脉解剖结构的 EVT 工具。可能有人认为,神经血管界应将研究重点放在更常见的疾病上。同样,市场规模也不足以让器械制造商开发 CVT 专用 EVT 工具。然而,CVT 的发生率与破裂的脑动脉瘤相似,许多大型前瞻性队列研究及几项随机试验对这种疾病进行了广泛研究,并且已经开发了用于血管内动脉瘤治疗的整套器械。CVT 患者多为年轻人,多为孕妇或刚生完孩子的年轻母亲,为了这些患者及其家属,有必要深入研究 EVT 是否有助于改善她们的临床结局,并应优先创建足够大的数据库和框架,以能够回答这些问题。

（安梦思　郭新宾　管　生　魏　森）

第七节　重症脑静脉窦血栓形成及其预后因素

　　脑静脉窦血栓形成(CVST)是一种特殊类型的脑血管疾病,其病因及诱发因素复杂、临床表现各异,易被误诊或漏诊。大多数 CVST 患者预后良好,然而,至少 50% 的重症 CVST 患者死亡或存在严重残疾。重症 CVST 定义为:①可归因于浅静脉系统血栓形成的上皮质病变,伴有或不伴有静脉窦受累;②有临床(意识下降和瞳孔扩大)或经脑膜疝的放射学症状;③经肝素治疗后病情恶化。抗凝治疗作为首选方案,血管内治疗作为抗凝治疗无效的患者的替代方法。

一、病理生理机制

　　重症 CVST 以梗死和(或)出血、癫痫发作或意识障碍为特征,往往临床表现严重,预后差。关于重症 CVST 的病理机制研究较少。炎症是免疫系统维持机体稳态的基本反应,近两年炎症被认为可能是重症 CVST 的重要机制。免疫细胞迁移到中枢神经系统后,通过免疫介质与中枢神经系统驻留细胞相互作用,引发炎症反应。重症 CVST 中,炎症细胞的激活和炎症介质的释放引发脑损伤。小胶质细胞的细胞内炎症途径被激活,诱导多种细胞因子和趋化因子释放。此外,血栓形成后,脑血流中断,中性粒细胞黏附在血管壁,释放炎症介质,诱发一系列脑损伤,包括血脑屏障破坏、脑水肿和脑静脉性梗死。其中,血脑屏障破坏被认为是脑静脉性梗死炎症反应的初始损伤,Rashad 等人在重症 CVST 大鼠的炎症变化之前观察到了血脑屏障破坏。血液成分和炎症因子等通过受损的血脑屏障渗出,导致神经元损伤和神经炎症。

　　重症 CVST 后,内质网氧化应激迅速激活小胶质细胞,介导炎症级联反应,促进神经元程序性死亡。Rashad 等人在重症 CVST 后 1 d 就观察到上矢状窦中广泛的小胶质细胞浸润,脑静脉性梗死第 3 天,小胶质细胞浸润达到峰值,并延伸至蛛网膜下腔和梗死皮质。此外,小胶质细胞呈现促炎表型,由正常分支转变成阿米巴样形态。活化的小胶质细胞产生白介素(IL)、肿瘤坏死因子(TNF)、趋化因子和其他参与炎症调节的炎症介质;此外,它们还产生细胞毒性物质,如活性氧,加重脑组织损伤。小胶质细胞活化可能显著参与重症 CVST 的病理生理学。然而其具体作用及 M1、M2 的表型演化尚不清楚。

　　星形胶质细胞也参与重症 CVST 后的脑损伤,星形胶质细胞浸润在脑组织中加重脑静脉性梗死或弥漫性脑水肿。重症 CVST 后,促炎表型的星形胶质细胞经典补体级联反应和促进炎症因子的表达被激活,后与 M1 小胶质细胞相互作用,共同参与神经元和血脑屏障的损害。M1 小胶质细胞通过分泌 IL-1 和 TNF-α 等因子激活星形胶质细胞,引发并放大炎症反应。在重症 CVST 大鼠造模的第 3 天,脑静脉性梗死的缺血半暗带区域中星形胶质细胞被募集并特异性高表达胶质纤维酸性蛋白,这与小胶质细胞的变化是一致的。

嗜酸性粒细胞和中性粒细胞在重症 CVST 后显著升高。重症 CVST 后的脑含水量增加和血脑屏障通透性破坏可能取决于白细胞-内皮细胞黏附。中性粒细胞释放溶菌酶和炎症介质来加剧中枢神经系统损伤。此外,中性粒细胞可产生中性粒细胞胞外陷阱(由组蛋白和抗菌蛋白组成的 DNA 纤维网状结构),导致重症 CVST 恶化。

IL-1β 和 IL-18 在重症 CVST 中升高。IL-1β 是重症 CVST 后脑损伤中关键的炎症因子,其通过多种机制促进静脉血栓形成,包括白细胞募集,致血栓微粒的远程信号传导和血小板整合素活化。IL-1β 和 IL-18 是小胶质细胞和炎症小体激活的指标,急/亚急性 CVST 大鼠模型中的脑静脉性梗死病灶内 IL-1β 和 IL-18 表达显著升高,提示小胶质细胞在重症 CVST 中的炎症作用。IL-6 可以通过多种炎症信号通路介导凝血级联反应来加剧重症 CVST 后脑损伤。一项针对重症 CVST 动物模型的探索性研究报道,与假手术组相比,重症 CVST 组 IL-6 水平显著增加,抑制 IL-6 后,脑静脉性梗死体积显著减少。重要的是,重症 CVST 患者血清中 IL-6 和超敏 C 反应蛋白(hs-CRP)/ C 反应蛋白(CRP)水平明显高于健康对照组,且 IL-6 和 hs-CRP 可以评估 CVST 的严重程度和远期预后。TNF-α 是参与凝血的促炎因子,可以调节血栓形成蛋白,激活补体,刺激内皮细胞和巨噬细胞产生组织因子,最终促进凝血。TNF-α 主要由中枢神经系统中的小胶质细胞产生,在重症 CVST 大鼠模型的脑静脉性梗死区域中,TNF-α 表达增加。值得注意的是,重组人可溶性血栓调节蛋白可显著降低 TNF-α 表达,并通过抑制促炎因子进而降低重症 CVST 后脑损伤。基质金属蛋白酶是一类锌依赖性内肽酶,广泛参与中枢神经系统疾病。活化的小胶质细胞、中性粒细胞和内皮细胞可产生基质金属蛋白酶,基质金属蛋白酶-9 除直接水解脑血管基底膜和紧密连接蛋白之外,还可作为信号分子,激活炎症相关信号通路,进一步损害血脑屏障。除了动物模型,一项针对 CVST 患者的多中心前瞻性队列研究的结果显示,脑实质损伤的 CVST 患者的基质金属蛋白酶-9 基线水平高于健康对照组,基质金属蛋白酶-9 水平与持续的脑静脉闭塞有关。

此外,多种炎症因子通过激活炎症通路,促使下游炎症介质的释放,进一步加重炎症反应。经典的炎症信号通路包括 Toll 样受体(TLR)、核因子 κB(NF-κB)、促分裂原活化的蛋白激酶(MAPK)信号通路。这些通路与卒中密切相关,并参与神经元损伤和神经元凋亡。通过注射这些信号通路的抑制剂或敲除相应的基因,可以减少脑梗死体积并保护神经功能。丁瑞等人报道了急性重症 CVST 后小胶质细胞衍生的 NLRP3 炎症小体的激活导致神经元死亡,这可能是 CVST 后神经元损伤的新机制。重要的是,抑制 NLRP3 可以显著下调炎症介质,从而改善神经系统结局。

二、治疗与预后

目前针对重症 CVST 患者的治疗尚缺乏指南性文件。肝素是目前 CVST 的一线治疗药物。多项临床试验和病例报告的结果证实了常规或低分子量肝素、新型口型抗凝药治疗 CVST 的安全性和有效性。然而,尽管肝素作为 CVST 治疗首选,但 ISCVT 研究确实表明,即使在抗凝治疗后,仍有 50% 的患者预后较差(mRS 评分≥3 分)。值得注意的是,即使全身抗凝为一线基础治疗,但在面临抗凝治疗无效的急重型 CVST 时,常常需要考虑血管内治疗如静脉窦内溶栓和/或机械取栓治疗,通过局部应用溶栓药物、机械取栓或联合来实现静脉窦的快速再通。目前关于是否应将血管内治疗应用于重症 CVST 还存在争议。有证据表明,静脉窦内溶栓和/或机械取栓治疗在实现重症 CVST 的快速再通方面相对安全,可有效缓解重症 CVST 患者的神经功能缺损。Nepal 等人纳入 33 项研究,包括 610 名接受血管内治疗的 CVST 患者,85% 的患者神经功能结局良好,62% 完全再通,37% 不完全再通,4% 有新的血肿或血肿扩大,5% 死亡,3% 存在导管相关并发症,尽管患者个体存在差异,但结果表明血管内治疗是有效的。然而,TO-ACT 试验显示,与标准的抗凝治疗相比,血管内治疗似乎并没有改善 CVST 患者的功能结局。现有证据不支持对 CVST 患者常规使用血管内治疗。欧洲卒中组织指南未提供关于血管内治疗的推荐,而美国心脏协会指南建议仅对抗凝治疗后病情恶化的患者考虑血管内治疗。Theaudin 等人报道了 12 名重症 CVST 患者,4 名未接受去骨瓣减压手术的患者在诊断后 1~5 d 内死亡,其他患者均接受减压手术治疗。1 名神经功能得到改善的患者在第 9 天因肺栓塞而死亡,其他 7 名患者幸存下来。在 6 个月的随访时,mRS 评分中位数为 3 分(2 名患者 mRS 评分为 1 分;1 名患者 mRS 评分为 2 分;3 名患者 mRS 评分为 3 分;1 名患者 mRS 评分为 5 分),显示去骨瓣减压手术可能会使重症 CVST 患者获益。

炎症在重症 CVST 患者血脑屏障破坏、脑水肿和脑静脉性梗死中发挥重要作用,临床前研究也证明了抗炎治疗能有效缓解重症 CVST 后的脑损伤。Nagai 等人使用 CD18 单克隆抗体或抗中性粒细胞血清抑制重症 CVST 小鼠模型的中性粒细胞浸润,结果显示 CVST 诱导的脑水肿和血脑屏障功能障碍显著减少。重组人可溶性血栓调节蛋白或甘草甜素可抑制高速泳动族蛋白 B1(HMGB1)的细胞外转运及下游炎症因子和氧化应激产物的表达,从而对重症 CVST 脑损伤具有神经保护作用。目前对于一些合并白塞病、系统性红斑狼疮、抗磷脂综合征或干燥综合征相关的免疫炎性 CVST 患者,建议进行类固醇治疗。类固醇具有广泛的抗炎作用,并能减少血管源性水肿,然而不推荐类固醇治疗用于非炎症性 CVST。宁军等人发现糖皮质激素脉冲治疗联合抗凝治疗可有效改善急性/亚急性重症 CVST 患者的预后。这些发现证明了抗炎治疗对急性/亚急性重症 CVST 的潜在改善作用;然而,在抗炎治疗应用于临床实践之前,还需要进一步的研究。

重症 CVST 预后不良,至少 50% 的重症 CVST 患者死亡或存在严重残疾。活动性癌症、年龄、黑种人、发病时精神脑病或昏迷、血红蛋白下降、发病时 NIHSS 评分较高、药物滥用是预测 CVST 患者不良结果的因素。尽管 80% 的 CVST 患者治疗后达到功能独立,但大约 75% 的患者有残留症状,如头痛、癫痫、运动障碍及认知障碍,这些会影响患者的生活质量。在一项纳入 59 名患者的前瞻性研究中,大约 1/3 的患者在神经心理学测试中认知表现不佳,只有 29% 的患者能够恢复工作。重症 CVST 患者早期死亡通常是由占位性病变或弥漫性脑水肿引起。尽管 80% 的患者在没有功能障碍的情况下康复,但是许多人确实存在头痛、疲劳和注意力不集中等慢性症状。Lindgren 等人纳入 62 名 CVST 患者并对发病后 1 年以上的幸存者进行临床随访,发现 81.6% 的 CVST 患者存在残留症状,最常见的问题是记忆或注意力障碍(61.3%)、头痛≥1 次/周(35.5%)、慢性疲劳(37.1%)、精神疾病(35.5%)、癫痫(14.5%)、视力障碍(16.1%)、语言障碍(25.8%)、运动障碍(16.1%)和疼痛(6.5%)。吉康祥等人纳入了 325 名 CVST 患者,在最后一次随访时(中位数 13 个月),发现 43 名患者残留严重的头痛。de Bruijn 等人研究了 57 名 CVST 患者治疗后 1 年或更长时间的认知功能和健康情况,8 名患者死亡,2 名患者拒绝参与,在剩下的 47 名患者中,16 名有认知障碍,3 名有神经功能障碍,19 名不能重返原来的工作岗位。Bender 等人纳入了 10 名符合标准的重症 CVST 患者,患者年龄的中位数是 35 岁,重症监护病房(ICU)治疗的时间中位数为 23.5 d,插管的时间中位数为

21.5 d,结果显示重症 CVST 有 50% 的死亡率,所有的死亡都发生在 ICU 治疗初期,4 名患者死因是小脑幕疝,1 名患者死因是胃肠道出血合并败血症。尽管大多数 CVST 幸存者恢复了功能独立性,但在 CVST 后结局明显良好的患者的长期随访中,头痛、疲劳和抑郁等残留症状影响了患者的生活质量。

三、预后因素与评价

在重症 CVST 患者中,血栓仍可能继续进展,导致缺血性和出血性卒中、脑水肿、占位效应,抗凝治疗后患者仍可能死亡或存在严重残疾。在疾病早期,根据重症 CVST 患者预后不良的因素,准确地对高风险 CVST 患者早期识别、早期干预具有重要意义。入院时的精神状态改变和脑出血已被证实是死亡和残疾的重要的预测因素。一项包含 59 例 CVST 患者的前瞻性病例系列研究显示,入院时昏迷和脑出血与不良结局显著相关,OR 分别是 95.95 和 95.1。同样,一项纳入了 812 名 CVST 患者的前瞻性国际多中心研究发现,出血性梗死患者更可能出现低 GCS 评分(<9 分);同时在其 Cox 回归模型中报道了 GCS 评分为 9 分或更低及精神状态障碍是 CVST 患者死亡的最强独立预测因素。此外,年龄较大、男性也被报道是预后不良的高危因素。Ferro 等针对 624 名 CVST 成年患者的前瞻性研究揭示了年龄大于 37 岁($HR=2.0$)、男性($HR=1.6$)为患者死亡和预后不良的因素。另外入院时的高血糖、脱水、贫血、血栓进展、局灶性功能障碍、血液系统疾病和癌症作为危险因素,往往预示着预后不良。Zuurbier 等人纳入了 308 名 CVST 患者,66 例患者有高血糖症,8 例患者有严重高血糖症,就诊时昏迷($P<0.001$)和脑出血($P=0.002$)在入院高血糖患者中更常见。入院高血糖患者的 mRS 评分为 3~6 分($OR=3.10$)与死亡率($OR=4.13$)呈正相关。刘凯等人对 238 名 CVST 患者进行回顾性研究,其中 73 名患者被诊断为贫血,贫血患者的 mRS 评分 3~6 分($OR=3.62$,$P=0.006$)与死亡($OR=5.46$,$P=0.002$)的风险更高。亚组分析显示,严重贫血与 mRS 评分 3~6 分($OR=8.80$,$P=0.005$)、死亡率($OR=9.82$,$P=0.010$)独立相关。同样,该课题组纳入 220 名 CVST 患者,其中 85 名患者表现为脱水,脱水患者出院时 mRS 评分 3~6 分的风险较高($OR=3.629$,$P=0.004$),进一步多因素 Cox 回归分析表明,脱水与较高的死亡率相关($HR=2.301$,$P=0.043$)。Breteau 等人评估 4 年内连续收治的 55 名 CVST 患者的临床结果发现,在诊断时存在神经功能缺损($P=0.03$)、存在癌症或恶性血液病($P=0.038$)是 3 年后预后不良(mRS 评分≥3 分)或死亡的独立预测因素。一项大型研究发现 CVST 死亡率与中枢神经系统感染之间存在关联。Haghighi 等人发现化脓性 CVST 组的死亡率略高于非化脓性 CVST 组(4.55% 与 3.52%)。一项共纳入 243 名首次诊断为 CVST 的患者的回顾性研究结果显示,中枢神经系统感染与出院时不良结局呈正相关($P=0.023$)。虽然确切的病理生理机制尚不清楚,但感染可能会增加炎症,从而使疾病恶化。入院前感染可能使患者易发生更大的免疫抑制,从而间接促进血栓的传播。虽然在某些研究中没有发现血栓形成的部位与预后相关,但 ISCVT 研究发现皮质静脉($P=0.004$)、大脑深静脉($P<0.001$)和上矢状窦受累($P=0.023$)、颅后窝病变($P=0.004$)和脑实质病变,尤其是直径大于 5 cm 的病变($P<0.001$)是预后不良的因素。

早期识别重症 CVST 高危患者,能采取更积极的或挽救生命的干预措施。一项包含 78 名非化脓性 CVST 患者的回顾性研究显示,与预后不良相关的临床表现是昏睡或昏迷、双侧锥体束征、全面性癫痫发作、脑膜刺激征、CT 显示脑双侧病变及血性脑脊液,利用这些临床特征,提出了一个预后量表,预后良好的阳性预测值为 98%,预后不佳的阳性预测值为 96%。另一项回顾性研究对泰国 8 个神经中心接收的 194 名 CVST 患者的临床特征及预后进行了单变量分析和多变量分析,结果显示 TV-SPSS 是由基础恶性肿瘤、mRS 评分、出血性梗死和侧窦受累所决定,具有高敏感度(93%)和低特异度(33%)。Ferro 使用 ISCVT 研究中 624 名 CVST 患者信息,中位随访时间为 478 d,开发 Cox 比例风险回归模型来预测结局,从简化的 ISCVT 回归模型中生成了预后评分。在这个简化的模型中,保留的结果预测因素有以下 HR:恶性肿瘤为 4.53;脑深静脉系统参与血栓形成为 3.03;入院时昏迷为 4.19;入院时精神状态障碍为 2.18;男性为 1.60;入院时颅内出血为 1.42。该模型预测重症 CVST 患者预后的总体效率为 84.4%,合并样本的敏感度和特异度分别为 96.1% 和 13.6%,得出了 CVST 风险评分 ≥3 分为定义 CVST 预后良好和不良结果风险组的最佳分界点。Barboza 等人纳入了 1981—2015 年在两家三级转诊医院住院的 467 名 CVST 患者,通过双变量分析选择与 30 d 死亡率相关的因素,整合 Cox 比例危险模型,确定 CVST 分级量表由实质病变直径>6 cm(3 分)、双侧巴宾斯基征阳性(3 分)、男性(2 分)、实质出血(2 分)和意识水平(昏迷:3 分。木僵:2 分。嗜睡:1 分)组成。CVST 分级量表得分 0~2 分为轻度 CVST,得分 3~7 分为中度 CVST,得分 8~13 分为重症 CVST。CVST 分级量表对 30 d 死亡率的预测准确率为 91.6%,对 mRS 评分>2 分的预测准确率为 85.3%。轻度 CVST 意味着 1.1% 的死亡率($HR=0.1$,$P<0.001$),中度 CVST 表示 19.6% 的死亡率($HR=2.4$,$P=0.005$),重症 CVST 表示 61.4% 的死亡率($HR=12.4$,$P<0.001$)。与 CVST 风险评分相比,CVST 分级量表评分在预测 30 d 死亡率方面具有优势(HR:4.9 与 15.1)。最近,Klein 等人进行了一项国际多中心回顾性研究,纳入了 2015—2020 年的连续 1 025 名 CVST 患者,随访时间中位数为 375 d。多变量分析显示,以下因素与 90 d 随访时的不良结果有关:活动性癌症[$OR=11.20$,95% CI(4.62,27.14),$P<0.001$],年龄[$OR=1.02$,95% CI(1.00,1.04),$P=0.039$],黑种人[$OR=2.17$,95% CI(1.10,4.27),$P=0.025$],发病时精神脑病或昏迷[$OR=2.71$,95% CI(1.39,5.30),$P=0.004$],血红蛋白下降[$OR=1.16$,95% CI(1.03,1.31),$P=0.014$],发病时 NIHSS 评分较高[$OR=1.07$,95% CI(1.02,1.11),$P=0.002$],以及药物滥用[$OR=2.34$,95% CI(1.16~4.71),$P=0.017$]。IN-REvASC 评分中,颅内出血得 1 分;血红蛋白低于 12.0 mg/dL、肌酐高于 1.0 mg/dL 得 2 分;黑种人和年龄大于 50 岁得 3 分;出现脑病或昏迷和药物滥用的情况得 4 分;NIHSS 1~10 分得 2 分,11~20 得 4 分,21~30 分得 6 分,大于 30 分得 8 分;活动性癌症得 10 分。研究发现 IN-REvASC 评分在预测 90 d 随访的不良结局方面优 CVST 风险评分。

重症 CVST 患者的结局比非急重症 CVST 患者的临床结局更差,超过一半的患者死亡或严重残疾。由于 CVST 发病形式多样、临床表现各异,极易被误诊或漏诊,易发展为重症 CVST,同时发病机制尚需进一步研究,现有的治疗和评价方法尚缺乏统一标准,导致病死率和病残率均较高,故提高对重症 CVST 的认识,做到早期诊断、早期治疗对改善临床预后有重要意义,但如何有效识别高危患者,如何更有效地改善重症 CVST 患者预后,还需要系统的研究。

(周一帆 周 陈)

第八节　脑静脉和静脉窦血栓形成治疗后残余症状及管理

尽管随着临床诊断技术的改进和治疗手段的进步,脑静脉和静脉窦血栓形成的死亡率已有显著下降,但重症脑静脉窦血栓形成(CVST)的死亡率仍高达34.2%,且多数患者长期存在不同程度的残余症状,如频繁头痛、视力损害、认知障碍、焦虑抑郁等。CVST好发人群为中青年,平均发病年龄在39岁,正处于工作的黄金阶段,残余症状常常导致其生活质量受到负面影响,甚至无法继续胜任原先的工作。ISCVT研究表明,在随访结束时约有1/3患者遗留残疾。另一项前瞻性队列研究采用mRS评分、Barthel指数(BI)及卒中专用生存质量量表(SS-QOL),对56例CVST患者长期生活质量进行了准确和详细的评估,发现这些患者在精力、情绪、个性和社会角色领域得分较差。因此,尤其需要重视CVST患者院内治疗后残余症状的管理,进一步建立和完善规范化的评估体系,包括症状、疗效、预后的评估,从而指导最佳临床治疗决策的选择,改善患者的生活质量。

一、头痛

(一)发病率和病理机制

既往研究报道CVST后残余头痛的发生率为8%~55%。葡萄牙脑静脉血栓形成协作研究小组的一份报告显示,CVST后残留头痛和严重头痛的发生率分别为47%和8%。在ISCVT研究中,14%的CVST患者在随访结束时出现严重头痛。一项针对161名CVST患者的单中心队列研究中,20%的幸存者称仍然经常头痛。K. Koopman等发现残余头痛患者中,46%存在严重头痛(头痛冲击试验评分大于56分)。首都医科大学宣武医院的一项研究结果表明,28%的CVST幸存者经历频繁或严重的头痛。由于目前残余头痛的定义尚不明确,因此这些研究之间的发病率不便进行比较。

CVST的特征性病理改变是静脉窦血栓阻塞引起的颅内压增高。研究表明,残留的静脉窦阻塞、血栓后静脉窦狭窄或持续的颅内高压可能是导致残余头痛的原因,但具体病理机制仍有待进一步阐明。此外,并非所有残余头痛都是由CVST本身引起,部分可能与患者发病前原有的慢性头痛或新发头痛有关。为了进一步探讨这个问题,未来还需要进行更大样本量的研究。

(二)特点和鉴别

头痛是CVST最常见的临床表现,在部分患者中可以是唯一的症状,其中80.4%~84.0%是急性和亚急性,仅少数是慢性。一项回顾性研究深入分析了200例CVST的头痛特点,其中128例报道了头痛时间,72例报道了头痛的性质。在128例患者中,81例(63.28%)为急性(1~3 d),33例(25.78%)为亚急性(4~14 d),只有14例(10.94%)为慢性(14 d以上)。头痛的性质则是多种多样,具有很大的异质性。在 72 例患者中,12 例(12.67%)为搏动性头痛,27 例(37.50%)为带状头痛,7 例(9.72%)为雷击样头痛,26 例(36.11%)为其他类型头痛(如撞击样疼痛、炸裂样疼痛或针刺样疼痛)。头痛的部位可以是单侧局限性或全头部弥漫性,大部分与血栓形成的位置没有关联,唯一具有显著相关性的是乙状窦血栓与枕部疼痛,这可能与乙状窦壁的扩张有关。由此可见,CVST 并没有单一的、独特的头痛模式。相对较常见的情况是:由最初的亚急性、间断性头痛,几天后快速进展为持续性头痛,且大多数为单侧或局部。

当患者自述出现雷击样头痛时,需要高度警惕是否伴发急性凸面蛛网膜下腔出血(convexity subarachnoid hemorrhage,cSAH),cSAH 的特点是出血局限于大脑半球凸面脑沟而不累及邻近的脑实质、外侧裂、脑室或基底池。既往文献报道,CVST 伴发 cSAH 的发生率为 4.3% ~ 10.9%,可能的机制有以下几种:①静脉高压诱发桥静脉破裂出血进入蛛网膜下腔;②炎症反应增加了血管通透性,血液渗入蛛网膜下腔;③静脉出血性梗死带来的继发改变。

(三)危险因素

迄今为止,有关 CVST 治疗后残余头痛相关危险因素方面的研究并不多。首都医科大学宣武医院的一项大型单中心队列研究对 CVST 持续残余头痛的危险因素进行了调查,发现单纯颅内高压[$OR = 3.236$,$95\% \, CI(1.268, 8.256)$,$P = 0.014$]和血管未再通[$OR = 7.863$,$95\% \, CI(3.120, 19.812)$,$P < 0.001$]是严重头痛的独立危险因素。在国外的一些回顾性研究中,研究者评估了静脉窦再通与预后之间的相关性,发现未再通患者残余头痛的风险增加。然而也有与之相反的研究结果,来自墨西哥的一项分析中,Arauz 等则认为静脉窦是否再通与残余头痛并没有显著关联。临床实践中,部分患者即使血管没有再通也没有发生残余头痛,这可能是个体侧支循环的差异所致,可以在研究中进一步评估侧支循环情况。

CVST 在不同个体中临床和影像学表现的较大差异容易导致入院和诊断延迟,进而造成抗凝治疗的延迟。Ferro 等研究发现,CVST 患者抗凝延迟(>7 d)增加残余头痛的风险[$OR = 5.248$,$95\% \, CI (1.710, 16.105)$,$P = 0.004$]。此外,多因素回归分析发现既往头痛病史是残余头痛的独立危险因素[$OR = 11.98$,$95\% \, CI(2.451, 53.931)$,$P = 0.002$],但对于既往存在头痛的患者,残余头痛是否由 CVST 本身所致尚需进一步研究证实。来自首都医科大学宣武医院的另一项研究表明,延迟接受抗凝治疗虽然不会对长期功能结局产生不良影响,却显著增加了持续残留头痛的风险(整个队列:19.7% 与 35.4%,$P = 0.029$。单纯颅内高压亚组:16.0% 与 51.9%,$P = 0.007$)。因此,及时启动抗凝治疗对 CVST 患者远期生活质量的改善可能是有益的。

(四)评估和治疗

最近的一项横断面研究中,Bossoni 等人把 CVST 后持续头痛(post-cerebral venous thrombosis headache,PCH)定义为在结构化访谈前 3 个月内至少 3 次具有相同特征的头痛发作,采用结构化访谈对 PCH 的如下特征进行了评估:频率、持续时间、强度、部位、相关症状、使用镇痛药、可能的诱发因素、每月疼痛天数及缺勤天数。该项研究结果发现,超过半数(59%)的患者有 PCH,且不同于指向 CVST 诊断的头痛,PCH 通常符合原发性头痛的标准。此外,PCH 与抑郁、焦虑有一定的相关性。因此,对于既往存在头痛病史、抗凝治疗延迟和静脉窦未再通的 CVST 患者,要更加关注残余头痛,常规随访脑静脉系统成像,重新评估潜在原因。

在临床中,大多数 PCH 患者经过长期抗凝治疗后头痛症状会逐渐缓解。头痛程度较重者,在坚持口服抗凝治疗的同时可以适当服用非甾体抗炎药(如阿司匹林)进行对症镇痛治疗,但要注意的是需评估抗血小板作用的额外风险。另外,对于合并颅内高压症的患者,必要时可以腰椎穿刺评估脑脊液压力。

二、视力损害

(一)发病率和病理机制

大约 50% 的 CVST 患者存在颅内压升高的特征,大于 80% 的患者脑脊液开放压升高。颅内压增高引起的视力损害可以表现为视物模糊、视野缺损,严重者导致不可逆的视力下降和永久性失明,视神经盘水肿是典型早期病理生理改变。在 ISCVT 研究中,6.7% 的患者随访期间存在视觉障碍。VENOPORT 研究中,13% 的患者视力受损,1.4% 的患者失明。Christian 等人在一项研究中估计,CVST 视神经盘水肿的发生率高达 20% ~ 30%。因此,残余视力损害是 CVST 不容忽视的问题。Katy 等人设计了一项多中心回顾性研究,观察 CVST 视神经盘水肿的表现与进展,发现 54% 的患者在入院时即有视神经盘水肿,46% 的患者在病程后期出现,最终视力从正常到仅有光感不等,标准自动视野检查结果表明 40% 的患者残留视野缺损。

以往的研究表明颅内压升高和视力损害有明显的相关性。颅内压升高会导致视神经轴浆流停滞、神经纤维和视神经盘肿胀,压迫小静脉,继而导致静脉淤滞,出现液体渗漏、细胞外液和蛋白质积聚、视神经脱髓鞘等改变,最终导致视力丧失。首都医科大学宣武医院的一项研究认为,颅内压 ≥330 mmH$_2$O 可作为预测 CVST 视力损伤的临界值。此外,部分 CVST 视力受损还与静脉性梗死继发脑水肿使大脑后动脉受压,导致枕叶梗死有关。

(二)特点和鉴别

视觉障碍的发生可能与 CVST 的起病时间有关。Eliseeva 等人对 49 例 CVST 患者进行了回顾性病例研究,发现慢性起病的 CVST 患者(65.2%)视神经盘水肿或视神经萎缩发生率显著高于急性和亚急性起病的患者(4%)。视神经盘水肿不仅是视力受损的早期病理生理改变,还是最重要的体征之一。大多数情况下,视神经盘水肿是双侧的,但 4% 的视神经盘水肿是不对称的。

颅内高压导致的长期视神经盘水肿引起的视力损害发生相对较慢,且视力丧失通常是不可逆的;而静脉性梗死或出血等累及脑实质导致的视力损害发生迅速,这种急性的视力丧失在一定程度上是可逆的,虽然可能残留视野缺损,但视力有可能完全恢复。

(三)危险因素

Jonathan 等人的研究显示,孤立性皮质静脉血栓形成患者视神经盘水肿少见。但 Yadegari 等人的研究结论与之不同,他们认为除眼球突出与海绵窦血栓形成显著相关外,其他的眼部症状与受累部位之间没有显著的关联。另外,有研究发现 Frisén 评分 ≥3 分($OR=10.21$,$P<0.005\ 3$)、视神经盘水肿加重($OR=3.5$,$P<0.043$)与永久性视野缺陷相关。

（四）评估和治疗

CVST 患者连续定期眼科评估和随诊眼底镜至关重要，应针对视力、视野、眼底视神经盘及黄斑进行必要的检查，动态监测视神经盘水肿或视力变化的程度。研究表明，光学相干断层扫描（optic coherence tomography，OCT）成像可清晰显示黄斑和视神经盘的形态特征，无创监测颅内压变化。近年来，应用超声或高分辨核磁测量视神经鞘直径（optic nerve sheath diameter，ONSD）间接评价颅内压情况及视神经损害程度也越来越受到关注。

研究证实碳酸酐酶抑制剂可以减少脑脊液产生，尽管治疗证据有限，但在颅内压升高引起轻度视力下降时，临床常使用乙酰唑酰胺进行治疗。药物疗效不佳、视力进行性下降和永久性失明风险较高者，还可考虑视神经鞘开窗术和其他脑脊液分流术（如脑室-腹腔分流术）。越来越多的证据表明视神经鞘开窗术风险较低、并发症较少，可安全有效地改善 CVST 导致的视神经盘水肿，预防甚至逆转患者的视力损害。

三、迟发性癫痫

（一）发病率和病理机制

CVST 较其他类型卒中更易诱发癫痫，30% ~ 40% 的患者发病早期可出现痫性发作。土耳其一项大型回顾性研究收集了 1 144 名 CVST 患者，其中 24% 伴有癫痫发作。一项针对 624 例 CVST 患者的多中心前瞻性研究平均随访 16 个月，发现 245 例（39.3%）出现癫痫发作。根据发作时间的不同，癫痫发作可分为急性症状性癫痫发作（ASS，也称为早期癫痫发作，确诊 2 周内出现的癫痫发作）和迟发性癫痫发作（LS，也称为晚期癫痫发作，确诊 2 周后出现的癫痫发作），有些研究中也使用 1 周作为划分标准。

据报道，ASS 的发病率为 6.9% ~ 76.0%，在重症（60%）和围产期患者中较高（76%）。最新一项针对 1 281 名 CVST 患者的回顾性研究发现，虽然 ASS 的发病率超过 1/3（34%），约 6% 出现癫痫持续状态。研究表明，LS 是 CVST 的主要残余症状之一，发生率为 5% ~ 32%，且大部分发生在随访的第 1 年内。在 ISCVT 研究中，11% 的患者出现了 LS。Sánchez 等人的一项回顾性研究纳入 1 127 名 CVST 患者，在平均 2 年的随访期间，123 名（11%）患者经历了 ≥1 次 LS。首次 LS 的发病率为每千人年 30 例 [95%CI（25，35）]，首次 LS 的时间中位数为 5 个月（IQR 1 ~ 16 个月）。

作为一种罕见的卒中类型，CVST 后癫痫发作的发病机制或许与动脉性卒中有重叠之处。既往研究提示卒中后 LS 的机制可能有星形胶质细胞增生、神经突触重塑、血脑屏障损伤和脑网络连接改变等。此外，脑组织的炎症反应也与癫痫密切相关。未来还需要建立成熟的 CVST 后癫痫模型，推动临床前和临床研究的发展，以进一步探索发病机制。

（二）特点和鉴别

研究表明，CVST 后残余的癫痫发作可以是局灶性或全面性发作，并可能演变为癫痫持续状态。与动脉性卒中后癫痫发作主要是局灶性癫痫不同，全面性发作是 CVST 后残余癫痫最常见的发作类型。华山医院的一项针对 151 例 CVST 患者的研究显示，52 例（34.4%）出现癫痫发作的患者中，

42例(80.8%)为全面性发作。Sánchez等人发现,尽管94%的患者在首次LS后接受了抗癫痫药物治疗,但仍有70%的患者在随访期间经历了反复发作。鉴于高复发风险,CVST后首次LS发作后诊断癫痫是合理的。

(三)危险因素

识别CVST后癫痫的危险因素有助于神经科医生构建个体化风险分层和预测模型,以及为高风险患者制订长期治疗计划。在Ferro等人对老年CVST进行的一项研究中,无论是急性期还是随访,<65岁与≥65岁在癫痫发作的类型(局灶性或全身性)和发病率方面均无差异。另有研究发现性别对癫痫发作没有预测价值。迄今为止,大多数关于ASS危险因素的研究得出了较一致的结论,即ASS多发生于出血性病变、局部运动或感觉障碍、意识改变、皮质静脉血栓形成、幕上病变、上矢状窦受累伴高D-二聚体者。

LS往往会给患者独立性和生活质量带来负面影响。多数研究证实ASS发作史及影像上出血征象和LS发生密切相关,应该被视为强有力的预测因素。动物实验表明,出血性病变诱导癫痫发作可能是含铁血黄素及其代谢产物渗出对大脑皮质的"刺激"作用。一项对VENOST亚组分析的研究显示,局灶性脑损伤所致的持续性神经功能缺损(如失语症、偏瘫和偏盲)和入院时意识受损的患者更有可能发生LS。另外少数研究报道,幕上病变和皮质静脉血栓形成可能与LS的发生有关。最近的一项荟萃分析纳入了4项研究,共计1 309名CVST患者,结果显示ASS发作史、出血性病变、意识改变、上矢状窦受累是LS的危险因素,但该研究未将皮质静脉血栓形成和幕上病变两项变量纳入评估。可见既往研究报道结果不尽相同,未来尚有待进一步开展大规模前瞻性研究明确LS的危险因素。

(四)评估和治疗

建议对所有ASS和LS患者进行癫痫综合评估,即根据患者发病症状,结合脑电图、磁共振检查、心理测试等,综合分析明确癫痫病因、发作类型、严重程度,并给予合理治疗方案。国际上就抗癫痫药物治疗的时机尚未达成一致意见,治疗持续时间、药物的最佳类型和剂量也一直存有争议。目前没有证据表明在从未出现癫痫发作的CVST中预防性使用抗癫痫药物能使患者获益。不仅如此,有研究称使用抗癫痫药物预防性治疗会损害认知功能。由于LS通常发生在急性期后6~12个月,因此也有人认为可以对存在幕上出血病变等危险因素的患者使用抗癫痫药物治疗1年,此后逐步减少用药。癫痫发作与预后的关系不太明朗,Stolz和Masuhr等人的研究结果显示癫痫发作超过2次的患者有预后恶化的趋势,住院死亡率显著增加。

四、神经心理损害和认知障碍

(一)发病率和病理机制

CVST可继发出现神经心理和认知功能的损害,尽管躯体功能可随着治疗的进行逐步恢复,但神经心理/精神症状通常会持续存在并危及生活质量。在相关病例报道中,较常见的神经心理症状有抑郁、焦虑、注意力障碍、疲劳等。ISCVT和VENOPORT研究均报道了30%的CVST患者残留抑郁症状。Hiltunen 等人的研究显示,在 68% 残留症状的患者中,神经心理障碍最常见(41%),其次是言语障碍(21%)、超过每周一次的头痛(20%)。

1995 年 Borgohain 等人首次报道了一例双侧海绵窦血栓形成导致双侧颞枕内侧梗死的 Korsakoff 综合征,出院后 15 个月随访时该患者残留严重持续的认知障碍和遗忘症。1998 年 Rousseaux 等人报道了一例由直窦和左侧大脑内静脉血栓形成导致左侧丘脑和纹状体梗死的患者,1 年后随访发现遗留严重的认知障碍和短暂性全面性遗忘。有研究认为短暂性全面性遗忘与大脑深静脉系统血栓形成密切相关。随后,越来越多的研究表明 CVST 后的认知障碍十分常见。Bugnicourt 等人对 44 名 CVST 患者进行了标准化的神经心理学评估,他们把认知障碍定义为神经心理测试至少两个认知领域的显著损害,或严重失语症,或简明精神状态检查量表(MMSE)得分≤17 分,结果发现多达 1/3 的病例持续存在认知障碍[31%,95% CI(18%,43%)],且在持续性实质损害的患者中更常见。患者的就业状况因此受到不同程度的负面影响,严重者甚至不能重回工作。

有关 CVST 后抑郁和认知障碍的深入研究较少,但是过去对卒中后抑郁(post-stroke depression,PSD)和卒中后认知障碍(post-stroke cognitive impairment,PSCI)的认识或许可以为我们带来一些启示。已有的研究认为 PSD 是大脑神经生物学病理改变后社会心理调节功能失调的结果,可能与调节情绪的额叶/颞叶-基底节-腹侧脑干环路受损及相关的化学递质异常有关,并且重度抑郁与认知障碍之间具有显著关联。PSD 的主要病理生理机制有下丘脑-垂体-肾上腺(HPA)轴功能障碍、炎症反应、神经递质的转移、神经营养假说等。不同于动脉性卒中,CVST 多发生于年轻人群,其引起抑郁和认知障碍的具体病理机制及抑郁和认知之间的相关性如何仍有待进一步阐释。

(二)特点和鉴别

Aralikatte 等人采用卒中影响测验-30 量表(SA-SIP30)和汉密尔顿抑郁量表(HAMD)评估了 CVST 后抑郁与生活质量的关系。结果发现出院 mRS 评分与抑郁发生率呈正相关(P<0.000 1),抑郁程度多为轻至中度(30 名抑郁患者中,29 名是轻度抑郁,1 名是中度抑郁)且没有性别差异。此外,相比于非产后患者,产后患者的抑郁情绪更加常见(21.21% 与 42.87%)。根据 Bugnicourt 的研究结果,CVST 残留的长期认知障碍可以累及多个核心认知域,最常见的是执行功能障碍[32%,95% CI(18%,46%)],其次是记忆障碍[30%,95% CI(16%,43%)]、语言障碍[27%,95% CI(14%,40%)]和视空间障碍[7%,95% CI(0,14%)]。双变量分析显示,认知障碍患者出现部分性癫痫发作的可能性低于无认知障碍的患者(分别为 0 和 31%;P=0.012)。

抑郁情绪和认知功能损害不仅增加了患者心脑血管疾病的复发风险,导致生活和社交能力下降,更是潜在的危及生命的并发症。因此要特别重视残留神经心理症状,确定额外的危险因素,进行严格的评估监测,预防和妥善处理,这些对改善预后至关重要。

(三)危险因素

过去的大量研究证实多种因素共同促进了卒中后抑郁和认知障碍的发生,目前已明确的相关危险因素包括遗传、卒中严重程度、病变部位、年龄、教育水平等。Bugnicourt 等人采用多因素 Logistic 回归分析发现,直窦受累和随访期间 MRI 上持续性实质损害是 CVST 认知功能损害的独立危险因素。未来应该更多地将检测认知障碍的综合神经心理学成套工具系统地应用于 CVST 患者,进一步开展多中心、前瞻性、系统性的研究,以便更详细地描述残余神经心理损害及认知损害的决定因素,从而对高危个体进行早期认知功能评估。

(四)评估和治疗

推荐 CVST 患者采用 PHQ-2(即患者健康问卷抑郁量表的前两项)或"90 s 4 问题询问法"定期自评,经初步筛查后阳性者需进一步至医院完善抑郁量表的评估。临床上较常用的评估抑郁的量表有汉密尔顿抑郁量表(HAMD)、蒙哥马利抑郁评定量表(MADS)、抑郁自评量表(SDS)和老年抑郁量表(GDS)等。其中,HAMD 操作简便、标准明确,应用最广泛;MADS 能反映抗抑郁治疗的疗效;SDS 能直观地反映患者的主观感受,但对文化程度较低的患者效果不佳;GDS 用于老年人抑郁筛查,具有其他量表不可比拟的优越性。鉴于这些量表各有优缺点,因此建议联合应用多种抑郁量表,以使评估更准确。神经内科医生应当具备识别抑郁状态并判断是否达到抑郁障碍程度的能力,对量表评估中度以上抑郁应进一步明确是否符合抑郁障碍诊断标准。

认知功能的检查和评估手段主要有脑电生理学评估法、神经心理学评估法及脑功能成像法。其中,神经心理学评估法主要指神经心理测验,其非侵入性、简便、客观、可量化的特点使其成为临床工作中最常用的方法。常用于认知功能评估的神经心理测验量表有简易精神状态检查量表(MMSE)和蒙特利尔认知评估量表(MoCA)。MMSE 作为国际使用频率最高的认知功能评估工具,具有良好的效度及信度,易于操作,但难以识别轻微的认知受损,且容易受年龄、教育程度等因素的影响。不同于 MMSE,MoCA 对轻度认知障碍的特异度和敏感度较高。建议所有 CVST 患者,尤其是存在直窦受累的患者定期进行认知功能的评估和影像学随访,观察有无持续性实质损害。

轻度抑郁具有自限性,可通过单纯心理或运动疗法改善症状。中度及重度抑郁常导致日常生活及社会功能受影响,应在个体化治疗原则的基础上,综合应用抗抑郁药物、心理和物理疗法等多种治疗手段。对于有自杀倾向的患者,医生应高度重视,必要时将患者转诊至精神科治疗。目前临床上改善认知功能的手段有药物治疗、心理干预、认知训练、非侵入性脑刺激等。然而,由于目前缺乏针对 CVST 的大型随机对照临床试验,这些治疗措施的具体效果如何尚未可知,期待不久后有更多研究提供可靠的循证医学证据。

五、工作能力损害

(一)发病率和病理机制

与动脉性卒中相比,CVST 主要影响正值工作年龄段的青壮年人群。既往关于 CVST 后残存工作能力受损的研究表明,20%～40%的患者不能重返工作岗位。一项针对 161 例 CVST 的研究报道有 25%的患者存在工作能力受损。另一项纳入了 47 名 CVST 患者的研究通过长期随访(平均随访时间为 18.5 个月)发现,40%的患者无法恢复以前的工作水平。Koopman 等人进行的一项研究发现,21%的患者没有返回工作岗位,而 34%再就业的患者工作能力有所下降。在 Buccino 等人的研究中,尽管 34 名患者都恢复了以前的工作和生活方式,但他们常常会感到力不从心。

(二)特点和鉴别

据既往研究报道,1/3 mRS 评分=2 分的患者不能重返工作岗位,并且大多数工作能力受损的人群同时伴有其他残余症状。可见无论 CVST 神经功能预后良好与否,这些残余症状最终都有可能使患者的社会功能受到负面影响。在瑞典进行的一项单中心队列研究对 62 例患者进行了长达 1 年的随访,Lindgren 等人将 CVST 后的重返工作(return to work,RTW)定义为≥50%的有酬工作或同等活动,他们发现在 29.0%(n=18)的无 RTW 的患者中,最常见的残余症状是记忆或注意力障碍(83.3%)、疲劳(83.3%)、头痛≥1 次/周(66.7%)和精神问题(55.6%)。对比 RTW 患者,无 RTW 患者的生活满意度较低,卒中后疲劳量表(D-FIS)得分明显更高(中位数 23.5 分,*IQR* 17.25~25.50;中位数 3 分,*IQR* 0~8 分),焦虑和抑郁症状也更加明显(*P*<0.000 1)。可见,RTW 在衡量 CVST 功能结局方面是一项有价值的指标。

(三)危险因素

针对残余工作能力损害的危险因素研究较少。Hiltunen 等人观察到与就业状况相关的危险因素有低文化程度[*OR*=4.8,95% *CI*(1.0,21.2),*P*=0.046]和 NIHSS 评分>2 分[*OR*=3.2,95% *CI*(1.1,10.9),*P*=0.029],低程度的教育水平可能会影响患者重返工作岗位的动机及降低患者对康复治疗的依从性。鉴于 NIHSS 评分>2 分与工作能力减退密切相关,研究者建议将 NIHSS 评分用于 CVST 预后不良风险的早期筛查。另一项来自首都医科大学宣武医院的研究显示,43%(131/303)的 CVST 患者出院后 6 个月无法返回工作岗位。多变量分析发现,运动障碍、失语、精神状态异常、NIHSS 评分、CVST 复发和 mRS 评分>2 分与工作能力受损相关。即便是功能预后良好(mRS 评分 0~2 分)的患者,也有较高的失业风险,与之独立相关的危险因素是失语[*OR*=2.586,95% *CI*(1.153,5.800),*P*=0.021]和 CVST 复发[*OR*=3.711,95% *CI*(1.569,8.777),*P*=0.003]。与 Hiltunen 等人的研究不同,首都医科大学宣武医院的研究认为 NIHSS 评分在出现失语或运动障碍等神经功能缺陷的症状时更有价值,NIHSS 评分较高并不与 CVST 后的不良工作状态直接相关。

(四)评估和治疗

目前对 CVST 残余工作能力的大多数研究尚存在缺陷:①受到小样本量的限制,证据级别不高;②对于重返工作岗位的患者,工作能力是否存在变化需要进一步评估;③不同国家或地区的经济环境和社会制度存在差异,一些非医疗因素(如退休和失业救济金、保险政策或性别歧视等)也会对就业率造成影响。未来还需要进一步开展更大规模的多中心研究。

六、其他症状

(一)耳鸣和脑鸣

耳鸣是指患者在无外界声音刺激时耳部感知到的异常声音。脑鸣是指患者自觉脑内如虫蛙鸣响。持续性耳鸣或脑鸣常导致失眠、情绪障碍,影响生活质量,严重者会产生心理问题甚至自杀倾向。目前对脑鸣的研究比较缺乏,既往文献报道多将其等同于耳鸣,但随着越来越多的研究者关注到头颈静脉系统异常与耳鸣/脑鸣之间的关联,相信未来对脑鸣的认识会更加深入。

近年来研究报道 IIH、DAVF、横窦或乙状窦狭窄等与搏动性耳鸣(pulsatile tinnitus,PT)密切相关,提示头颈静脉系统血流动力学异常和颅内压的动态变化可能是 PT 的潜在致病机制。PT 在

CVST 患者可以是首发或唯一的临床表现,发病率较低,最初通常累及一侧,而后逐渐发展为双侧,持续时间较长,容易被误诊为耳部疾病从而延误治疗。大多数确诊患者经过抗凝治疗后症状完全消失,少数遗留持续性耳鸣。首都医科大学宣武医院的一项研究采用三维对比增强磁共振静脉成像(3D CE-MRV),回顾性分析了 224 例耳鸣或脑鸣患者头颈静脉系统的形态特征,发现 178 例(79.5%)有不同类型的异常表现,其中有 5 例(2.2%)CVST。

对于 CVST 后残留 PT 或脑鸣患者,应定期进行听觉诱发电位、前庭功能等检查来除外耳部疾病。对于程度严重影响生活者,建议血管造影评估静脉血流状态,并综合应用药物治疗、手术治疗、认知行为疗法、耳鸣再训练疗法、多元复合声治疗等,制定个体化方案。

(二)脑雾

2022 年 11 月,世界卫生组织把"脑雾"作为新型冠状病毒感染后遗症加入《新冠肺炎个人康复指南》,但"脑雾"并非新型冠状病毒感染所特有的症状,在之前就曾被用于描述慢性疲劳综合征等疾病中出现的注意力下降、短期记忆力减退、思维和反应迟钝等一系列认知功能受影响的表现。CVST 患者也可能存在"脑雾",如 Koopman 等人发现 44 名 CVST 患者中有 33 名(75%)出现注意力不集中,具体还有待进一步研究证实。

综上所述,作为一种罕见的特殊类型的卒中,虽然 CVST 的致残率和致死率低于动脉性卒中,但残余症状相对复杂和高发,应加强管理。未来还需基于进一步可靠的随机对照研究证据,就 CVST 后残余症状的管理达成共识,制定临床实践指南,科学指导神经内科及眼科、精神科等相关科室的临床医师进行综合管理,优化残余症状的早期筛查和评估流程,规范用药,从而提高患者的生活质量。

(周辰霞　周　陈)

第九节　颅内静脉和静脉窦血栓形成诊治的中国专家共识

颅内静脉和静脉窦血栓形成是一种罕见的脑血管疾病,一种或多种诱发因素引起颅内静脉系统形成血栓,造成相应的静脉或静脉窦狭窄或闭塞,从而可导致脑静脉血回流及脑脊液吸收障碍,继而引起一系列病理生理改变。

脑静脉窦血栓形成(CVST)是发生在特定解剖位置的静脉性血栓,与动脉性卒中存在着显著的不同,具体表现在如下方面。①发病率不同:静脉性血栓发病率远远低于动脉性血栓。②病因不同:动脉性血栓好发于中老年人,大多具有高血压、糖尿病、高脂血症等动脉硬化危险因素;发病年龄较高;静脉性血栓好发于青年女性,多见于妊娠、脱水、感染、口服避孕药或存在先天性或后天性高凝状态。③起病形式不同:动脉性血栓急性起病;静脉性血栓可为急性、亚急性或慢性起病,部分有反复发病的特点。④发病部位不同:动脉性血栓主要表现为闭塞动脉所支配的脑组织的梗死,多呈三角形或扇形,梗死区出血少见且出现晚;静脉性血栓所造成的静脉性梗死与其引流静脉的部位一致,多发生于大脑外围皮质及皮质下脑组织,深静脉血栓病灶多为双侧深部灰质核团同时受累,梗死形态不规则,早期即可伴有梗死性出血。⑤临床表现不同:动脉性血栓主要表现为意识障碍及局灶性神经功能障碍(偏瘫、失语);静脉性血栓临床表现非特异性,主要表现为颅内压增高的症状(头痛、恶心、视神经盘水肿及癫痫);累及直窦血栓多表现为丘脑的症状。⑥影像学表现不同:动脉性血栓在 CTA 或磁共振血管成像(MRA)中表现为动脉狭窄或闭塞;静脉性血栓影像学表现多样,如条索征、三角征等,MRI 及 MRV 可显示正常静脉窦流空信号消失,代之以异常或高信号影,但皮质静脉及深静脉血栓诊断困难,容易被漏诊或误诊。⑦治疗方法不同:动脉性血栓以抗血小板治疗为主,急性大血管闭塞可考虑机械取栓治疗;静脉性血栓以抗凝为主,治疗方法包括肝素或低分子量肝素治疗,口服抗凝药维持,以及降颅内压等对症治疗。⑧预后不同:静脉性血栓如早期诊断准确、治疗及时,预后较好。

在我国,尽管 CVST 临床少见,但因其发病形式多样,临床表现各异,常被误诊或漏诊,具有较高的病残率和病死率;同时由于对其发病原因尚未有明确的认识,现有临床治疗手段及评价方法缺乏统一的标准。基于此现状,本专家组联合制定 CVST 治疗的共识,旨在提高临床医生对 CVST 的认识,确定统一的治疗手段及评价方法。

【流行病学】

CVST 占所有卒中的 0.5% ~1.0%,多见于孕妇、服用口服避孕药的女性及<45 岁的年轻人群。在正常人群中,CVST 的年发病率在新生儿和儿童为 7 人/10 万,成人为(2 ~5)/10 万。其中 54% 的患者正在服用口服避孕药,34% 处于遗传性或获得性高凝状态,2% 为孕妇或产褥期女性,其他诱因包括感染(12%)、癌症(7%)及血液系统疾病(12%)。在发展中国家,CVST 发病率往往偏高,可能是由于高妊娠率、高感染率和高营养不良发生率。在发达国家,荷兰的整体年发病率为 1.32/10 万,31 ~50 岁育龄女性的年发病率为 2.78/10 万;澳大利亚一项回顾性研究表明,整体年发病率为 1.57/10 万。

【病因】

常见的病因:①遗传性高凝状态,如抗凝血酶缺乏、补体蛋白 C 和补体蛋白 S 缺乏、激活蛋白 V 抵抗、V 因子突变、凝血酶原突变、亚甲基四氢叶酸还原酶突变致高半胱氨酸血症等。②获得性高凝状态,如妊娠、产褥期、高半胱氨酸血症、抗磷脂抗体综合征、肾病综合征等。③感染,如脑膜炎,耳炎,乳突炎,鼻窦炎,颈部、面部和嘴部感染,系统性感染,获得性免疫缺陷综合征等。④炎症反应和自身免疫病,如系统性红斑狼疮、韦格纳肉芽肿、结节病、炎性肠炎、血栓闭塞性血管炎等。⑤肿瘤,如神经系统肿瘤、神经系统外实体瘤等。⑥血液病,如红细胞增多症、血栓性血小板减少性紫癜、血小板增多症、严重贫血和自体免疫溶血性疾病、阵发性睡眠性血红蛋白尿、肝素诱导血小板减少症等。⑦药物,如口服避孕药、锂剂、雄激素、舒马曲坦,静脉输入免疫球蛋白、天冬酰胺酶、类固醇、违禁药品等。⑧物理因素,如头外伤、神经外科手术、颈静脉插管、腰椎穿刺、脑静脉窦损伤、静脉滥用药物等。⑨其他因素,如脱水(尤其儿童)、甲状腺毒症、动静脉畸形、DAVF、先天性心脏病、放射治疗等。

【病理生理】

首先,脑静脉闭塞引起静脉性梗死及局部脑水肿。病理学可见增粗的静脉,局部水肿、缺血性神经元损伤和瘀点状出血,后者可形成颅内出血。其次,脑静脉窦闭塞引起静脉引流障碍,导致静脉高压:一方面造成血脑屏障破坏、有效循环血量减低及能量依赖性细胞膜泵功能障碍而出现脑水肿;另一方面影响脑脊液吸收障碍造成颅内压增高。

【临床表现】

CVST 患者最常见的临床表现可以分为颅内压增高症候群、局灶性神经功能缺损症候群及认知障碍等精神疾病症候群。少部分患者可出现海绵窦综合征或脑神经损害。

在 VENOST 研究中,急性起病的 CVST 为 47%,亚急性起病的 CVST 约为 34%,19% 为慢性起病。最常见的临床表现为头痛(87%),单纯头痛仅为 27%,恶心及呕吐为 28%,癫痫为 24%,视野缺损为 27%,其他局灶性神经功能缺失为 18%,意识障碍为 18%,脑神经麻痹为 18%。

不同年龄的 CVST 患者临床表现也不尽相同。老年人常表现为神经功能缺损或认知障碍,而头痛症状少见。其次与血栓形成部位有关。一项研究系统回顾了 116 例孤立性皮质静脉血栓形成患者,主要表现为头痛、癫痫和局灶性神经功能障碍,无视神经盘水肿患者。

少部分 CVST 患者可出现蛛网膜下腔出血,与动脉瘤性蛛网膜下腔出血不同,出血常发生在大脑半球凸面的脑沟内或者中脑周围脑池内。一项包括 138 例 CVT 患者的回顾性研究中,仅有 3 例出现蛛网膜下腔出血而无静脉性梗死的患者。这类患者一般表现为头痛及颈项强直,伴有不同的症状。在 10 例上矢状窦血栓伴蛛网膜下腔出血的患者中,所有患者均有头痛,3 例出现癫痫,4 例出现视神经盘水肿,仅有 4 例出现脑膜刺激征。

癫痫发作可表现为局灶性、全身性或癫痫持续状态。在美国住院患者管理数据库中,16% 的 CVST 患者在住院期间出现癫痫。急性症状性癫痫常发生在幕上病变,尤其是出血性病变;也可发生在上矢状窦或皮质静脉血栓造成运动及感觉功能丧失的患者。幕上病变的重症患者伴有单发或多发性出血,可表现为癫痫持续状态,且可进行性加重。有 1/6 的患者为顽固性,其程度与术前患者的状态密切相关。然而,6 个月后的随访显示,约 84% 的患者预后良好。癫痫持续状态并非预后不佳的预测因素。

部分重症 CVST 患者可表现为意识障碍进行性加重,精神改变,双侧或多发性病灶,癫痫持续状态甚至昏迷。此类患者一般为多个静脉窦血栓,尤其是累及上矢状窦及深静脉,多表现为双侧脑实质内病灶、弥漫性脑肿胀,甚至脑疝。德国一项多中心重症研究分析了 114 例 CVT 昏迷的患者,发现 1/3 完全康复,1/10 重残,1/3 死亡。

【辅助检查】

1. 实验室和腰椎穿刺检查
(1)实验室检查:血常规、凝血指标、D-二聚体及抗体、炎症反应指标检查。
(2)腰椎穿刺检查:压力常增高,>300 cmH_2O 患者的临床症状常较重。

2.影像学检查

（1）CT：CT平扫的直接征象为条索征、三角征、静脉窦高密度影像；间接征象为静脉性梗死、出血性梗死、大脑镰致密及小脑幕增强。CTV可以提供一个快速可靠的方法来检测CVST。因为血栓形成的静脉窦的密度呈多样性，CTV尤其对亚急性或慢性CVST的诊断更有帮助。CTV能快速和可靠地评价脑静脉系统血栓，主要表现为静脉系统充盈缺损、静脉窦壁的强化、侧支静脉开放和引流增加。CVT诊断的敏感度及特异度明显增高，但对皮质静脉血栓的显影比较差。CT诊断CVST的敏感度为81%，特异度为77%；通过测量静脉窦内的CT值可以提高CT诊断的敏感度和特异度。

（2）MRI：头颅MRI平扫因其分辨率高且不会受颅骨伪影干扰，能多方位及多序列成像，可以直接观察到CVST，其诊断CVST的灵敏度、特异度、准确率明显高于CT检查。CVST在MRI上表现为静脉窦内血流流空信号消失或者静脉窦内出现异常流空信号，而且在不同序列中流空信号均表现异常，更能证实CVST的诊断。通常，在与血流方向垂体的平面上，血栓更容易显示，如矢状面更容易观察到乙状窦的血栓；然而，平行层面更能显示血栓的范围，如矢状位显示上矢状窦血栓。另外，常规MRI平扫不仅能够发现CVST的直接征象，还可显示静脉性梗死、脑水肿、梗死区出血等局部脑实质的继发性改变。和血肿相似，血栓的信号强度也会随着时间的不同而呈进行性改变；根据这一特性，可以判定CVST的不同时相，更利于给予针对性治疗。一般来说，急性期（<5 d），脑静脉窦内正常血流流空信号消失，由于血栓内红细胞富含去氧血红蛋白，因此T1WI呈等信号，T2WI呈低信号；亚急性期（6~15 d），由于血栓内的红细胞内去氧血红蛋白转变为细胞外高铁血红蛋白，T1WI、T2WI均呈高信号，此期的血栓在影像上最好辨认；慢性期（>15 d），由于血管发生部分再通，流空效应重新出现，呈现混杂信号，T1WI为等信号，T2WI为等、高信号。

（3）MRV：尽管MRI具有较高的组织分辨率和诊断血栓的准确性，但仍存有缺陷。首先，在血栓形成的急性期和慢性期，血栓信号缺乏明显性，且脑静脉窦内血流仍有流空现象，此时仅凭常规MRI扫描则易漏诊；其次，位于大脑大静脉、直窦及深静脉的血栓，由于解剖关系和成像的原因，MRI平扫对这些部位的血栓显像不敏感，因此应寻求一种新的成像方法以弥补此不足。MRV是一种基于血液流入增强的"亮血"技术，其在CVST的直接征象为受累脑静脉窦完全闭塞、不规则狭窄及存在边缘不光滑的低信号，或者表现为发育正常的脑静脉窦高血流信号消失，或表现为再通后形成边缘模糊且不规则的较低信号；间接征象为梗阻发生处有静脉侧支循环形成、引流静脉异常扩张，且血栓信号不随时间的长短而变化。

（4）磁敏感加权成像：磁敏感加权成像（SWI）是以T2加权梯度回波序列为基础，利用组织磁敏感性不同而成像的技术，在诊断CVST继发扩张的引流静脉及并发出血方面弥补了常规MRI和MRV的不足。CVST早期仅出现小静脉代偿性扩大而脑水肿尚未出现，梗死、出血等征象发生时病变已发展至中晚期。SWI因对静脉具有高度敏感性，故可在CVST发生早期显示病变区小静脉扩大，部分受累皮质静脉内可见低信号；此外，当病变发展至中晚期，SWI因对微出血具有高度敏感性，可尽早发现CVST伴发出血。

（5）弥散加权成像：弥散加权成像（DWI）是基于水分子在物质中做永不停歇的布朗运动这一理论而设计的序列。既往文献报道，DWI诊断CVST的敏感度为20%，而特异度可达98%，明显高于T2WI；最近一篇meta分析表明，在CVST患者中，于受累静脉内发现高信号的可达40%。此外，DWI结合ADC图还可以鉴别CVST患者水肿类型，继而推断血栓形成的时间。早期CVST患者，DWI呈低或等信号,ADC 主要表现为高信号,提示为血管源性水肿;随着病变发展,细胞外间隙水增加和弥散能力提高,继而引发细胞毒性水肿,DWI 呈高信号,ADC 出现低信号。

（6）高分辨核磁:近来,高分辨核磁(HR-MRI)黑血成像技术逐渐应用于临床诊断 CVST。它是基于快速自旋回波技术、压低静脉窦内血流信号,突出血栓的成像序列,目前临床上使用最多的是 T1 三维可变翻转角快速自旋回波序列(3D SPACE)。它不仅可以明显提高 CVST 的诊断准确率,尤其是亚急性期的血栓,而且可以结合血栓的信号特征来判定血栓的不同时相。最近,Yang 等回顾分析了两组可疑 CVST 患者,分别进行 HR-MRI 黑血序列及常规影像学检查,发现黑血序列诊断 CVST 的敏感度为 96.4%,特异度为 98.3%,准确率为 97.4%。同时结合对比剂强化可以更加准确地判定血栓时相。一般认为急性期血栓黑血序列呈等信号,血栓不被强化;亚急性期呈高信号,血栓大部可被强化;慢性期呈等信号,血栓明显强化;通过不同轴面还可以观察到累及的皮质静脉。

（7）常规导管脑血管造影:与 MRV 相比,常规导管脑血管造影(如 DSA)不仅可以显示脑循环时间,而且可以表现脑血流方向。在三维旋转时,设定造影剂注射优先,延长开始曝光摄片时间,在静脉窦期进行旋转,可以行三维静脉窦显影。DSA 的主要表现为静脉窦完全被血栓阻塞,出现"空窦现象"。其他征象可以出现皮质静脉或深静脉显影不佳、头皮静脉和导静脉明显扩张、动静脉循环时间延长(主要是静脉期时间延长>10 d),显示扩张迂曲的侧支循环形成和静脉逆流现象等征象。需要注意的是,对于病情迁延不愈、反复发作、进行抗凝等治疗或需排除其他出血性疾病的 CVST 患者,建议行 DSA 检查。

【诊断】

根据临床表现、实验室检查及影像学表现一般可以确诊 CVST。本共识建议如下。

（1）尽管 CT 或 MRI 平扫有助于对怀疑 CVST 的患者进行初始评估,但是其阴性结果并不能排除 CVST。对于怀疑 CVST 的患者,如果 CT 或 MRI 平扫结果是阴性的,或者 CT 或 MRI 平扫已提示 CVST 的情况下确定为 CVST 的范围,建议进行静脉造影检查(CTV 或 MRV)。（Ⅰ类,C 级证据）

（2）对于内科治疗下仍有持续或进展症状的 CVST 患者或有血栓扩大迹象的 CVST 患者,建议早期随访进行 CTV 或 MRV 检查。（Ⅰ类,C 级证据）

（3）对于临床表现为 CVST 复发症状,并既往有明确 CVST 病史的患者,建议复查 CTV 或 MRV。（Ⅰ类,C 级证据）

（4）结合 MR 的 SWI 图像有助于提高 CVST 诊断的准确性。（Ⅱa 类,B 级证据）

（5）对临床高度怀疑 CVST,而 CTV 或 MRI 结果不确定的患者,脑血管造影是有帮助的。（Ⅱa 类,C 级证据）

（6）病情稳定的患者,为评估闭塞的皮质静脉或静脉窦的再通情况,在确诊后 3～6 个月进行 CTV 或 MRV 检查是合理的。（Ⅱa 类,C 级证据）

【治疗】

自 1825 年 Ribes 首次描述了 CVST,以后相当一段时间文献报道多为尸检结果。对其治疗也仅局限于降颅内压、抗癫痫等对症治疗,轻型病例有效,重症患者病死率高。1942 年,Lyons 描述系统性抗凝治疗 CVST,抗凝可阻止病情恶化或改善病情,但不能溶解已形成的血栓;1971 年,Vines 等对

CVST 患者进行系统性溶栓治疗,溶栓剂可溶解已形成的血栓,使被阻塞的静脉窦开放,患者的预后得到了极大改善;随后溶栓方式得到进一步发展,1988 年,Scott 利用经颅钻孔进行接触性溶栓;1991 年,Barnwell 利用血管介入技术经颈静脉及股静脉进行静脉窦接触性溶栓,从而丰富了 CVST 的治疗手段。目前,抗凝治疗是 CVST 首选的治疗方法,随机对照研究证实,抗凝治疗对于 CVST 是安全的。其不仅能降低患者的病死率和致残率,并且即使对于合并颅内出血的患者,也不会增加再次颅内出血的风险。

(一)抗凝治疗

1. 现状　抗凝治疗可预防静脉血栓的发生,阻止血栓延续发展,促进侧支循环通路开放,预防深静脉血栓和肺栓塞。不足:不能溶解已经形成的血栓。1991 年,首个临床对照研究探讨了肝素治疗 CVST 的结果,3 个月后随访,肝素治疗组有 8 例患者完全恢复,2 例有轻微神经功能缺损;安慰剂组只有 1 例完全恢复,6 例有轻微神经功能缺损,3 例死亡,其中 2 例伴有颅内出血,表明肝素治疗明显改善了预后。同样,一项随机对照研究也证实了低分子量肝素治疗 CVST 的安全性和有效性。汇总分析表明,抗凝治疗使 CVT 死亡绝对风险度降低 13%。Aguiar 等研究表明,早期抗凝在 8 d 内血管即可再通,血管完全再通率为 6%,部分再通率为 68%;不仅如此,抗凝还可以阻止病情发展,降低了非出血性病灶增大的风险,并可使已出现的病灶逐渐缩小。美国心脏协会(AHA)及欧洲 CVT 指南均建议在没有禁忌的情况下,抗凝治疗是 CVST 的一线治疗,并且欧洲 CVT 指南建议首选低分子量肝素治疗,它可以降低死亡率,改善预后,且并不提高死亡率。但对于伴有特殊疾病(头外伤、颅面部感染)或者临床特征(颅后窝病变)存在着新发出血或血肿增加的可能,应谨慎选择抗凝。

肠外肝素抗凝后,既往常给予维生素 K 拮抗剂(华法林)。根据 INR 调整华法林的剂量,使 INR 控制在 2~3。近来,新型口服抗凝药(常见的为达比加群酯、利伐沙班、阿哌沙班)越来越多地应用于临床。一项观察性研究比较了常规抗凝药和新型口服抗凝药的有效性和安全性。常规抗凝药组使用肝素和华法林,而 9 例新型口服抗凝药患者中 7 例为达比加群酯,1 例为利伐沙班,1 例为阿哌沙班。两组患者在血管再通、症状改善及术后出血等方面均无明显差异,但研究者强调在常规抗凝药组中 9 例因为不能耐受华法林或 INR 不能达标改为新型口服抗凝药治疗。最近一项前瞻性、随机对照多中心的探索性试验比较了达比加群酯(150 mg,2 次/d)和华法林(调整剂量使 INR 在 2~3)的有效性和安全性。经过 6 个月的随访,结果显示两组均未发生深静脉血栓事件,达比加群酯组出现 1 例胃肠道出血,而华法林组出现 2 例颅内出血,无统计学差异;两组静脉窦再通率分别为 60% 和 67%,证明了达比加群酯可以达到类似的效果,且不增加出血的风险。但因其作用缺乏临床监测指标,其安全性和有效性还需进一步大宗临床试验来证实。

2. 药物和用法　抗凝治疗早期可使用普通肝素(按剂量调整)或低分子量肝素(按千克体重调整剂量:体重<50 kg,4 000 U,0.4 mL;体重 50~70 kg,6 250 U,0.6 mL;体重>70 kg,1 万 U,0.8 mL)。均为皮下注射,2 次/d。常规使用 2 周,使活化部分凝血活酶时间(APTT)及激活全血凝血时间延长至正常值的 2 倍;同期口服华法林,控制 INR 至 2~3(血浆凝血酶原时间延长至正常值的 2 倍)。

本共识建议如下。

（1）对于无抗凝治疗禁忌证的 CVST 患者,应根据患者体重给予皮下低分子量肝素治疗或静脉肝素治疗(依据剂量调整),目标值使 APTT 增长 1 倍,然后转为口服华法林。

（2）监测 INR 并调整华法林剂量,INR 目标值为 2～3。

（3）需要监测血小板计数、凝血象,备有维生素 K、硫酸鱼精蛋白等拮抗剂。

（4）颅内出血并非抗凝治疗禁忌证,可评价出血体积,调整抗凝药物的剂量,严重时可停用抗凝药物。

（5）抗凝持续时间:对于病因明确且临床症状改善的患者,华法林可使用 3 个月;对于病因不明确的高凝状态,可服用华法林 6～12 个月;对于复发性 CVST 患者,可考虑终身抗凝。

（二）溶栓治疗

大量文献报道,接受溶栓治疗的患者血管再通率较高,尤其是患者在接受抗凝治疗后病情仍继续恶化,或尽管采用其他处理措施,但颅内压仍然较高者,应考虑溶栓治疗。但目前的证据仅来自系列病例研究报道及系统性回顾性研究,缺乏高级的循证医学研究证明溶栓与抗凝治疗的优劣性及不同溶栓方法的疗效。

1. 系统性静脉溶栓　溶栓剂通过静脉滴注,经血液循环至脑静脉窦内溶解窦内血栓,使静脉窦再通。此治疗方法操作快速、简便,治疗费用相对较低,而且尿激酶或重组组织型纤溶酶原激活剂(r-tPA)溶栓效果确切。但前提是必须有足够(相当)剂量的溶栓剂进入窦内并与血栓接触,才能发挥溶栓作用。如果静脉窦内血栓已经完全闭塞静脉窦,窦内血液流动缓慢甚至无血液流动,经静脉输注后,溶栓药物多经侧支途径回流,造成窦内血栓局部溶栓药物浓度很低,溶栓效果降低甚至无效。

用量:尿激酶,50 万～150 万 U/d,5～7 d(同时检测纤维蛋白原≥1.0 g);r-tPA,0.6～0.9 mg/kg,总量≤50 mg。

2. 动脉溶栓　深静脉或小静脉血栓、静脉窦溶栓不能接触到的血栓采用动脉溶栓。经动脉途径的溶栓方法可将溶栓药物顺行送达静脉端,可有效溶解皮质及深静脉的血栓,在主引流静脉不通畅的情况下,可促进侧支循环的建立、开放侧支静脉回流途径。尿激酶用量:经颈动脉穿刺,10 万 U/d,1 次/d,5～7 d,10～25 min 缓慢注射,交替穿刺颈动脉。经股动脉入路,溶栓总量以50 万 U 为宜。

3. 静脉窦接触性溶栓　将微导管通过股静脉入路置于血栓内,一方面显著提高了血栓内溶栓药物的浓度;另一方面,对血栓形成时间较长、溶栓速率较慢的患者,将微导管置于血栓远端,进行缓慢持续泵入尿激酶溶栓治疗,使尿激酶反复循环溶栓,可增加静脉窦再通率,缩短静脉窦再通的时间。最近有研究系统性回顾了血管内溶栓治疗急性期 CVST 的安全性和有效性,纳入 339 例患者,治疗后血管完全再通占 63.52%,部分再通占 26.44%,24 例未再通,其中 9 例在住院期间死亡。随访的影像证实完全再通占 79.64%,部分再通占 15.57%,4.79% 再次闭塞。出院时患者功能完全恢复及轻残约为 72.22%,中残为 18.33%,重残为 9.44%,随访结果分别为 91.18%、6.13%、2.68%。综合血管再通率为 95.21%,高于抗凝治疗的 77%～85%,中、重残率明显低于抗凝治疗的13.4%。

用量:尿激酶50万~150万U/d,静脉滴注,2~4次/d,3~7 d,具体用药时间根据患者临床症状改善、影像学是否证实静脉窦基本通畅来确定。

本共识建议如下。

(1)目前尚无充分证据支持CVST患者行系统性静脉溶栓,小规模病例系列研究支持静脉窦接触性溶栓治疗。

(2)对于部分充分抗凝治疗而病情仍进展的CVST患者,排除其他引起恶化的情况,可考虑静脉窦接触性溶栓治疗,系统性静脉溶栓需要更严格地挑选病例(尤其针对那些无颅内出血或大面积出血性梗死、有脑疝风险的患者)。

4. 机械取栓术 约1/3活动期CVST患者抗凝治疗无效,且症状进行性加重,或存在精神状态改变、临床神经症状加重、皮质静脉淤滞、颅内出血、深静脉血栓、脑水肿、颅内压升高、癫痫症状加重、血栓负荷量大或昏迷等危险因素,机械取栓可能使患者受益更多。目前国内外有切割血栓、球囊、保护伞、抽吸导管及取栓支架等方法机械性取栓。机械取栓术可全部取出血栓或减少血栓负荷量,一方面迅速恢复或部分恢复静脉血流,可逆转CVST患者病理发展过程,明显减轻临床症状;另一方面增加了后续抗凝或溶栓药物与血栓的接触面积,提高了疗效。Siddiqui等总结了42个研究共185例CVST患者资料,发现经血管内介入治疗后95%的患者血管完全再通或部分再通,10%的患者新发颅内出血。稍早研究结果显示机械取栓术后出现颅内新发出血及原有血肿扩大的比例均在10%左右,Siddiqui等研究中单纯应用机械取栓术的患者出现颅内新发出血及血肿扩大的比例为7%,而合并脑静脉窦内溶栓的患者新发出血及血肿扩大的比例增至11%;提示机械取栓术合并脑静脉窦内溶栓会增加颅内出血的概率。然而Ilyas等研究分析了单纯机械取栓术及机械取栓术合并脑静脉窦内溶栓对颅内新发出血及原有血肿的影响,未发现显著差异。但近期文献结果表明机械取栓术后出血率为3%~4%。其结果不同,考虑可能与术者经验的增长、病例选择的谨慎和介入材料的进步有关。各医疗单位可根据患者病情、个人经验及单位条件谨慎选择。

5. 支架成形术 对于正规治疗>6个月、慢性血栓、局部狭窄、症状无改善,以及远、近端压力差>10 mmHg的患者,可考虑支架成形术。

急性期CVST的血管内治疗仅为单中心或多中心的病例报告及系统性回顾性研究,尚缺乏高级别循证医学的证据。美国心脏协会指南指出,血管内治疗应应用于昏迷、抗凝治疗无效及无明显占位的患者。由于目前缺乏有力的、高质量的临床依据,欧洲指南并未提出任何建议,对于那些急性期、低风险的患者并不推荐使用血管内治疗。TO-ACT是目前唯——项对比血管内治疗和标准抗凝治疗CVST的安全性及有效性的随机对照研究。其纳入67例重症CVST患者,其中血管内治疗组33例,标准抗凝治疗组(对照组)34例。经12个月的随访,血管内治疗组和对照组比较:mRS评分0~1分者分别为67%和68%,死亡率分别为12%和3%,症状性颅内出血发生率分别为3%和9%,以上均无统计学差异。然而对照组住院时间延长,癫痫发病率明显增高(30%与3%),该研究由于临床效果不佳被提前终止试验。而另一项回顾性研究总结了2004—2014年美国国家范围住院CVST患者的结果,经过年龄和CVT相关并发症的校正后,血管内治疗患者的死亡率升高($OR=1.96$)。然而,最近Nepal系统性回顾了2010—2021年血管内治疗的CVST病例,纳入了33组610例CVST患者,随访3~62个月,85%的患者预后良好,62%的患者完全再通,37%部分再通,新发血肿或血肿增大的为4%,死亡率为5%,手术并发症为3%,复发率为2%。此研究血管内治疗的完全再通率（62%）明显高于标准低分子量肝素/华法林治疗（49%）和直接口服抗凝药治疗（59%），而新发或血肿增大率（4%）低于直接口服抗凝药组的5.06%和常规抗凝组的5.03%；复发率（2%）与直接口服抗凝药组（1.03%）、常规抗凝组（1.06%）相似。

　　Goyal 指出了血管内治疗 CVST 面临的问题和困境。①使用 mRS 评分评定患者预后不合理：因为 CVST 患者多为中青年，预后可遗留慢性头痛、认知功能下降等后遗症，仍无法恢复正常工作，降低了预后评分。②如何准确筛选可通过血管内治疗获益的人群，目前仍缺乏统一、实用的血管内治疗的适应证。同时，不同部位的血栓血管内治疗的疗效也有很大差别，目前可用于治疗 CVST 的血管内治疗器械由于尺寸、设计等原因只适用于大血管，而难以有效抵达直窦等较小的静脉，因此不适合在此类 CVST 中评价血管内治疗的有效性。③缺乏影像学的支持：影像学检查不仅可以显示血栓的部位，而且可以提示血管内治疗的预后危险因素，避免手术出现的出血和水肿；而显示静脉扩张、淤滞、充血更好的序列-SWI 并非血管内治疗前必须进行的。④血管内治疗的时机：目前抗凝仍是 CVST 的一线治疗，血管内治疗只是抗凝治疗无效的补救治疗，随着病程的延长，血栓逐渐机化、纤维化，降低了溶栓的疗效，提高了机械取栓的风险。⑤无法确定技术是否成功：目前没有明确的血管内治疗成功的标准。对于 CVST，或许适当减少血栓负荷、实现部分再通即可有效改善患者症状，而后续激活的体内纤溶可进一步溶解血栓，实现有效再通。⑥无静脉专用的介入材料。相信随着医生对 CVST 的深入了解和对病例的针对性选择，术者经验的增长，影像学技术的发展及介入材料的更新，血管内治疗 CVST 的疗效会进一步提高。

　　本共识建议如下。

　　（1）目前尚未有充分证据支持 CVST 患者行动脉溶栓治疗。

　　（2）机械碎栓技术和支架成形术有病例报告和小规模病例系列研究所支持。当患者使用抗凝治疗后仍发生临床恶化，或患者由于静脉性梗死发生占位效应，或患者因脑出血引起颅内压升高，而常规的内科治疗方法效果不佳，则考虑使用上述介入治疗措施。

（贾　强）

第十节　脑静脉血栓形成的诊断与治疗欧洲指南

　　脑静脉血栓形成（CVT）的诊断和治疗指南是由欧洲神经学会在 2010 年、美国心脏与卒中协会在 2011 年发布。这些指南将科学证据审查与专家意见相结合，在复杂的分级系统中将证据和建议进行分类，使用矩阵将建议的等级与证据的等级相结合。自 2010—2011 年以来，人们在 CVT 诊断和治疗的多个方面都积累了新的经验。

一、诊断建议

(一)主题:神经影像学

◀ 临床问题1:在怀疑有CVT的患者中,是否应该用MRV对比DSA来诊断CVT?

6项研究比较了MRV与DSA。这两种技术之间有很好的一致性,MRV可靠地显示了用DSA观察到的大脑静脉和静脉窦。在一项研究中,在少数患者中,DSA在评估较小的皮质静脉和深层的皮质下静脉的状态方面比MRV更敏感。在一项包括20名CVT患者的研究中,DSA、MRI、MRV共同为所有病例提供了CVT的诊断。MRV与DSA之间的一致指数为0.95。

◀ 临床问题2:在怀疑有CVT的患者中,是否应该用CTV对比DSA来诊断CVT?

只有2项研究的数据与该问题有关。在一项包括25名患者的研究中,CTV与DSA相比,在描述脑静脉循环方面具有较高的敏感度。在一个患有急性自发性脑出血的年轻或非高血压患者的样本中,包括7名(6%)CVT患者,所有患者都进行了CT动脉造影和静脉造影,并在第2天进行了DSA。CT动脉造影和静脉造影能够发现所有的CVT患者。

◀ 临床问题3:在怀疑有CVT的患者中,是否应该用CTV对比MRV来诊断CVT?

3项研究对85名怀疑有CVT的患者直接比较了CTV和MRV,45名患者被CTV确诊,43名患者被MRV确诊。CTV比MRV更容易和更频繁地显示静脉窦或小的低流量脑静脉。另外2项研究比较了多排CTV与MRV、MRI在CVT诊断中的应用。CTV的优点是快速获取图像,而且没有起搏器和铁磁性装置的禁忌。CTV的缺点是患者大量暴露于电离辐射和需要静脉注射造影剂。CTV在诊断CVT方面与MRV一样准确。MRI的优点是可以显示血栓本身,并且在检测实质性方面更敏感。

(二)主题:D-二聚体

◀ 临床问题:在怀疑有急性CVT的患者中,是否应该在影像学诊断前检测D-二聚体?

在最近的1项meta分析中,包括14项研究共363名CVT患者,325名患者的D-二聚体水平升高,加权平均敏感性(WMS)为89.1%[95%CI(84.8%,92.8%),$I^2 = 30\%$,范围为60%~100%]。此外,在92名症状持续时间较长的患者中,有80名患者的D-二聚体升高[WMS=83.1%,95%CI(70.4%,92.8%)]。在62名孤立性头痛患者中,有50名D-二聚体升高[WMS=81.6%,95%CI(65.7%,93.3%)]。在74名单一静脉窦受累的患者中,有64名D-二聚体升高[WMS=84.1%,95%CI(75.3%,91.3%)]。纳入meta分析的7项研究提供的数据显示,155名患者的CVT得到了客观的确认,771名患者客观上排除了CVT。在155名CVT患者中,145名患者的D-二聚体升高[WMS=93.9%,95%CI(87.5%,97.1%),范围为83.3%~100.0%];而在771名客观上排除CVT的患者中,有692名D-二聚体正常[双变量WMS=89.7%,95%CI(86.5%,92.2%),范围为83.1%~100.0%]。

在4项研究中,有2项研究表明症状持续时间较长与D-二聚体水平假阴性显著相关。在2项研究中,孤立性头痛的临床表现与假阴性的D-二聚体结果显著相关。总的来说,通过使用受试者操作特征(ROC)曲线评估D-二聚体在疑似CVT患者的D-二聚体的准确性,显示集合的阳性似然比

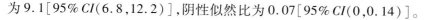

为 $9.1[95\% CI(6.8,12.2)]$，阴性似然比为 $0.07[95\% CI(0,0.14)]$。

（三）主题：筛查血栓性疾病

📑 临床问题：在 CVT 患者中，对血栓形成倾向进行筛查是否能预防复发性静脉血栓形成并减少死亡和改善功能状况？

目前还没有研究对血栓性疾病筛查策略和不筛查策略进行比较。有 4 项研究调查了血栓性疾病患者复发静脉血栓的风险，这些研究都有一个相当大的样本量，从 145 人到 706 人不等，但结果却截然不同。在 2 项研究中，血栓性疾病和复发性静脉血栓之间没有相互影响，而另外 2 项研究则描述了风险的增加。没有研究发现血栓性疾病检测与死亡结果之间的联系。3 项研究报道，有血栓性疾病的患者有较差的功能预后和更高的远期发作风险。

（四）主题：恶性肿瘤筛查

📑 临床问题：在 CVT 患者中，是否可以筛查隐性恶性肿瘤（包括血液系统恶性肿瘤）来改善疗效？

有 11 项研究（共 1 780 名患者）描述了恶性肿瘤是一个易感的危险因素，有 99 名患者（5.6%）被报道有恶性肿瘤。这些研究都没有报道系统地筛查隐性恶性肿瘤。13 项关于特发性 CVT 病例的研究（共 1 984 名患者），汇报了 294 例（14.8%）没有发现易感因素，也没有关于这些患者的隐性恶性肿瘤的系统筛查的数据，这可能对预后有影响。

证据的质量被判定为非常低，因为所有的研究都是观察性的，具有很高的偏倚风险。

本指南关于诊断的推荐建议见表 3-4。

表 3-4 诊断建议

条目	推荐	证据质量	推荐强度
神经影像学	建议 MRV 可以作为 DSA 的可靠替代方法在怀疑有 CVT 的患者中确认 CVT 的诊断	非常低	弱
	建议 CTV 可以作为 DSA 的可靠替代方法在怀疑有 CVT 的患者中确认 CVT 的诊断	非常低	弱
	建议 CTV 可以作为 MRV 的可靠替代方法在怀疑有 CVT 的患者中确认 CVT 的诊断	非常低	弱
D-二聚体	建议在怀疑有 CVT 的患者中，进行神经影像学检查前检测 D-二聚体，除了检测前有孤立性头痛和症状持续时间延长	非常低	弱
筛查血栓性疾病	不建议在 CVT 的患者中进行血栓性疾病的筛查，以求减少死亡发生或预防静脉血栓的复发	非常低	弱
恶性肿瘤筛查	不建议在 CVT 患者中进行常规的隐性恶性肿瘤的筛查，以求改善预后	非常低	弱

二、治疗建议

(一)抗血栓治疗

1.主题:急性期抗凝治疗

■ 临床问题:在急性期 CVT 患者中,对比不抗凝治疗,抗凝治疗是否能改善患者预后?

最近更新的 Cochrane 系统评价对 2 项随机对照试验(共 79 名成年患者)进行了分析,发现肝素(普通肝素或低分子量肝素)抗凝治疗与不良结局减少有关,但没有达到显著性差异;随机化后,3 名新发颅内出血患者被分配到对照组,其中 1 名患者后来死亡,2 名颅内出血发生在没有出血的患者身上。颅外大出血发生在 1 名随机接受肝素治疗的患者身上[主要出血性并发症(肝素与安慰剂比较)$RR = 2.90, 95\% \ CI(0.12, 68.50)$]。

2.主题:急性期 CVT 肝素使用类型

■ 临床问题:在急性期 CVT 患者中,对比普通肝素,使用低分子量肝素能改善患者临床预后吗?

1 项包括 66 名患者的随机试验直接比较了低分子量肝素和普通肝素在成年 CVT 患者中的应用。被分配到普通肝素组的 32 名患者中有 6 名(19%)在住院期间死亡,而被分配到低分子量肝素组的 34 名中有 0 名在住院期死亡[低分子量肝素与普通肝素比较,$RR = 0.073, 95\% \ CI(0.004, 1.240)$]。使用低分子量肝素治疗的患者更经常在 3 个月后完全康复[$RR = 1.37, 95\% \ CI(1.02, 1.83)$]。在普通肝素组中,有 3 名患者发生了大出血(均为颅外),而在低分子量肝素组中,有 0 名发生了大出血[$RR = 0.13, 95\% \ CI(0.007, 2.510)$]。这项试验有一些方法上的限制。一项非随机研究的结果认为,低分子量肝素比普通肝素有更好的预后[死亡或依赖性的调整后概率(OR)为 0.42,$95\% \ CI(0.18, 1.00)$]和更少的新发颅内出血[调整后 $OR = 0.29, 95\% \ CI(0.07, 1.30)$]。

3.主题:在急性期 CVT 使用溶栓和血栓清除术

■ 临床问题:在急性期 CVT 患者中,对比抗凝治疗,使用溶栓治疗能改善临床预后吗?

目前还没有公布关于 CVT 溶栓治疗的随机试验。有一项正在进行的试验,对患有 CVT 且预后不佳的成年患者随机进行血管内溶栓治疗或对照治疗。最近的一项系统评价计算出主要出血性并发症的平均发生率为 9.8%[$95\% \ CI(5.3\%, 15.6\%)$]:有症状的颅内出血发生率为 7.6%,死亡率为 9.2%。一项系统回顾(包括 185 名接受机械血栓清除术的患者)发现平均再通率(部分或全部再通)为 95%。

证据的质量被判定为非常低,因为所有的研究都是观察性的,具有很高的偏倚风险。

CVT 风险评分<3 分的急性 CVT 患者或没有昏迷、精神状态紊乱、深静脉系统血栓形成、颅内出血患者,其不良后果的风险非常低。因此,让他们接受积极的和可能有害的治疗是不明智的,如溶栓治疗。另外,正在进行的 CVT 的溶栓或抗凝随机试验也在排除这类低风险患者。

4.主题:抗凝时间

■ 临床问题 1:对于 CVT 患者,长期抗凝治疗(≥6 个月)与短期抗凝治疗(<6 个月)相比,是否

能改善预后?

临床问题2:对于曾经患过CVT的患者,与短期抗凝治疗相比,长期抗凝治疗是否能减少VTE的复发?

目前还没有随机对照试验、前瞻性对照研究或病例对照研究来评估口服抗凝剂预防复发性CVT和其他VTE的最佳时间。1项包括706名患者的回顾性研究,随访时间中位数为40个月,报道4.4%的患者出现CVT复发,6.5%的患者出现非脑部VTE,在抗凝治疗停止后复发的总发生率为23.6起/1 000患者年[95%*CI*(17.8,28.7)]和35.1起/1 000患者年[95%*CI*(27.7,44.4)]。在1项包括624名CVT患者的前瞻性队列研究中,其中2.2%的患者复发了CVT,4.3%的患者在其他部位发生了VTE,在复发时有较高的抗凝患者比例(58.3%的VTE和64.3%的CVT复发患者)。在所有VTE中,63%发生在第1年。在另一个由145名患者组成的队列,研究者对停止抗凝治疗的患者进行跟踪(治疗时间中位数为12个月),所有VTE患者复发率为2.03/100人年,CVT患者复发率为0.53/100人年。因此,对于这些情况与高复发风险相关的患者,以及正在进行的试验结果出来之前治疗的患者(急性CVT后正在进行的口服抗凝药治疗),我们建议采用有时间限制的口服抗凝药治疗(3~12个月)。

5. 主题:新的口服抗凝药

临床问题:在CVT患者中,对比传统抗凝药(肝素、维生素K拮抗剂),直接口服抗凝药(DOAC)可以改善临床预后并降低出血性并发症和血栓复发风险吗?

2个案例系列汇报了CVT患者应用直接口服抗凝药(利伐沙班和达比加群酯)的情况,所有患者在急性期都接受了肝素治疗,无一例出现重大的出血性并发症或血栓复发。

(二)颅内高压的治疗

1. 主题:腰椎穿刺治疗

临床问题1:对于有颅内压升高症状或体征的急性CVT患者,治疗性腰椎穿刺与标准治疗相比是否能改善预后?

临床问题2:对于以前患有CVT且有颅内压升高症状或体征的患者,治疗性腰椎穿刺是否能改善头痛或视觉障碍?

我们发现没有研究评估治疗性腰椎穿刺对CVT患者预后、头痛或视觉障碍的影响。一项前瞻性研究对59名CVT患者中出现的44名(75%)孤立性颅内高压患者进行了腰椎穿刺治疗,总的结果是好的,但没有足够的数据来评价这种干预的效果。ISCVT研究对224名(35.9%)患者进行了诊断性腰椎穿刺,在有或没有腰椎穿刺的患者之间出现以下情况("急性死亡""住院后病情恶化""6个月内死亡或依赖"或"完全康复")的频率没有差异。此外,接受治疗性腰椎穿刺的患者的结果与其他患者相似。

2. 主题:乙酰唑胺和利尿剂

临床问题1:对于有颅内压升高症状或体征的急性CVT患者,与标准治疗相比,使用碳酸酐酶抑制剂治疗是否能改善疗效?

临床问题2:对于以前患有CVT并且有颅内压升高的症状或体征的患者,使用碳酸酐酶抑制剂治疗能否改善头痛或视觉障碍?

目前还没有关于碳酸酐酶抑制剂或利尿剂对 CVT 患者预后影响的随机对照试验。相关信息仅限于 1 个病例系列和 1 个非随机研究。关于碳酸酐酶抑制剂或利尿剂对 CVT 患者头痛和视力下降的影响，没有可靠或无偏倚信息。

在所有关键结果中，临床问题 1 的证据总体质量较低，临床问题 2 的总体质量非常低。

3. 主题：类固醇

▌临床问题：对于有颅内压升高症状或体征的急性 CVT 患者，使用类固醇治疗是否能改善预后？

只有 1 项前瞻性的非随机研究评估了类固醇对 CVT 的疗效。在这项研究中，无论患者是否接受类固醇治疗，都没有发现不良后果的显著差异。使用类固醇治疗无脑实质病变的患者预后较差。当患者根据预后因素的数量进行分层时，使用类固醇治疗仍与较好的预后无关。在 1 项评估与白塞综合征相关的 CVT 患者的系统评价中，包括干预治疗的现有数据，90% 以上的白塞综合征相关 CVT 患者接受了皮质类激素治疗。有几个病例报告和一个 5 例系统性红斑狼疮相关的 CVT 系列，其中还包括对另外 5 个用类固醇治疗的已发表病例的回顾，所有病例都有改善。欧洲抗风湿病联盟（EULAR）对白塞综合征的治疗建议是用皮质类激素治疗硬脑膜窦血栓。

4. 主题：分流（脑室外引流、脑室–腹腔分流、脑室–心房或脑室–颈部分流）

▌临床问题 1：对于急性或近期的 CVT 和即将发生脑疝的实质病变的患者，与标准治疗相比，分流（不进行其他手术治疗）能否改善疗效？

▌临床问题 2：对于急性或近期发生的 CVT 和脑积水患者，与标准治疗相比，分流（无其他手术治疗）能否改善预后？

CVT 很少引起严重的脑积水，一些例外是颅后窝占位性病变或脑室内出血的病例。在丘脑水肿导致深静脉系统血栓形成和较大大脑半球病变并发对侧 CVT 的情况下，可以发现轻微的脑室扩张。一项系统回顾发现只有 15 名 CVT 患者接受了分流治疗，这些患者的死亡率为 22.2%，死亡或依赖率为 55.6%，严重依赖率为 16.7%。3 名颅内高压且无实质病变的患者接受了脑室–腹腔分流术治疗，并恢复独立。在最近的一个病例系列中，14 名 CVT 的急性脑积水患者，只有 1 名患者进行了分流术治疗，该患者最后还是死亡了。

证据的质量被判定为非常低，因为所有的研究都是观察性的，具有很高的偏倚风险。考虑急性脑积水分流术的疗效缺乏证据，以及安全问题和分流术的潜在救命作用，专家小组决定不制定关于急性脑积水分流术治疗的建议。

5. 主题：减压手术

▌临床问题：对于急性 CVT 和即将发生脑疝的实质性病变的患者，对比传统治疗，减压手术（偏侧颅骨切除术或血肿切除）是否可以改善预后？

没有发现随机对照试验，但有几个病例系列、2 个系统评价和 2 个非随机对照研究比较了减压手术和不手术。接受减压手术（偏侧颅骨切除术或血肿清除术）治疗的患者平均死亡率为 18.5%，死亡或残疾率为 32.2%，严重依赖率仅为 3.4%，完全康复率为 30.7%。尽管数字不高，但这 2 项非随机对照研究的结果表明，减压手术可以防止死亡，也不会导致额外的严重残疾。

尽管关于 CVT 的证据质量不高，但专家小组还是决定制定强有力的建议。

6. 主题:癫痫的预防和抗癫痫药物

▌临床问题 1:在急性或近期 CVT 患者中,与不使用抗癫痫治疗相比,抗癫痫药物是否能改善预后?

▌临床问题 2:在急性或近期 CVT 患者中,抗癫痫药物与不进行抗癫痫治疗相比,能否防止癫痫发作?

抗癫痫药物对 CVT 后癫痫发作的一级和二级预防作用的 Cochrane 系统回顾发现,缺乏有关这一适应证的证据。在一些研究中,癫痫发作与急性死亡有关,但这一发现并没有得到一致的报道,没有研究报道抗癫痫治疗与功能恢复之间的联系。关于预防癫痫发作,一项研究报道在幕上病变和出现癫痫发作的患者中使用抗癫痫药物可减少早期癫痫发作的风险[$OR=0.006$,$95\% CI(0.001,0.050)$]。在一些研究中,幕上病变是预测癫痫发作的一个因素。

癫痫发作在 CVT 中很常见,可能是早期死亡的一个原因,这也是将建议的推荐强度从不确定提升到弱的原因。

出于对长期使用抗癫痫药物的安全考虑,专家小组没有对预防 CVT 后的癫痫远期发作提出建议。

本指南关于治疗的建议见表 3-5。

表 3-5　治疗建议

条目	推荐	证据质量	推荐强度
急性抗凝治疗	推荐急性期 CVT 成年患者使用治疗剂量肝素治疗。也适用于有颅内出血基础的患者	中	强
急性期 CVT 肝素使用类型	推荐急性期 CVT 成年患者使用低分子量肝素而不是普通肝素治疗,但不适用于对低分子量肝素禁忌的患者(如肾功能不足),也不适用于需要快速逆转抗凝血作用的情况(如正在接受神经外科干预的患者)	低	弱
急性期 CVT 使用溶栓和血栓清除术	无	非常低	不确定
抗凝时间	建议在 CVT 治疗后的一段时间(3~12 个月)内使用口服抗凝药(维生素 K 拮抗剂)预防 CVT 复发和其他静脉血栓事件	非常低	弱
新型口服抗凝药	不推荐使用直接口服抗凝药治疗 CVT,尤其是在急性期	非常低	弱
腰椎穿刺治疗	无	非常低	不确定
乙酰唑胺和利尿剂	建议急性期 CVT 患者不使用乙酰唑胺来预防死亡或改善功能预后	低	弱
类固醇	建议急性期 CVT 患者不使用类固醇来预防死亡或改善功能预后	低	弱
分流	建议不对急性期 CVT 和脑实质损伤致急迫脑疝患者使用常规分流(没有其他外科治疗)来预防死亡	非常低	弱

续表 3-5

条目	推荐	证据质量	推荐强度
减压手术	建议对脑实质损伤导致急迫脑疝形成的急性期 CVT 患者使用减压手术来预防死亡	低	强
癫痫的预防和抗癫痫药物	建议有幕上损伤和癫痫的急性期 CVT 患者使用抗癫痫药物来预防癫痫早期复发	低	弱

三、脑静脉血栓形成后的妊娠和避孕管理

(一)主题:妊娠期 CVT

■ 临床问题:在患有 CVT 的孕妇和产褥期女性中,使用抗凝血药治疗是否能改善疗效而不对母亲和胎儿造成重大风险?

一项在印度进行的研究描述了同段时间入院的 73 名患有 CVT 的产褥期女性接受低剂量皮下肝素治疗和 77 名未接受肝素治疗的患者的结果。研究者报道了在肝素治疗的产褥期患者中一个更有利的结果(8 例对比 19 例死亡),并且产褥期没有新的出血(颅内或全身)。但由于患者人数较少,证据质量不高,因此这些发现不能被有力推广。在一项研究中,19 例妊娠期 CVT 患者接受全剂量低分子量肝素治疗,没有出现出血性并发症,也没有婴儿死亡(妊娠期和产后 3 个月内)、新生儿出血或先天性畸形。在另一个 15 名产褥期亚洲 CVT 患者的回顾性系列研究中,也没有发生产科大出血。在我们系统回顾的 CVT 队列中,也没有发现与抗凝有关的产科(产妇或胎儿)出血并发症的报道。Misra 等人的抗凝试验包括 12 名与妊娠有关的 CVT 患者,虽然有两名接受普通肝素治疗的患者出现了阴道出血,但没有提及孕妇或产褥期女性的具体产科并发症。

(二)主题:CVT 后的避孕措施

■ 临床问题:在以前有 CVT 的女性中,使用联合口服激素避孕药是否会增加复发性 CVT 或其他 VTE 的风险?

一些研究和最近的系统回顾表明,口服避孕药会增加 CVT 的风险,总的 RR 为 7.6。如果是血栓倾向的患者,这一风险甚至更高。激素因素(使用口服避孕药或其他避孕方法)对 CVT 的影响比对下肢深静脉血栓的影响更大。与口服避孕药有关的风险增加在新一代产品中仍然存在。此外,我们没有发现任何关于曾有过 CVT 的女性复发 VTE 风险的研究。考虑到现有的数据,有可能在第一次发生 CVT 后,避免使用口服避孕药可能会降低静脉血栓复发的概率。

(三)主题:CVT 后妊娠的安全性

■ 临床问题 1:在有 CVT 病史的女性中,不禁忌未来妊娠的策略与 CVT 或其他 VTE 的复发及不良的妊娠结果有关吗?

由于明显的伦理原因,没有随机研究可以解决这个问题,妊娠的结果只能在孕妇中进行评估。

因此,为了尝试制定有关妊娠的建议,我们回顾了有关以下临床问题的证据。

(1)在以前有 CVT 病史的女性中,与妊娠相关的 CVT 复发或其他 VTE 的风险是否增加?(下肢或上肢深静脉血栓、肺栓塞、腹腔或盆腔静脉血栓)

与没有 CVT 病史的人相比,有过 CVT 的女性在未来发生 CVT 和非大脑性 VTE 的风险会增加。一项对已发表的观察性研究的系统回顾共报道了 217 例妊娠,发现与妊娠有关的静脉血栓绝对风险较低。与一般人群中描述的基线风险相比,复发 CVT 和其他 VTE 的相对比例明显较高。

(2)在有 CVT 病史的女性中,不良妊娠结局的风险是否增加?

尽管在不同的研究中差异很大,但通常估计自然流产发生在 10% ~15% 的临床确认的妊娠中。而以前基于自我报告数据的研究报道了自然流产率约为 20%。观察性研究的系统回顾结果没有显示在有 CVT 病史的患者中自然流产率显著增加[18%(33/186),95% CI(13%,24%)]。

▌ 临床问题 2:对于以前有 CVT 病史的孕妇,使用抗血栓药物的预防措施是否能降低血栓栓塞事件的风险或影响妊娠结局?

有关曾患 CVT 的孕妇使用抗血栓预防的数据主要是具有重要的方法学局限性的小型观察性研究。一项 13 项观察性研究的系统回顾描述了有 CVT 病史的孕妇和 VTE 的女性的抗血栓预防的使用(包括 CVT 复发和非脑部 VTE)情况,发现 1 个 CVT 复发和 3 个 VTE 复发。该复发的 CVT 和 3 例非脑性 VTE 中的 2 例发生在没有接受任何抗血栓预防的女性身上。鉴于直接证据的质量不高,研究者也审查了其他患者群体中血栓预防的间接证据。一项 Cochrane 系统评价确定了 2 项小型随机对照试验,评估了对既往有非脑性 VTE 的孕妇进行预防的安全性和有效性,也显示出有利于抗血栓预防的趋势,而且出血性并发症没有增加。关于血栓预防对妊娠结局的影响,一项系统评价倾向于接受抗血栓药物治疗的患者的流产率降低(19% 与 11%)。

考虑到现有的证据表明该人群的 VTE 风险增加,特别是 CVT 复发,以及接受抗血栓治疗的女性自然流产率降低的趋势,其他患者群体的血栓预防效果的间接证据,以及不太可能实施大规模的随机试验来测试妊娠的 CVT 患者的此适应证,专家小组决定将该建议的推荐强度从不确定提升到弱。

本指南关于 CVT 后妊娠和避孕问题的管理建议见表 3-6。

表 3-6 CVT 妊娠和避孕管理建议

条目	推荐	证据质量	推荐强度
CVT 后妊娠的安全性	对于所有以前有 CVT 病史的妇女,建议告知其在以后的妊娠过程中 VTE 和自然流产的绝对值和 *RR*。不要仅根据过去的 CVT 病史而禁止未来妊娠	低	弱
	建议在妊娠/产褥期有 CVT 病史且无预防性治疗的禁忌证或有治疗剂量的抗凝血指征的孕妇使用皮下注射低分子量肝素	低	弱

四、总结与展望

1. 指南的局限　与其他相对罕见的疾病一样,支持 CVT 诊断和治疗决策的证据正在慢慢积累,但仍然较少。关于诊断,研究主要关注准确性和预测价值,很少有资料说明进行诊断测试的影响及测试结果对患者预后的影响。关于治疗,在 CVT 中进行的随机对照试验很少,而且大多数现有的随机对照试验的样本量很小,并存在其他方法学问题。大部分的证据来自观察性研究,而这些研究在评估干预措施的疗效方面的偏差是众所周知的。

2. 未来方向　多中心学术合作是提高人们对 CVT 认识的一个关键因素。单中心研究总是效能不足和出现偏倚,而且由于 CVT 的发病率相对较低,业界不太可能支持 CVT 的实验研究。在未来的几年里,关于一些不确定问题(如血栓切除术、直接口服抗凝药、减压手术、CVT 后妊娠、口服抗凝药的持续时间)的大量观察性研究和治疗试验将提高目前支持 CVT 治疗的证据水平。

(郭新宾　魏　森　马武林　马亚静　管　生)

参考文献

[1] SAPOSNIK G,BARINAGARREMENTERIA F,BROWN R D JR,et al. Diagnosis and management of cerebral venous thrombosis:a statement for healthcare professionals from the American Heart Association/American Stroke Association[J]. Stroke,2011,42(4):1158-1192.

[2] ZUURBIER S M,ARNOLD M,MIDDELDORP S,et al. Risk of cerebral venous thrombosis in obese women[J]. JAMA Neurol,2016,73(5):579-584.

[3] CAPECCHI M,ABBATTISTA M,MARTINELLI I. Cerebral venous sinus thrombosis[J]. J Thromb Haemost,2018,16(10):1918-1931.

[4] VAN DAM L F,VAN WALDERVEEN M A A,KROFT L J M,Current imaging modalities for diagnosing cerebral vein thrombosis-a critical review[J]. Thromb Res,2020,189:132-139.

[5] COUTINHO J M,VAN DEN BERG R,ZUURBIER S M,et al. Small juxtacortical hemorrhages in cerebral venous thrombosis[J]. Ann Neurol,2014,75(6):908-916.

[6] 中华医学会神经病学分会,中华医学会神经病学分会脑血管病学组. 中国颅内静脉血栓形成诊断和治疗指南 2019[J]. 中华神经科杂志,2020,53(9):648-663.

[7] COUTINHO J M,GERRITSMA J J,ZUURBIER S M,et al. Isolated cortical vein thrombosis:systematic review of case reports and case series[J]. Stroke,2014,45(6):1836-1838.

［8］CAVALCANTI D D,RAZ E,SHAPIRO M,et al. Cerebral venous thrombosis associated with COVID-19［J］. AJNR Am J Neuroradiol,2020,41（8）:1370-1376.

［9］SINGH R,COPE W P,ZHOU Z,et al. Isolated cortical vein thrombosis:case series［J］. J Neurosurg,2015,123（2）:427-433.

［10］BAI Y,DONG L S,YU C Y,et al. Case report:surgical thrombectomy in a patient with isolated cortical vein thrombosis previously misdiagnosed as brain tumor［J］. Front Oncol,2022,12:977038.

［11］SILVIS S M,DE SOUSA D A,FERRO J M,et al. Cerebral venous thrombosis［J］. Nature Reviews Neurology,2017,13（9）:555-565.

［12］BARBOZA M A,MEJÍAS C,COLIN-LUNA J,et al. Intracranial venous collaterals in cerebral venous thrombosis:clinical and imaging impact［J］. J Neurol Neurosurg Psychiatry,2015,86（12）:1314-1318.

［13］GOYAL M,FLADT J,COUTINHO J M,et al. Endovascular treatment for cerebral venous thrombosis:current status,challenges,and opportunities［J］. J Neuro Intervent Surg,2022,14（8）:788-793.

［14］COUTINHO J M,ZUURBIER S M,BOUSSER M-G,et al. Effect of endovascular treatment with medical management vs standard care on severe cerebral venous thrombosis:the TO-ACT randomized clinical trial［J］. JAMA Neurol,2020,77（8）:966-973.

［15］ILYAS A,CHEN C-J,RAPER D M,et al. Endovascular mechanical thrombectomy for cerebral venous sinus thrombosis:a systematic review［J］. J Neurointerv Surg,2017,9（11）:1086-1092.

［16］COUTINHO J M,ZUURBIER S M,ARAMIDEH M,et al. The incidence of cerebral venous thrombosis:a cross-sectional study［J］. Stroke,2012,43（1）:3375-3377.

［17］KRISTOFFERSEN E S,HARPER C E,VETVIK K G,et al. Incidence and mortality of cerebral venous thrombosis in a Norwegian population［J］. Stroke,2020,51（10）:3023-3029.

［18］COUTINHO J M,ZUURBIER S M,STAM J. Declining mortality in cerebral venous thrombosis:a systematic review［J］. Stroke,2014,45（5）:1338-1341.

［19］CANEDO-ANTELO M,BALEATO-GONZÁLEZ S,MOSQUEIRA A J,et al. Radiologic clues to cerebral venous thrombosis［J］. Radiographics,2019,39（6）:1611-1628.

［20］STAM J. Thrombosis of the cerebral veins and sinuses［J］. N Engl J Med,2005,352（17）:1791-1798.

［21］FIELD T S,Hill M D. Cerebral venous thrombosis［J］. Stroke,2019,50（6）:1598-1604.

［22］LETOURNEAU-GUILLON L,KRINGS T. Simultaneous arteriovenous shunting and venous congestion identification in dural arteriovenous fistulas using susceptibility-weighted imaging:initial experience［J］. AJNR Am J Neuroradiol,2012,33（2）:301-307.

［23］CHANDRASHEKAR A,SINGH G,JONAH G,et al. Mechanical and biochemical role of fibrin within a venous thrombus［J］. Eur J Vasc Endovasc Surg,2018,55（3）:417-424.

［24］FREI D,HUDDLE D,BELLON R,et al. O-009 mechanical balloon thromboembolectomy for the treatment of cerebral venous sinus thrombosis（CVT）:a restropsective analysis of safety and efficacy in 65 consecutive patients［J］. J Neurointerv Surg,2011,3:A4-A5.

[25] MEDZHITOV R. Inflammation 2010: new adventures of an old flame[J]. Cell,2010,140(6): 771-776.

[26] HU X M,LI P Y,GUO Y L,et al. Microglia/macrophage polarization dynamics reveal novel mechanism of injury expansion after focal cerebral ischemia[J]. Stroke,2012,43(11):3063-3070.

[27] ZHOU Y,WANG Y C,WANG J,et al. Inflammation in intracerebral hemorrhage:from mechanisms to clinical translation[J]. Prog Neurobiol,2014,115:25-44.

[28] LIU L R,LIU J C,BAO J S,et al. Interaction of microglia and astrocytes in the neurovascular unit[J]. Front Immunol,2020,11:1024.

[29] JHA M K,JO M,KIM J H,et al. Microglia-astrocyte crosstalk:an intimate molecular conversation[J]. Neuroscientist,2019,25(3):227-240.

[30] PETROVIC-DJERGOVIC D,GOONEWARDENA S N,PINSKY D J. Inflammatory disequilibrium in stroke[J]. Circ Res,2016,119(1):142-158.

[31] DEL GIUDICE M,GANGESTAD S W. Rethinking IL-6 and CRP:why they are more than inflammatory biomarkers,and why it matters[J]. Brain Behav Immun,2018,70:61-75.

[32] SAHA P,SMITH A. TNF-alpha(tumor necrosis factor-alpha)[J]. Arterioscler Thromb Vasc Biol, 2018,38(11):2542-2543.

[33] DE SOUSA D A,PEREIRA-SANTOS M C,SERRA-CAETANO A,et al. Matrix metalloproteinase-9 levels are associated with brain lesion and persistent venous occlusion in patients with cerebral venous thrombosis[J]. Thromb Haemost,2021,121(11):1476-1482.

[34] FRANKE M,BIEBER M,KRAFT P,et al. The NLRP3 inflammasome drives inflammation in ischemia/reperfusion injury after transient middle cerebral artery occlusion in mice[J]. Brain Behav Immun,2021,92:223-233.

[35] ZUURBIER S M,HILTUNEN S,TATLISUMAK T,et al. Admission hyperglycemia and clinical outcome in cerebral venous thrombosis[J]. Stroke,2016,47(2):390-396.

[36] HAGHIGHI A B,EDGELL R C,CRUZ-FLORES S,et al. Mortality of cerebral venous-sinus thrombosis in a large national sample[J]. Stroke,2012,43(1):262-264.

[37] VON BRUHL M L,STARK K,STEINHART A,et al. Monocytes,neutrophils,and platelets cooperate to initiate and propagate venous thrombosis in mice in vivo[J]. J Exp Med,2012,209(4):819-835.

[38] KLEIN P,SHU L,NGUYEN T N,et al. Outcome prediction in cerebral venous thrombosis:the IN-REvASC score[J]. J Stroke,2022,24(3):404-416.

[39] DENTALI F,POLI D,SCODITTI U,et al. Long-term outcomes of patients with cerebral vein thrombosis:a multicenter study[J]. J Thromb Haemost,2012,10(7):1297-1302.

[40] JI K X,ZHOU C,WU L F,et al. Risk factors for severe residual headache in cerebral venous thrombosis[J]. Stroke,2021,52(2):531-536.

[41] FERRO J M,COUTINHO J M,DENTALI F,et al. Safety and efficacy of dabigatranetexilate vs dose-adjusted warfarin in patients with cerebral venous thrombosis:a randomized clinical trial[J]. JAMA Neurol,2019,76(12):1457-1465.

［42］LI G W,ZENG X W,HUSSAIN M,et al. Safety and validity of mechanical thrombectomy and thrombolysis on severe cerebral venous sinus thrombosis［J］. Neurosurgery,2013,72(5):730-738.

［43］HILTUNEN S,PUTAALA J,HAAPANIEMI E,et al. Long-term outcome after cerebral venous thrombosis:analysis of functional and vocational outcome,residual symptoms,and adverse events in 161 patients［J］. J Neurol,2016,263(3):477-484.

［44］JI K,WU L,ZHAO W,et al. Anticoagulation delay does not affect the functional outcome of cerebral venous thrombosis［J］. Aging(Albany NY),2020,12(12):11835-11842.

［45］SIMARD J M,KENT T A,CHEN M,et al. Brain oedema in focal ischaemia:molecular pathophysiology and theoretical implications［J］. Lancet Neurol,2007,6(3):258-268.

［46］AZEEMUDDIN M,AWAIS M,MUBARAK F,et al. Prevalence of subarachnoid haemorrhage among patients with cranial venous sinus thrombosis in the presence and absence of venous infarcts［J］. Neuroradiol J,2018,31(5):496-503.

［47］ARAUZ A,VARGAS-GONZÁLEZ J C,ARGUELLES-MORALES N,et al. Time to recanalisation in patients with cerebral venous thrombosis under anticoagulation therapy［J］. J Neurol Neurosurg Psychiatry,2016,87(3):247-251.

［48］BOSSONI A S,PERES M F P,LEITE C D C,et al. Headache at the chronic stage of cerebral venous thrombosis［J］. Cephalalgia,2022,42(14):1476-1486.

［49］LIU K C,BHATTI M T,CHEN J J,et al. Presentation and progression of papilledema in cerebral venous sinus thrombosis［J］. Am J Ophthalmol,2020,213:1-8.

［50］XIAO M,HUANG X. Optic neuropathy,a warning for cerebral venous sinus thrombosis and underlying dural arteriovenous fistulae［J］. J Int Med Res,2022,50(7):3000605221078071.

［51］LUO Y X,TIAN X,WANG X F. Diagnosis and treatment of cerebral venous thrombosis:a review［J］. Front Aging Neurosci,2018,10:2.

［52］D'ANTONA L,MCHUGH J A,RICCIARDI F,et al. Association of intracranial pressure and spontaneous retinal venous pulsation［J］. JAMA Neurol,2019,76(12):1502-1505.

［53］VIJAY V,MOLLAN S P,MITCHELL J L,et al. Using optical coherence tomography as a surrogate of measurements of intracranial pressure in idiopathic intracranial hypertension［J］. JAMA Ophthalmol,2020,138(12):1264-1271.

［54］LINDGREN E,SILVIS S M,HILTUNEN S,et al. Acute symptomatic seizures in cerebral venous thrombosis［J］. Neurology,2020,95(12):e1706-e1715.

［55］VAN KAMMEN M S,LINDGREN E,SILVIS S M,et al. Late seizures in cerebral venous thrombosis［J］. Neurology,2020,95(12):e1716-e1723.

［56］YANG H J,RAJAH G,GUO A C,et al. Pathogenesis of epileptic seizures and epilepsy after stroke［J］. Neurol Res,2018,40(6):426-432.

［57］DING H,XIE Y,LI L,et al. Clinical features of seizures after cerebral venous sinus thrombosis and its effect on outcome among Chinese Han population［J］. Stroke Vasc Neurol,2017,2(4):184-188.

［58］LI H,CUI L,CHEN Z,et al. Risk factors for early-onset seizures in patients with cerebral venous sinus thrombosis：a meta-analysis of observational studies[J]. Seizure,2019,72:33-39.

[59] DAVOUDI V, KEYHANIAN K, SAADATNIA M. Risk factors for remote seizure development in patients with cerebral vein and dural sinus thrombosis[J]. Seizure,2014,23(2):135-139.

[60] ULUDUZ D, MIDI I, DUMAN T, et al. Epileptic seizures in cerebral venous sinus thrombosis：subgroup analysis of VENOST study[J]. Seizure,2020,78:113-117.

[61] BUGNICOURT J M, GUEGAN-MASSARDIER E, ROUSSEL M, et al. Cognitive impairment after cerebral venous thrombosis：a two-center study[J]. J Neurol,2013,260(5):1324-1331.

[62] GUO J L, WANG J J, SUN W, et al. The advances of post-stroke depression：2021 update[J]. J Neurol,2022,269(3):1236-1249.

[63] LIU L, JIANG H, WEI H, et al. Risk factors of impaired employability after cerebral venous thrombosis[J]. CNS Neurosci Ther,2023,29(4):1086-1093.

[64] NARSINH K H, HUI F, DUVVURI M, et al. Management of vascular causes of pulsatile tinnitus[J]. J Neurointerv Surg,2022,14(11):1151-1157.

[65] ROPPER A H, KLEIN J P. Cerebral venous thrombosis[J]. N Engl J Med,2021,385(1):59-64.

[66] ZUURBIER S M, HILTUNEN S, LINDGREN E, et al. Cerebral venous thrombosis in older patients[J]. Stroke,2018,49(1):197-200.

[67] KALITA J, MISRA U K, SINGH V K, et al. Predictors and outcome of status epilepticus in cerebral venous thrombosis[J]. J Neurol,2019,266(2):417-425.

[68] SOYER B, RUSCA M, LUKASZEWICZ A C, et al. Outcome of a cohort of severe cerebral venous thrombosis in intensive care[J]. Ann Intensive Care,2016,6(1):29.

[69] SADIK J-C, JIANU D C, SADIK R, et al. Imaging of cerebral venous thrombosis[J]. Life(Basel),2022,12(8):1215.

[70] RIZZO L, CRASTO S G, RUDA R, et al. Cerebral venous thrombosis：role of CT, MRI and MRA in the emergency setting[J]. Radiol Med,2010,115(2):313-325.

[71] BONATTI M, VALLETTA R, LOMBARDO F, et al. Accuracy of unenhanced CT in the diagnosis of cerebral venous sinus thrombosis[J]. Radiol Med,2021,126(3):399-404.

[72] ALSAFI A, LAKHANI A, JONES L C, et al. Cerebral venous sinus thrombosis, a nonenhanced CT diagnosis?[J]. Radiol Res Pract,2015,2015:581437.

[73] HALLER S, HAACKE E M, THURNHER M M, et al. Susceptibility-weighted imaging：technical essentials and clinical neurologic applications[J]. Radiology,2021,299(1):3-26.

[74] SADIGH G, MULLINS M E, SAINDANE A M. Diagnostic performance of mri sequences for evaluation of dural venous sinus thrombosis[J]. AJR Am J Roentgenol,2016,206(6):1298-1306.

[75] YANG Q, DUAN J G, FAN Z Y, et al. Early detection and quantification of cerebral venous thrombosis by magnetic resonance black-blood thrombus imaging[J]. Stroke, 2016, 47(2):404-409.

[76] NIU P P, YU Y, GUO Z N, et al. Diagnosis of non-acute cerebral venous thrombosis with 3D T1-weighted black blood sequence at 3T[J]. J Neurol Sci,2016,367:46-50.

［77］YANG X X,WU F,LIU Y H,et al. Diagnostic performance of MR black-blood thrombus imaging for cerebral venous thrombosis in real-world clinical practice［J］. Eur Radiol,2022,32（3）:2041-2049.

［78］COUTINHO J,DE BRUIJN S F,DEVEBER G,et al. Anticoagulation for cerebral venous sinus thrombosis［J］. Cochrane Database Syst Rev,2011,2011（8）:CD002005.

［79］DE SOUSA D A,LUCAS NETO L,ARAUZ A,et al. Early recanalization in patients with cerebral venous thrombosis treated with anticoagulation［J］. Stroke,2020,51（4）:1174-1181.

［80］ZUURBIER S M,COUTINHO J M,STAM J,et al. Clinical outcome of anticoagulant treatment in head or neck infection-associated cerebral venous thrombosis［J］. Stroke,2016,47（5）:1271-1277.

［81］YAGHI S,SHU L,BAKRADZE E,et al. Direct oral anticoagulants versus warfarin in the treatment of cerebral venous thrombosis（ACTION-CVT）:a multicenter international study［J］. Stroke,2022,53（3）:728-738.

［82］GUO X B,GUAN S,FAN Y,et al. Local thrombolysis for severe cerebral venous sinus thrombosis［J］. AJNR Am J Neuroradiol,2012,33（6）:1187-1190.

［83］DE SOUSA D A,LUCAS NETO L,CANHÃO P,et al. Recanalization in cerebral venous thrombosis［J］. Stroke,2018,49（8）:1828-1835.

［84］DASHTI S R,HU Y C,YAO T,et al. Mechanical thrombectomy as first-line treatment for venous sinus thrombosis:technical considerations and preliminary results using the AngioJet device［J］. J Neurointerv Surg,2013,5（1）:49-53.

［85］SUNDAR K,PAULRAJ S,CHOUDHURY S R,et al. Successful endovascular treatment of cerebral venous thrombosis with a novel, larger aspiration catheter（REACT）:a case report［J］. Neurointervention,2021,16（1）:83-87.

［86］SIDDIQUI F M,DANDAPAT S,BANERJEE C,et al. Mechanical thrombectomy in cerebral venous thrombosis:systematic review of 185 cases［J］. Stroke,2015,46（5）:1263-1268.

［87］GEISBUSCH C,RICHTER D,HERWEH C,et al. Novel factor Ⅹa inhibitor for the treatment of cerebral venous and sinus thrombosis:first experience in 7 patients［J］. Stroke,2014,45（8）:2469-2471.

［88］MENDONÇA M D,BARBOSA R,CRUZ-E-SILVA V,et al. Oral direct thrombin inhibitor as an alternative in the management of cerebral venous thrombosis:a series of 15 patients［J］. Int J Stroke,2015,10（7）:1115-1118.

［89］DE SOUSA D A,MESTRE T,FERRO J M. Cerebral venous thrombosis in Behcet's disease:a systematic review［J］. J Neurol, 2011,258（5）:719-727.

［90］ZUURBIER S M,VAN DEN BEG R,TROOST D,et al. Hydrocephalus in cerebral venous thrombosis［J］. J Neurol,2015,262（4）:931-937.

［91］FERRO J M,CRASSARD I,COUTINHO J M,et al. Decompressive surgery in cerebrovenous thrombosis:a multicenter registry and a systematic review of individual patient data［J］. Stroke,2011,42（10）:2825-2831.

［92］KALITA J，CHANDRA S，MISRA U K. Significance of seizure in cerebral venous sinus thrombosis［J］. Seizure，2012，21（8）：639-642.

［93］BAIN E，WILSON A，TOOHER R，et al. Prophylaxis for venous thromboembolic disease in pregnancy and the early postnatal period［J］. Cochrane Database Syst Rev，2014（2）：CD001689.

第四章

特发性颅内高压症与脑静脉窦狭窄

第一节　特发性颅内高压症的病理生理机制

特发性颅内高压症(IIH)的特征是颅内压升高和视神经盘水肿,而在神经影像学上没有可识别的继发原因,脑脊液成分正常,其通常发生在 15～45 岁的年轻肥胖女性人群中。IIH 的病理生理学已经被研究了一个多世纪,人们提出了包括脑脊液循环紊乱、激素分泌失调及家族遗传在内的许多可能因素。随着时间的推移,IIH 的病理生理学机制已经被推测出来。围绕颅内压升高,IIH 相关的许多文献都集中在脑脊液分泌过多和/或通过蛛网膜颗粒或胶质淋巴系统的脑脊液吸收减少。要理解中枢神经系统的流体动力学,很重要的就是对正常解剖学和生理学的理解。理解大脑和血液之间的 3 个主要屏障部位:血脑屏障、血-脑脊液屏障和蛛网膜上皮细胞。有关于 IIH 的病理生理在过去 10 年中已经有许多进展,重点是 IIH 诊断的特异性生物标志物。IIH 生物标志物可以反映疾病的原因或结果,并且通过它们的机制和作用来增强其准确性。近期对 IIH 的病理生理学的研究,包括雄激素过载等方面的研究也有了显著的进展。本章通过文献回顾,总结了目前 IIH 的病理生理机制研究进展及其存在的问题。

一、脑脊液分泌

大约 80% 的脑脊液由脉络丛的上皮细胞分泌产生。脉络丛是位于脑室中的器官,其余 20% 的脑脊液由脑室内的室管膜和脑组织本身分泌。脉络丛的功能单元是脉络丛绒毛,其结构是被脉络丛上皮细胞包围的中央有孔毛细血管紧密连接而成,脉络丛绒毛构成血-脑脊液屏障并控制脑脊液的生成。脉络丛上皮细胞在从血液到脑脊液的定向转运、将物质从脑中移除及脑脊液产生的过程中都起到了关键作用。脑脊液循环所需的压力梯度由脉络丛(脑脊液形成部位的最高压力)和蛛网膜颗粒(脑脊液吸收部位的最低压力)之间的静水压力梯度维持。成人脑脊液的总体积约140 mL，脉络丛的分泌速率约为0.2 mL/min或500 mL/d。脉络丛上皮细胞的液体分泌属于离子的单向转运，由顶(腔)和基底(血液)横跨细胞膜的转运蛋白实现，从而产生诱导水跨膜运动的渗透梯度。这些细胞的液体分泌涉及位于顶膜上的钠钾ATP酶、上皮钠通道、氯离子通道(CIC-2)和水通道蛋白-1(AQP-1)，驱动Na^+、Cl^-、K^+、HCO_3^-和水进入脑脊液。氯离子-碳酸氢盐交换器(AE2)和钠离子-碳酸氢盐共转运体(NCBn1、NCBE)位于基底外侧膜上，驱动Na^+、Cl^-和HCO_3^-积聚到脉络丛上皮细胞的细胞质中，最终形成脑脊液。然而，常规渗透力可能无法解释脑脊液的产生速率，并且脑脊液产生的分子机制仍在研究中。渗透过程由AQP-1完成，并且研究已经揭示AQP-1敲除小鼠能减少脑脊液分泌和降低颅内压，但不能完全阻碍脑脊液分泌。有研究提出了Na^+-K^+-$2Cl^-$共转运体1(NKCC1)的水协同转运的新概念，其约占脑脊液产生的50%。这表明NKCC1对水和脑脊液分泌的作用独立于AQP-1，并解释了为什么AQP-1敲除不能完全阻止脑脊液分泌。

二、脑脊液分泌的体内外模型

体外脑脊液分泌测定分为两类：直接评估脑脊液分泌和评估脑脊液分泌的替代物。1998年已使用猪脉络丛培养物评估体外脑脊液分泌，并筛选有可能改变脑脊液分泌的分子。然而，猪不是标准模式生物，所以该试验未在其他中心可靠地重复。啮齿动物脉络丛在原代培养物中不能提供足够的材料，而大量的动物获取标本无法通过伦理审查。因此，脉络丛处的钠钾ATP酶活性在体外被用作脑脊液分泌的替代物，并且其生理学机制清晰。抑制钠钾ATP酶可抑制体内脑脊液分泌基线的80%，因此钠钾ATP酶活性与脑脊液分泌相关。相关测定直接评估离子运动与钠钾ATP酶活性。更重要的是，这些模型可预测药物的体内效应。然而，这些测定仅测量终点，因此数值变化较大。最近，一种新的钠钾ATP酶活性测定方法是通过活细胞成像实时评估钠钾ATP酶活性，并且降低的变异性提供了与其他测定相当的数据。由于NKCC1已被证明与脑脊液分泌相关，因此评估NKCC1和直接转运水的其他通道的活性能更完整地分析分子如何改变脑脊液分泌。但是，数量较多的离子通道中的每一个对总体脑脊液产生的影响尚未完全了解。

体内模型主要用来测量生理参数内的脑脊液分泌情况。总体上看，脑脊液分泌速率实验可以通过脑脊液流体动力学的经典假说来解释。这些技术的优点包括：通过脑室池灌注技术，葡聚糖等标记物只能被新形成的脑脊液稀释；导水管法，通过封闭系统，允许脑室和蛛网膜下腔之间的脑脊液压力保持在生理范围内。然而，在大多数情况下，所使用的技术不是在常规生理数据下进行的[正常脑脊液分泌速率：7 μL/min(猫)，2 μL/min(大鼠)]，这可能会限制其应用。因此目前仍缺乏一种新的能确定生理和病理生理的脑脊液动力学数据的体内模型。

三、脑脊液吸收与蛛网膜颗粒

脑脊液吸收有 3 种主要途径:蛛网膜颗粒、鼻和硬脑膜淋巴管及胶质淋巴系统。脑脊液从蛛网膜周围空间和脑实质内静脉周围空间(连同间质液)的引流遵循两条路径:淋巴流出道和静脉流出道。间质性脑液形成胶质淋巴网络,并最终在窦相关淋巴管中排出,但一部分蛛网膜下脑脊液也到达硬脑膜窦淋巴管。大脑的淋巴系统被描述为从硬脑膜窦延伸到双眼的硬脑膜网络,筛板通过嗅球并沿着硬脑膜动脉和静脉进入硬脑膜,通过解剖孔穿过颅底与相邻血管,运输的脑脊液被排入脑神经鞘,最终加入颈深淋巴结。

脉络丛将脑脊液分泌到其所在的脑室中。室管膜上皮排列在脑室周围,与脑脊液接触。脑脊液和脑实质的间质液被围绕大血管的血管周围空间分开。脑脊液从脑室到蛛网膜下腔有恒定的流动方向。蛛网膜下腔通过蛛网膜颗粒进入硬脑膜静脉系统的开口通常被认为是脑脊液循环回血液的主要部位。在蛛网膜下腔中保持流体静压,允许脑脊液流入硬脑膜窦。由于开口是瓣膜性的,血液不能向反方向透过。尽管有争议,但据报道,超过 90% 的 IIH 患者存在 CVSS,脑静脉窦受压导致蛛网膜颗粒内脑脊液吸收减少和颅内压升高。目前的治疗涉及脑静脉窦支架植入术,其使用支架引导颅内静脉循环以增加脑脊液引流并降低颅内压。相关临床研究也证实 CVSS 在脑室和脑脊液引流后逆转。

四、脑脊液吸收与淋巴系统

脑脊液吸收的第二个途径通过淋巴系统的两个位点发生:鼻腔和淋巴管。在啮齿动物和非人灵长类动物中,至少 50% 的脑脊液引流至淋巴结,并且淋巴引流途径在人类中也进化良好。在人类和啮齿类动物中,树脂灌注研究表明,脑脊液通过蛛网膜下腔到达嗅球的下部,然后穿过筛板并沿着邻近嗅神经的通道流入鼻淋巴管,显示了鼻淋巴管作为脑脊液引流的可能部位。最近,研究表明硬脑膜中存在中枢神经系统淋巴管。中枢神经系统淋巴管与脑脊液接触并促进其引流,这些通道的损伤可以损害脑脊液流动和吸收,如在老龄哺乳动物中脑积水与脑实质中毒性淀粉样 β 蛋白的积累有关。此外,视神经盘水肿中也可能存在淋巴管腔。

通过静脉旁引流途径的第三种液体清除途径,涉及蛛网膜下腔中的脑脊液与脑实质中的间质液之间的液体交换。这些神经胶质淋巴管或"胶质淋巴管"促进脑脊液和间质液通过压力梯度从颅骨到外周的被动移动,这由星形胶质细胞上的水通道蛋白-4 促进。这些途径对正常生理状态和 IIH 的影响并不明确。

五、脑脊液吸收的体内外模型

脑脊液吸收的体外评估较少。体外人体标本蛛网膜肉芽组织证实脑脊液的单向流动。人蛛网膜肉芽组织的培养存在较大困难。目前有少量的脑脊液吸收的体内模型研究，主要用来确定相关动物生理参数（正常脑脊液压力：猫 11.9 cmH_2O；大鼠 9.5 cmH_2O）。可变速率输注技术可用于研究介质对脑脊液吸收抵抗的影响，但属于侵入性研究。淋巴引流的高光谱成像和高分辨率显微术两种成像技术的侵入性较小，是研究脑脊液淋巴吸收的有用工具。

六、脑脊液动力学改变

（一）肥胖和性别

肥胖和女性是 IIH 的已知危险因素。Newborg 的研究首次将控制饮食作为 IIH 的治疗方法，在低热量和低钠饮食后，患者体重减轻，IIH 症状和视神经盘水肿改善。定量研究发现，肥胖的女性 IIH 患者体重减轻 6%，74% 的病例可改善视神经盘水肿和视野缺损。3 个月后，在维持低热量饮食且体重没有增加的情况下进行的重新评估显示，可维持颅内压降低和视神经盘水肿改善状态。所以减轻体重被认为是降低颅内压和改善 IIH 基础疾病的最佳方法。肥胖和女性也被认为会损害脑脊液吸收途径。IIH 患者的脑脊液吸收减少，目前研究使用同位素方法评价脑脊液循环和吸收。脑池造影结果显示 IIH 患者可能存在对脑脊液流出的蛛网膜阻力增加。进一步研究表明，女性 IIH 患者的蛛网膜颗粒中血栓形成、血栓基因表达增加及通过蛛网膜颗粒炎症增加的脑脊液吸收障碍，可能会因外源性雌激素导致的易血栓性而加重。

（二）激素

维生素 A、类固醇激素（如皮质类固醇和性激素）均被认为可能改变脑脊液动力学。

1. 维生素 A　研究证实摄入大量维生素 A 可导致继发性颅内高压症状，维生素 A 药物治疗与成人脑脊液压力升高相关。IIH 患者往往伴有类视黄醇代谢改变。然而通过维生素 A 代谢物准确定量评估 IIH 的研究表明，尽管 IIH 患者在类维生素 A 代谢方面存在轻度异常，但这些异常在症状消退后并未改变，这表明维生素 A 毒性不太可能是导致 IIH 的病因。

2. 糖皮质激素　糖皮质激素是多效性类固醇激素，其中皮质醇是人体内主要的生理活性糖皮质激素。先前已经证明，IIH 患者体重减轻后，11β-羟类固醇脱氢酶 1（11β-HSD1）减少所致激活糖皮质激素的整体能力降低与颅内压降低相关。11β-HSD1 是在脉络丛上皮细胞处门控糖皮质激素组织水平活化的酶，由 11β-HSD1 驱动的脉络丛上皮中皮质醇水平升高，可促进 Na^+ 通道以增加 Na^+ 和水分子进入脑脊液，从而增加脑脊液分泌，升高颅内压。值得关注的是，在胚胎学相关组织中，眼睫状体房水分泌的机制类似于脉络丛的脑脊液分泌机制，也显示出对 11β-HSD1 的抑制。IIH 患者中 11β-HSD1 的活性与颅内压变化显著相关。然而，与匹配的对照组相比，目前缺乏评价 IIH

患者全身和中枢神经系统糖皮质激素表型的相关人体研究。

3. 瘦素　瘦素是一种脂肪因子,其以与体脂呈比例的水平存在于血清中,并可以调节食欲和能量平衡。瘦素是肥胖基因的产物。当瘦素缺乏时,会导致啮齿动物和人类的严重肥胖。瘦素集中在下丘脑中发挥其作用,并经由血脑屏障和脑脊液输送,其中负责瘦素在脑脊液中转运的器官是脉络丛。由于 IIH 和肥胖关联,研究者已经在 IIH 患者的血清和脑脊液中评估了瘦素水平。由于相互矛盾的研究结论,关于 IIH 中的瘦素表型没有达成共识。然而,大多数研究报道了 IIH 患者脑脊液瘦素升高,脑脊液瘦素水平与非 IIH 患者的腰椎穿刺压力呈正相关,表明瘦素可调节颅内压。慢性瘦素暴露可增加肾小管细胞中钠钾 ATP 酶活性。由于钠钾 ATP 酶活性可增加脉络丛的脑脊液分泌,故瘦素可能增加脑脊液分泌,然而,目前没有直接证据支持这一理论。

4. 雌激素和孕激素　由于 IIH 主要发生于女性,女性性激素(孕酮和雌激素)水平与 IIH 的关系也有较多的研究,但研究结果存在较大差异。这些研究也因使用放射免疫测定法而受到诟病,放射免疫测定法的可靠性低、灵敏度下限差及一些代谢物的交叉反应性问题导致结果的非特异性。回顾性病例研究表明,激素避孕药与 IIH 可能存在因果关系。然而,最近的一项纵向 meta 分析($n=53$)表明,使用激素避孕药不会增加 IIH 的风险。还应该注意的是,口服避孕药是一个非常异质的药物组。其在雌激素作用、性激素结合球蛋白作用和孕激素作用方面都有所不同。在某些情况下,孕激素成分具有轻度抗雄激素作用和温和的促雄激素作用,而有些情况下还具有直接的抗雄激素作用。净效应还因人群中使用的剂量不同而进一步复杂化。因此,在不考虑避孕药亚型的情况下,评价激素避孕药对 IIH 整体影响的研究不能得到可靠的结论。动物实验提示,雌激素和孕激素均能降低钠钾 ATP 酶活性,从而有可能减少脑脊液的产生。然而,这些激素对颅内压的直接影响尚未确定。

5. 雄激素　由于近期发现 IIH 的发生与雄激素过量后可调节脑脊液动力学相关,雄激素在 IIH 病理生理学中的重要性最近被提及。雄激素是性激素,主要在卵巢膜细胞中产生,并通过皮肤、肝脏和脂肪组织在外周活化。导致女性雄激素过多的主要疾病多囊卵巢综合征在 IIH 中很常见,一些研究报道高达 57% 的患者出现多囊卵巢综合征。在女性变性男性患者中,睾酮治疗被认为会导致颅内压升高和视神经盘水肿。随着睾酮停药,这些症状可缓解。事实上,小于 25 岁年轻发病的女性 IIH 患者与雄激素过多相关。采用液相色谱-串联质谱法对 IIH 患者($n=70$)、多囊卵巢综合征患者($n=60$)和年龄、性别、BMI 匹配的单纯性肥胖患者($n=40$)的血清、尿液和脑脊液进行类固醇代谢物分析。IIH 女性表现出雄激素过多的模式,可观察到多囊卵巢综合征和单纯性肥胖,血清睾酮增加,脑脊液睾酮与雄烯二酮增加相关。11-含氧雄激素是肾上腺衍生的,是多囊卵巢综合征雄激素过多的主要原因,IIH 中的含氧雄激素没有异常。此外,针对 IIH,使用气相色谱-质谱法在 24 h 尿液样本中测量的全身类固醇代谢显示全身 5α-还原酶活性净增加,这是雄激素活化的重要反应。该研究还表明 IIH 的独特特征在于活性雄激素睾酮及其前体雄烯二酮的脑脊液水平升高。

脉络丛上皮细胞表达雄激素受体和对雄激素代谢的关键酶进行调节。此外,睾酮能增加钠钾 ATP 酶活性,表明睾酮分泌能增加颅内压。雄激素过剩是增加心血管风险的关键诱因,在以普通人群为基础的队列研究中,相比于年龄、性别和 BMI,颅内高压患者心血管疾病的风险增加了 1 倍。这支持 IIH 是一种复杂的系统性的代谢失调疾病的说法。IIH 表现为与颅内压相关的向心性脂肪分布特点。

在过去的 10 年里，人们在理解 IIH 方面取得了重大进展。全身性代谢失调可能是疾病发病机制中的关键原因，最近人们在 IIH 中发现了独特的雄激素过量特征，并与脑脊液失调有关。IIH 患者心血管疾病风险增加 2 倍进一步支持将 IIH 重新分类为全身性疾病。未来 IIH 的病理生理学机制方面仍有许多问题有待于进一步的研究和探索。

（梁永平　王　君）

第二节　特发性颅内高压症导致严重视力损伤的危险因素

特发性颅内高压症(IIH)是一种好发于年轻患者的疾病，以颅内压增高及其相关症状和体征为主要表现。除了与颅内压增高有关的表现外，神经影像学和脑脊液分析都是正常的。IIH 发病机制目前仍不明确，临床发展是多变的，可能会导致视力丧失。视觉损伤可以是渐进的和隐性的，如果及时治疗，视力下降通常是可逆的，但有高达 40% 的患者可能发生永久性的视力下降。如果不加以干预和治疗，患者可能出现严重的不可逆转的视力损伤。随着视神经损伤的发展，视野缺损，视力下降，并可发展为失明，最终大概 10% 的患者会失明。然而，有些患者在就医时视力已经下降，这给医生带来了一个难题。有些患者可能是暴发性 IIH 引起的暴发性失明，视力下降是由于严重的视神经盘水肿和视神经病变。

视力损伤的临床预测因素有多种，如性别、高度视神经盘水肿、视神经盘出血、高 BMI、暴发性颅内压增高等。下面将从人口统计学、临床症状及体征、辅助检查等方面讨论导致 IIH 患者严重视力损伤的危险因素。

一、性别

IIH 的发生率约为每年每 10 万人中有 1 例。在 20 ~ 44 岁的肥胖女性中，每 10 万人中有 19.3 例，许多大型 IIH 系列报告中女性占多数，通常在 90% 左右。Bruce 等人观察到，与女性相比，男性 IIH 患者头痛比例低，视觉障碍甚至严重视力丧失比例高，但大多数男性可能有其他疾病，如阻塞性睡眠呼吸暂停(OSA)相关的颅内高压。OSA 可以引起夜间缺氧和高碳酸血症，从而导致脑血管扩张和血液流动增加，中心静脉压增加，胸腔内压力增高，进一步导致颅内压增高。视觉系统一旦受累，随着颅内压水平升高，极易造成失明。严重的视觉功能损伤的患者的平均年龄比没有视力恶化的高十几岁，可能与血管硬化相关，僵硬的血管不足以代偿慢性视神经盘缺血。但总的来说，男性和女性 IIH 患者有不同的临床特征，这可能是由不同性别间的症状阈值差异导致。

二、临床因素

（一）视神经盘水肿

在 IIH 患者中,严重视神经盘水肿(图4-1)是治疗失败的重要危险因素。研究表明视神经盘水肿等级与视野缺损之间有显著关系。伴有高级别或萎缩性视神经盘水肿或视神经盘周围视网膜下出血的 IIH 患者会出现视力恶化。据报道,BMI 超过 40 kg/m^{2}的患者更有可能出现严重的视神经盘水肿,并且视力丧失的趋势更大。7% 的人被发现高度不对称的视神经盘水肿(Frisén 2 级或以上的差异),这与之前报道的 10% 相似。

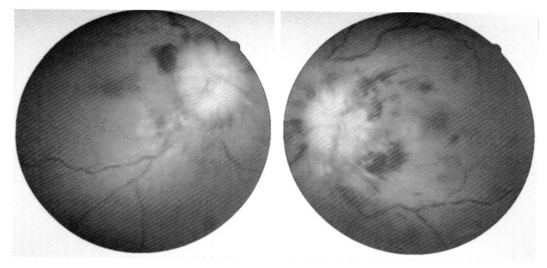

图4-1　IIH患者严重视神经盘水肿伴周围视网膜下出血

在急性期,视神经盘水肿导致盲点扩大,这是最常见的,而且往往是唯一的视野变化。随着视神经盘水肿时间的延长和加重,会出现神经纤维层视野缺损,因此可以推测严重视神经盘水肿是不良结果的一个危险因素,视力损伤的程度与严重视神经盘水肿相关,患有 3 级或 4 级视神经盘水肿有助于识别出有视力不良后果风险的 IIH 患者。具有严重视神经盘水肿的 IIH 患者应密切监测进行性视力损失的情况,并应考虑进行强化治疗。

（二）脑脊液压力

与 IIH 相关的研究显示:脑脊液压力高低与视神经盘水肿程度有明显的关联,重度视神经盘水肿的患者具有较高的脑脊液压力,可能导致视神经组织压力增高和暂时性视力模糊,视力下降的主要机制可能是由于轴浆流动停滞,高颅内压会导致视神经周围的脑脊液压力升高,从而扰乱了眼内压和后枕部压力之间的正常梯度,导致神经内组织压力过高,神经内的组织压力增加中断了介导轴浆的代谢过程。

（三）暂时性视力障碍

暂时性视力障碍（TVO）是一种视觉障碍发作，通常持续不到30 s，并且之后恢复到基础视觉，约有2/3的IIH患者会出现这种情况。目前认为发作的原因是视神经前部或视神经盘的短暂性缺血，急性发作，迅速缓解，经常在站立时发生，再加上视神经盘处于高压状态，这种症状已被认为是视力丧失的一个危险因素，并可作为手术干预的指征。

Michael Wall等人报道IIH患者中，有68%的人出现了短暂性视力模糊，与其他人发现的72%相似。TVO不是IIH的特异性表现，也与视神经盘水肿的程度无关。Michael Wall等人发现，用分类树分析平均每天超过1次的TVO来预测不良视觉后果是有用的。该研究汇报了TVO与视力下降之间的显著联系，发现有88%的严重视力丧失的患者发生TVO，而所有患者中只有50%发生TVO（$P=0.05$）。该研究显示，重度视神经盘水肿、频繁的TVO和视力下降是不良视觉后果的危险因素（图4-2）。

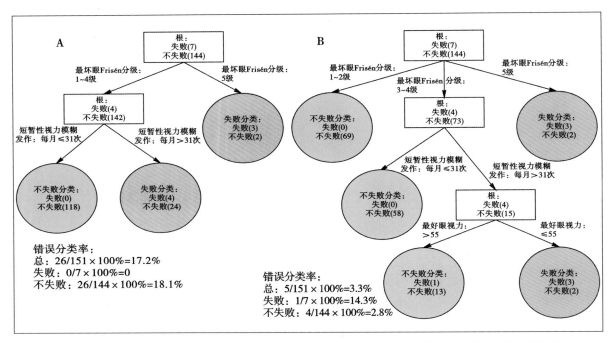

A. 分类树分析的显著性水平为0.05，显示高级别视神经盘水肿和每日短暂性视力模糊是不良视觉后果的危险因素；B. 分类树分析的显著性水平为0.1，显示高级别视神经盘水肿、频繁的短暂性视力模糊和视力下降是不良视觉后果的危险因素。

图4-2　分类树分析

（四）视力

视力下降通常是隐匿的、无症状的、亚临床的，通过视野分析可早期发现。视野缩窄的患者有时难以察觉，而视力下降则会使他们立即就医，根据视野和视力评估，结果不佳的患者比例也反映了这一点，这种差异的原因是视野检测异常的敏感度高于视力。基线视力减退是一个不良预测因素。大多数患者通常在头痛和视神经盘水肿而视力仍保持不变的情况下被诊断为IIH，这些患者通常有一个更好的预后。测量视力和视野作为预后的衡量标准,强调不能依赖患者自述的视觉症状,而是要预见即将发生的视觉威胁并及时采取积极的处理措施。

研究发现,在转诊到三级医院的 IIH 患者中,有 4.7% 的患者在发病时视力下降,大多数(83.3%)患者有 Frisén 4 级或 5 级视神经盘水肿。这些患者中约有 1/3 的人有黄斑区外侧视网膜变化,1/3 的人有视神经病变,1/3 的人合并黄斑区外部视网膜变化和视神经病变,从而导致视力下降。发病时的视力与最终的视力没有关系,但 IIH 导致的视神经病变引起的视力损伤的患者确实表现出了显著的相关性。黄斑区外部视网膜层变化引起的视力下降通常是可逆的,而视神经病变和视网膜内层引起的视力下降很少可逆。

(五)视野

视野损伤是 IIH 的主要体征(图 4-3)。虽然视野中的大部分损害是周围的,但也有细微的或轻度的中央损失。Michael Wall 等人的研究未能发现视野检查平均偏差(PMD)与视神经盘水肿之间的关系。

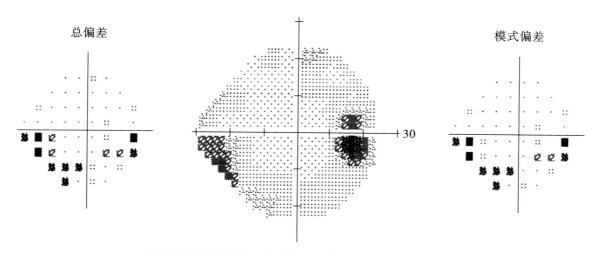

典型视野缺损案例,图像显示部分下弧形神经纤维束缺损的盲点扩大。

图 4-3　视野损伤范围示意

总的来说,视野缺损与 IIH 患者视觉的预后有很强的相关性。但在疾病的诊治过程中,尤其是在检查中,有很多干扰医生判断患者预后的因素。在初诊时的严重视野缺损及发病过程中视野缺损快速进展,似乎都预示着患者的不良视觉预后,同时也预示着患者的不良治疗结局。要求医生在 IIH 患者的诊治过程中排除假阳性的干扰,以及在视野检查中严格执行标准,才能准确把握患者的视野发展情况,从而尽可能降低不良治疗结局的发生率。

(六)体重指数

IIH 预后不佳的一个重要因素就是体重增加,IIH 在年轻的肥胖女性中发病率高。Claire Chagot 等人的研究提到,研究地区的肥胖症发病率在过去 15 年里增加了 62%,2012 年占总人口(尤其是 25 ~ 34 岁的年轻女性)的 17%,同时观察到 IIH 的发病率也有相应的增加,这突出表明了高 BMI 在该疾病发展中的作用。其假设是,腹部质量的增加是导致胸膜腔内压升高的原因,从而造成头颈部的静脉回流受到影响,这一假说得到了减重后临床改善的支持。虽然病态肥胖(BMI>40 kg/m²)已被证明是导致视力预后不佳的一个因素,但在研究中,视觉效果好的患者和视觉效果差的患者的初始BMI并无差异。因此,可以认为影响的主要因素是体重增加而不是初始BMI。

特发性颅内高血压治疗试验(IIHTT)是一项多中心、随机、双盲、安慰剂对照试验,旨在评估减重和低钠饮食加乙酰唑胺与相同饮食加安慰剂在减少视野损失方面的疗效。研究表明,与安慰剂+饮食组相比,乙酰唑胺+饮食组的参与者视野功能、视神经盘水肿分级、生活质量指标和颅内压显著改善。

三、横窦-乙状窦狭窄

双侧横窦-乙状窦狭窄(TSS)是IIH患者视觉预后不佳的主要因素之一。它既可能是IIH的原因,也可能是IIH导致的结果。最重要的理论是,TSS是由脑静脉系统在高压下塌陷造成的。有研究报道IIH病例中TSS高达90%,TSS被认为是IIH的一个标志。该研究首次发现总人群中双侧TSS患者,并且双侧TSS患者年龄较大,是预后不佳的一个因素。图4-4为横窦狭窄的影像学表现。

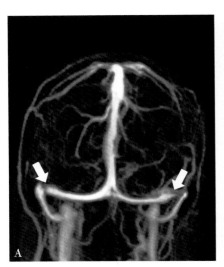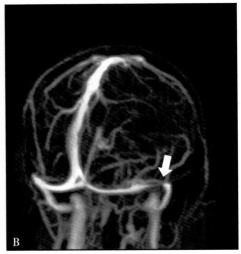

A.双侧横窦狭窄(箭头所示);B.左侧横窦狭窄(箭头所示)。

图4-4 横窦狭窄的MRV

这种解剖学上的状况引出了两个重要问题:它是属于先天性的还是获得性的? 它在IIH的发病机制中起什么作用? 一些研究描述了在脑脊液分流或引流后,TSS缓解。TSS也被认为是IIH的主要原因之一。此外,在单侧TSS支架植入术后,脑脊液开放压力明显下降。最后,可以假设,双侧TSS和颅内压有关系,颅内高压促进横窦塌陷,导致静脉压力升高,脑脊液的被动吸收受到影响。

四、暴发性特发性颅内高压症

暴发性 IIH 被定义为颅内高压症状和体征的急性发作（最初症状发作和严重视力丧失之间不到 4 周），视力丧失在几天内迅速恶化。2%～3% 的 IIH 患者在发病 1 个月内会出现严重的、快速进展的视力丧失。在暴发性 IIH 患者亚群中出现的不相称的特征包括恶心和反复呕吐，以及主观的亚急性视力下降。暴发性 IIH 极罕见，若没有及时干预，会导致永久性失明。视神经周围神经间隙压力的快速增加会导致缺血性视神经病变和失明。快速识别暴发性 IIH 很重要，因为这可以指导紧急手术干预。严重的突发性和快速进行性视力丧失很可能与轴浆淤滞、视神经缺血相关，并伴有颅内压的突然升高。然而，IIH 的病理生理学仍不清楚，也不清楚为什么这些患者会出现急性发展。尽管暴发性 IIH 罕见，但它会导致年轻女性在几天内失明。紧急积极治疗这些疾病是非常必要的。

综上所述，经典的 IIH 患者的不良视觉预后因素包括长期的视神经盘水肿伴视神经萎缩，初次检查的视野缺损或视力下降，延迟治疗等。然而，这些标准只适用于经典的恶化进展的视野损伤 IIH 患者。已有长期的视神经盘水肿不伴头痛的暴发性 IIH 患者在意识到视觉损伤之前，症状的急剧发作、视神经盘水肿的出现、脑磁共振上蝶鞍的缺失都在提示处于急性期。突发急剧进展的视觉损伤更可能和轴浆运输、突发颅内压升高导致的视神经缺血有关。然而，IIH 的具体病理生理学机制仍是未知的。

（郭新宾　魏　森　马武林　管　生）

第三节　颅内高压症眼科管理

除外头痛、癫痫发作、意识障碍等神经科症状外，脑静脉病变引起的颅内高压症常可导致患者不同程度的眼科损害。此类患者常表现为一过性黑矇、视力下降、生理盲点扩大、视野缺损、双眼复视等（在 CVST 患者中，发病率为 20%～30%；在 IIH 患者中，发病率约为 30%），眼科查体常可发现不同程度的视神经盘水肿。目前主流学说认为其病理机制主要是由脑脊液压力升高导致视神经轴浆流停滞、静脉淤积、渗漏和细胞外液的积聚、视网膜神经纤维层增厚和视神经盘水肿。短期内视神经盘水肿及其导致的相关症状会随颅内压控制而减轻，但若无法及时解除脑静脉回流障碍致使视网膜细胞长期水肿，大量视网膜细胞将会凋亡，胶质细胞增生，水肿消退后遗留视神经萎缩，造成永久性视力下降、视野缺损甚至失明。

因此，及时且精准地评估脑静脉病变患者眼科损害、选择最佳干预措施、在颅内压降至正常前有效减轻视神经损害是尤为必要的。本指南旨在提出早期识别、评估并且干预颅内高压症的眼科损害的标准化管理方法。

一、评估

(一)颅内高压症的评估

1. **症状**　绝大多数颅内高压症患者典型症状为头晕、头痛、耳鸣,伴随早期一过性黑矇、视物模糊、视觉敏感度下降、视野缺损,严重者出现复视、脑神经麻痹体征等。

2. **脑脊液检查**　对于首诊神经科的患者,可以先行腰椎穿刺检查脑脊液,通常包括脑脊液常规和颅内压测量。依据改良版 Dandy 标准及临床评估颅内压与眼科损害相关性经验,将脑静脉病变颅内高压症分为 3 级:①轻度颅内高压症,颅内压为 $180 \sim 250$ mmH$_2$O;②中度颅内高压症,颅内压为 $251 \sim 330$ mmH$_2$O;③高度颅内高压症,颅内压>330 mmH$_2$O。颅内压>330 mmH$_2$O 可能是预测眼科损害恶化的临界值。

(二)眼部评估

1. **裂隙灯检查**　排除屈光间质混浊如角膜斑翳、虹膜睫状体炎、白内障、玻璃体混浊等导致患者视力下降的因素;判断患者有无瞳孔对光反射迟缓、相对性瞳孔传入障碍等,确定视路是否受到损害。

2. **眼球运动**　角膜映光法检查患者第一眼位是否存在异常,判断其有无眼外肌麻痹。检查者手持光源位于患者前约 0.5 m,引导患者双眼分别向 9 个诊断眼位运动,观察患者双眼的转动情况并记录是否到位,检查时患者头部不能跟随目标转动。检查双眼各方向眼球运动有无受限,判断脑神经是否受损。

3. **复视像检查**　应用红玻片检查法和 Parks 三步法检查有无眼外肌麻痹情况,判断脑神经是否受损。

4. **眼压**　应用非接触眼压计排除高眼压症/青光眼患者(需排除角膜厚度对结果的影响)。

5. **最佳矫正视力测量**　应用全自动验光仪测量患者散瞳前屈光度数及最佳矫正视力(BCVA),排除屈光不正因素影响。

6. **视野检查**　应用 Humphery Ⅱ型-750 全自动视野分析仪,采用 30-2 程序检测中心 30°视野,视野刺激点数为 76 个,固视丢失率$<20\%$,假阳性率$<15\%$,假阴性率$<15\%$,以确保测量的可靠性和准确性。记录视野检查平均缺损(MD)。颅内高压症患者眼科损害视野缺损多表现为生理盲点扩大、旁中心暗点、弓形缺损和向心性缩小。

7. **散瞳眼底检查**　排除糖尿病性视网膜病变、视网膜血管阻塞、视网膜变性、视网膜裂孔、视网膜脱离等眼底病。检查提示视神经盘水肿及视网膜静脉迂曲、点状或线状出血。依据 Frisén 分级确定视神经盘水肿程度,将水肿程度分为 3 级:①轻度水肿,0 ~ 1 级;②中度水肿,2 ~ 3 级;③重度水肿,4 ~ 5 级。修订版视神经盘水肿 Frisén 分级见表 4-1。

表 4-1 修订版视神经盘水肿 Frisén 分级

分级	眼底描述
0 级	正常视神经盘
1 级	围绕视神经盘的灰白色 C 形晕(视神经盘颞侧无晕),遮盖视网膜下细节 * 神经纤维层纹理中断 颞侧边缘正常
2 级	围绕整个视神经盘的圆周晕 * 视神经盘鼻侧缘隆起 无大血管遮蔽
3 级	视神经盘边缘可见 1 条或多条主要血管被遮蔽 * 圆周晕 视神经盘整个边缘隆起 晕(外边界不规则伴指状延伸)
4 级	视神经盘上主要血管节段状完全遮蔽 * 整个视神经盘包括视杯隆起 边缘完全模糊 完整的晕
5 级	整个视神经盘(包括边缘)均不见视网膜大血管(被遮蔽)*

注: * 为主要特征。

8. 光学相干断层扫描(OCT) 使用 Cirrus OCT 5000(Carl Zeiss Meditec,Geermany)对颅内高压症患者进行视网膜神经纤维层(RNFL)厚度及黄斑视网膜节细胞复合体(Ganglion cell inner plexiform layer complex,GCIPL)厚度测量。首诊获得患者基线数据,治疗后定期复查随访。使用视神经盘 ONH 200×200 程序覆盖视神经盘周围直径 3.4 mm 范围。黄斑节细胞层扫描使用 512×128 Cirrus 程序覆盖黄斑 6 mm×6 mm 范围。使用分析软件测量上述 RNFL 及 GCIPL 厚度。RNFL 厚度测量意义在于客观表示颅内高压症造成的视神经盘水肿程度,GCIPL 厚度测量意义在于计算黄斑区神经节细胞存活数量,以达成对患者治疗后效果的预测。

9. 眼部超声 应用标准 A/B 型超声检查仪(B 型超声频率为 10 MHz),由同一位经过规范化培训的检查者按标准操作完成对患者视神经的超声扫描成像,采用超声检查仪自带的测量系统测量球后 3 mm 处视神经鞘直径,每次进行 3 次视神经轴向图像采集与测量,取 3 次测量平均值作为受检眼的球后 3 mm 鞘直径。视神经周围的蛛网膜下腔与大脑的视交叉池直接沟通,这种联系使脑脊液在这两个连续的空间里能够自由移动。当颅内压变化时,压力经由蛛网膜下腔传递到视神经周围,视神经鞘直径(optic nerve sheath diameter,ONSD)变宽。因此,ONSD 可以间接反映颅内压的水平。

10. 血压及 MRI 等其他检查 排除恶性高血压、颅脑占位性病变等疾病。

二、视神经盘水肿鉴别诊断

1. 假性视神经盘水肿　假性视神经盘水肿用于描述视神经盘形态变异或异常,检眼镜下可以观察到类似视神经盘水肿的现象,包括倾斜、视神经盘拥挤、视神经盘玻璃疣、有髓神经纤维等。尤其是视神经盘拥挤患者容易被误诊为颅内高压症导致的双侧视神经盘水肿而过度治疗。剧烈运动后可出现玻璃体前部火焰状出血,患者因眼前飘黑影就诊。该出血预后佳,可迅速自行吸收。埋藏的视神经盘玻璃疣患者虽然多无视功能损害,但由于造成的视神经盘拥挤,随着年龄的增长可并发非动脉炎性前部缺血性视神经病变,导致真性的视神经盘水肿、出血。

2. 视神经炎　1/3 成人急性视神经炎会出现视神经盘水肿,为年轻人中最常见的急性视神经病变。结合病初眼球转动痛、视力下降、视野缺损、色觉减退及患侧相对性瞳孔传入障碍可诊断。眼眶 MRI 可清晰显示视神经强化部位,并可排除占位。

3. 非动脉炎性前部缺血性视神经病变　为大于 50 岁人群中最常见的视神经病变。急性期眼底检查可见视神经盘节段性水肿、盘周线状出血、对侧健眼高危视神经盘。视野检查较具特征:水平或弓形视野缺损,与眼底水肿对应。前部缺血性视神经病变急性期后视神经盘神经纤维出现节段性萎缩、颜色苍白。

三、临床管理

(一)内科治疗

1. 病因治疗　减重、治疗易栓症等,参见本书相关部分。
2. 抗凝药物　使用低分子量肝素、华法林等,参见本书相关部分。
3. 降颅内压　使用脱水剂或碳酸酐酶抑制剂等,参见本书相关部分。

(二)降颅内压手术治疗

脑脊液分流术、去骨瓣减压术、支架植入术、球囊扩张术等可以降颅内压,参见本书相关部分。

(三)保护视神经的手术治疗

视神经鞘开窗术(ONSF),也叫视神经鞘切开减压术,由 Wecker 医生提出,最早在临床上应用于 IIH,通过 ONSF 切开眶内段视神经鞘,从而引流脑脊液于眼眶组织,降低其对视网膜细胞的影响,在颅内压得到有效控制前保护视神经,预防视神经进一步萎缩。ONSF 由于风险小、并发症轻而越来越多地被应用于各种颅内高压性视神经盘水肿患者的视神经保护治疗方案中。有研究结果显示,ONSF 对不同程度视神经盘水肿患者均能减轻其水肿程度,尤其能改善中、重度视神经盘水肿患者的视野缺损。

1. 手术适应证　颅内压持续高水平(药物降压效果不佳)、OCT 检查提示 GCIPL 变薄、视功能进行性恶化(如 BCVA 下降超过标准视力表两行、MD 下降大于 5 dB),但短期内无法行神经科介入治疗者。

2. **术前准备** 颅内高压性视神经盘水肿患者均在全身麻醉下进行手术,需要提前完善全身麻醉术前相关检查:血常规、尿常规、生化全项、凝血功能、肺部 CT、心电图、心脏彩超等检查。患者术前 12 h 开始停用肝素/低分子量肝素,可继续使用甘露醇等脱水剂降颅内压。术前备皮:剪睫毛,冲洗泪道、冲洗结膜囊,预防性抗生素滴眼液点眼。

3. **手术方式选择** 经相关研究统计,目前各国临床常用的 ONSF 手术入路包括内侧结膜入路(59%)、上内侧眼睑切口入路(31%)和外眦切口入路(10%)等;各入路优缺点如表 4-2 所示。

表 4-2 ONSF 各入路优缺点

手术入路	优点	缺点	可能并发症
内侧结膜入路	切口小,不留瘢痕	有损伤内直肌、睫状神经节及血管风险	复视、瞳孔麻痹、眼压升高、视网膜动脉阻塞等
上内侧眼睑切口入路	耗时短,远离睫状神经节和眼外肌	术野暴露有限	滑车神经损伤、瘢痕影响美观
外眦切口入路	术野暴露充分,远离眼外肌	有损伤泪腺、睫状神经节风险	泪腺功能障碍、瞳孔麻痹
鼻内镜下经蝶窦入路	耗时短,可同时行双侧 ONSF	可能磨除过多骨质	脑脊液漏、感染、鼻出血
鼻上结膜入路	无须游离眼外肌,切口小	暂无报道	暂无报道
经颅入路	经硬脑膜外操作,不损伤眼部血管、神经	术式复杂,耗时	感染和硬脑膜下囊肿

4. **手术步骤** 下面以 3 种常用手术入路为例。

(1)内侧结膜入路:麻醉、消毒、铺单后,用开睑器撑开术眼眼睑,暴露充分,湿润棉球保护角膜。于角膜缘后 4 mm 内侧球结膜 180°切开,分离筋膜囊,6-0 双针线在内直肌附着点后做一对圈套缝线,离断内直肌附着点,内直肌止端置牵拉丝线,将眼球向外侧牵引,脑压板置入内侧保护眶内壁,暴露切开筋膜囊,拨开眶内脂肪,以球内侧淡蓝色睫状后长神经为标记向后定位视神经,用两根棉签从上、下方固定视神经。在球后 6.4 ~ 14.0 mm 视神经鞘内上方切开硬脑膜和蛛网膜,大小为 3 mm×5 mm,脑脊液引流成功后将内直肌缝合复位,关闭球结膜,纱布包盖术眼。

(2)上内侧眼睑切口入路:麻醉、消毒、铺单后,沿上睑褶皱内侧 1/3 做平行于睑缘的 1 cm 长度切口,切开皮肤和眼轮匝肌,打开眶隔,标记上睑提肌腱膜的内角,将其向外侧牵引,钝性分离眶周组织,向下侧、上外侧、上内侧 3 个方向牵拉,暴露视神经鞘,在内上方切开大小为 3 mm×5 mm 窗,引流。

(3)外眦切口入路:麻醉、消毒、铺单后,沿外眦做 1 cm 长度切口,暴露外直肌,用缝线穿过外直肌下牵引固定外直肌,将覆盖在侧缘的眶骨膜上下分离,尽量暴露近眶缘处眼球,抬起深部泪腺,仔细分离肌锥内的血管和脂肪,找到并暴露视神经鞘,在外上方切开大小为 3 mm×5 mm 窗,引流。

5. **术后护理** 术后 6 h 恢复抗凝治疗,术后复查术眼 BCVA、眼底视神经盘水肿等情况,检查有无并发症出现。常规给予术眼抗生素滴眼液点眼 1 周,1 周后拆除缝线。接受双眼手术者通常在第 1 眼术后 1 周进行第 2 眼的手术。

6. 手术并发症及其预防和处理

(1)视神经损伤:ONSF 可能有视神经损伤的风险,主要由于以下两点原因。①术中为更好地暴露视神经,过度牵拉直接造成视神经损伤或者牵拉引起视神经血液供应障碍。②手术视野暴露不佳导致切开鞘膜时过深,伤及内部视神经。为避免上述情况发生,术中应控制在刚切开蛛网膜,以脑脊液流出作为手术成功的标志,且操作时应特别小心。

(2)瞳孔麻痹:瞳孔麻痹散大多由术中触及睫状神经节或睫状神经所致,表现为双眼瞳孔不等大,多数为暂时性,1~2 个月可自行恢复。无须特别处理。

(3)眼球运动障碍和复视:眼球运动障碍和复视多为暂时性,主要原因如下。①术中过度牵拉眼外肌,造成眼外肌肿胀、出血,影响肌肉的收缩、舒张。术中应操作仔细,避免过多损伤眶内肌肉组织。②术中切断内直肌,在复位时对位不良。手术肌肉复位时要求断端平整,对位准确,不要过度牵拉上、下直肌。术后发现直肌对位不良者,可再行手术对位。③术后组织粘连与瘢痕收缩,限制肌肉的活动。必要时可在术后几天口服小剂量甾体类抗炎药以减轻炎症反应,对于少数永久性活动受限可考虑做矫正手术。

(4)视网膜中央动脉损伤:视网膜中央动脉约在球后 10 mm 处视神经内下方入鞘,但其变异程度较大,文献报道入鞘点距球后为 6.4~14.0 mm。视网膜中央动脉一旦损伤,患者立即会出现瞳孔不同程度散大、视力锐减甚至无光感,眼底出现缺血状态。其损伤的主要原因有四点:①术中视野暴露不佳,开窗部位伤及视网膜中央动脉;②拉钩插入太深或者拉力太大,直接损伤视网膜中央动脉;③过度牵拉视神经间接造成视网膜中央动脉损伤;④麻醉时加入过多的肾上腺素,使血管痉挛。术中一旦发现该情况,应立即停止手术,予以舌下含服硝酸甘油、球后注射阿托品、静脉滴注低分子右旋糖酐等扩血管处理,防止发生血管痉挛甚至断裂。

(5)脉络膜梗死:脉络膜梗死患者出现鼻侧或颞侧的视野缺损,主要是由于术中伤及脉络膜的血管。脉络膜的供血动脉包括睫状后动脉、睫状后长动脉和睫状前动脉,供血动脉中的任意一条损伤都可以导致相应部分脉络膜的梗死。

(6)眼眶出血:由于术中微小血管的出血隐蔽,术者没有及时发现;或由术后包盖不够紧密造成。术中注意充分止血,必要时术后加压包扎。

(7)上睑下垂:多由上睑提肌损伤引起,术中注意避免切断上睑提肌或过度牵拉上睑提肌,如不慎切断上睑提肌,应仔细对位缝合。

(8)瘢痕形成:在经皮肤入路的术式中,伤口愈合会留下瘢痕,对美观有影响。术后可理疗、激光修复。

(9)滑车神经损伤:经上内侧眼睑入路时,容易牵拉上斜肌,造成滑车神经损伤,造成术眼眼位偏上,向下、向外运动减弱,并出现复视。术中应避免过度牵拉上斜肌。

(10)脑脊液鼻漏:经鼻内镜手术时,操作不仔细可能导致蝶窦顶壁的硬脑膜损伤与脑脊液鼻漏。一旦发生鼻漏,应立即消毒术腔,填补漏空骨隙,并予以抗生素预防感染。

(11)术后视功能无改善或继续恶化:部分患者视功能经手术治疗无改善或短期恢复但一段时间后再度恶化,主要原因有三点。①眶内(视神经周围)和颅内蛛网膜下腔交通程度不同,一侧

ONSF 或许不足以同时缓解双侧视神经的压力,可在另一眼再次开窗。②切口的大小和深度不符合要求,术后切口处组织粘连及瘢痕形成造成瘘口闭塞。术后可用皮质类固醇减轻炎症反应,如粘连已经发生,可行二次手术。③颅内压持续维持在高水平,开窗造瘘不足以缓解脑脊液压力对视神经的影响。

（四）及时行神经科介入治疗

颅内高压症患者在早期行视神经保护性手术后,经神经科评估,符合手术适应证者应尽可能及时行介入治疗,从根本上降低颅内压。

（五）晚期低视力人群的视神经康复治疗

1.眼科视觉恢复训练　参照弱视训练。有研究表明反复进行视觉敏感度和视觉对比度的训练可以促进低视力人群视觉敏感度提高,生活质量提升。

2.脑电流刺激　近期有研究表明对视神经病变导致的视神经萎缩患者进行脑交流电刺激/直流电刺激或有利于恢复一定视觉敏感度和阈值视野。

3.营养神经药物治疗　参照神经内科营养神经治疗,一些青光眼视神经保护药物可以借鉴,但没有大样本临床试验研究支持。

四、随访期管理

（一）监测颅内压

有条件行腰椎穿刺者,监测术后颅内压,了解患者病情变化。

（二）评估眼部

要求患者术后定期至眼科随访,详尽检查,记录患者术后 1 周、1 个月、3 个月、半年、1 年术眼和对侧眼的情况,便于管理。检查手段同上所述。

1.眼球运动　评估患者病情有无进展,术后并发症恢复如何。

2.散瞳眼底检查　确定视神经盘水肿 Frisén 分级变化。

3.最佳矫正视力　最佳矫正视力(BCVA)改善定义:提高大于等于标准视力表两行,或由手动提高为数指、无光感提高至光感;或可将视力换算为 logMAR 表示,则改善可定义为 BCVA 比术前值≥-0.2 logMAR,恶化可定义为 BCVA 比术前值≥0.2 logMAR,介于两者之间者定义为视力稳定。

4.视野检查　改善定义为 MD 提高≥5dB,恶化定义为 MD 下降≥5dB 或出现新的视野缺损,介于二者之间者定义为视野稳定。

5.光学相干断层成像　视网膜神经纤维层(RNFL)厚度、黄斑视网膜节细胞复合体(GCIPL)厚度较之前的变化。

6.眼部超声　眼部 B 超复查球后 3 mm 处视神经鞘直径(ONSD)较之前的变化。

（三）再次行视神经鞘开窗术

适应证：颅内压持续升高，术后视功能仍进行性下降，B超球后3 mm视神经鞘提示视神经鞘扩张、鞘切口引流不畅者。

五、诊疗流程

诊疗流程如图4-5所示。

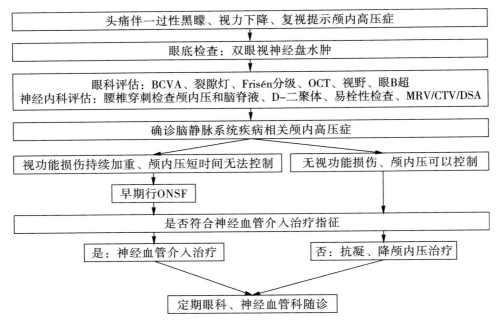

图4-5　颅内高压症所致眼科损害患者诊疗流程

综上所述，视力下降、视野缺损等眼科损害是脑静脉系统疾病相关颅内高压症最普遍和最严重的并发症之一，但由于其早期表现隐匿而易被忽视，从而导致眼科相关治疗的延误，造成不可逆的视功能损害甚至失明，严重影响此类患者的生活质量。因此，规范化的临床管理十分必要。

大量研究表明，ONSF可以有效保护患者视功能，预防甚至逆转颅内高压症患者的眼科损害，手术干预越及时，预后越好。对于颅内压短期无法得到有效控制、维持在较高水平的患者，尤其已经出现视功能损伤者，临床医生要考虑积极行眼科视神经保护手术治疗，以防止视功能不可逆恶化。这就需要临床医生对脑静脉系统疾病相关颅内高压症患者进行全面细致的眼科评估，以预测其可能预后结局。除此之外，无论有无接受眼科或神经科手术治疗，脑静脉系统疾病相关颅内高压症患者均应定期至医院进行随访复查，监测疾病进程，改进下一步治疗方案和生活习惯等。所以，临床医生除了要做到早期发现、精准评估、及时治疗以外，还应该对患者进行全面健康宣教，告知其按时随访的重要性，避免患者失访、预后不佳。

（薛　潇　周　陈　张旭乡）

第四节　儿童特发性颅内高压症

特发性颅内高压症(IIH)定义为颅内压升高,脑实质正常,无继发性原因证据,如脑积水、感染或恶性肿瘤。IIH 在儿童中不常见,估计发病率为(0.5～1.0)/100 000。儿童 IIH 与成人 IIH 相比有几个重要的差异:一个关键差异是儿童脑脊液开放压的正常范围与成人不同,因此需要不同的颅内压升高阈值来进行诊断;另一个差异是儿童 IIH 的表现方式与成人不同。由于社会确定的儿童期为 18 岁以下,因此儿科 IIH 患儿包括处于不同发育阶段的儿童,这可能会影响疾病的表现方式。

【发病机制】

儿童 IIH 的发病机制尚不清楚,理论上是多因素的。据推测,这是由流出道梗阻、脑脊液产生增加或两者原因共同导致。儿童肥胖被认为是其中一个因素。理论上,脑静脉窦闭塞也可能在 IIH 的发展中发挥作用,因为 CVSS 降低了蛛网膜绒毛重吸收脑脊液的能力。研究发现,IIH 患者通常并发CVSS;然而,尚不清楚这是否会导致 IIH,还是由疾病导致的继发性发现。在对 50 例 IIH 患儿 MRI审查中,CVSS 与 68% 的青春期前儿童、93% 的青少年相关。此外,尚未发现 CVSS 水平与症状严重程度之间的相关性。

【临床表现】

儿童 IIH 最常见的表现是头痛和视力模糊。此外,恶心、呕吐、复视、头晕、视神经盘水肿也很常见。

【辅助检查】

(1)腰椎穿刺脑脊液压力测定。

(2)脑脊液成分化验。

(3)MRI 及 CT 检查。

(4)眼科检查。

【诊断】

诊断主要依靠排除其他原因的颅内高压症,如占位性病变、脑积水。脑假性肿瘤是指不是由于占位或脑积水而是继发于 CVSS、DAVF 的颅内压增高的患者。改良的 Dandy 标准包括诊断 IIH 所需的临床、实验室和影像学结果。所需标准为:①颅内压增高的症状和体征(如视神经盘水肿和头痛);②侧卧位时脑脊液压力>250 mmH$_2$O;③除外展神经麻痹外无定位体征;④脑脊液成分正常;⑤影像学检查显示脑室正常至小,无颅内肿块;⑥无不明原因的症状和体征;⑦排除其他特殊影像学原因,尤其是 MRI/MRV,以排除 CVST。

【治疗】

IIH 是一种病因不明的罕见疾病。据推测,这是流出道梗阻、脑脊液产生增加或两者原因共同导致的。IIH 在小儿中较普遍,考虑是由于儿童肥胖率越来越高。虽然儿科治疗模式参照了成人的治疗模式,但没有针对 CVSS 儿童的标准化治疗方案。尽管文献中有各种 IIH 患儿支架植入成功的案例,但 CVSS 治疗在儿童中的研究较少。

虽然成人 IIH 的治疗包括乙酰唑胺药物治疗、腰椎穿刺脑脊液释放术、脑室-腹腔分流术和腰大池-腹腔分流术、ONSF、颞下减压术和脑静脉窦支架植入术,但这些治疗在儿童中的作用尚未完全确定。目前缺乏支持这些干预措施在儿童中应用的临床试验数据,并且何时使用及每种治疗方法的适应证尚不明确。减肥和乙酰唑胺是最初最常用的方法。儿童保守治疗失败后更需积极的治疗,尤其是在接受了适当药物治疗但仍存在重度视神经盘水肿和视力退化的情况下。儿童 IIH 的症状主要是头痛和视力模糊,发生率分别约 96% 和 71%,87% 的患儿出现明显的视神经盘水肿。由于 IIH 患儿数量较少或儿童中潜在的诊断不足,支持任何特定手术干预的数据有限。对于药物难以治疗的患者,已采用多种手术技术来帮助预防视力丧失。脑脊液分流术因能快速使颅内压正常化而成为标准治疗,其再次手术率和相关并发症显著。ONSF 在儿童 IIH 中的作用主要由小病例系列组成,一项研究显示 12 名 IIH 患儿中 5 名视神经盘持续水肿或视力丧失,需要行对侧眼 ONSF。目前已有越来越多的文献证实脑静脉窦支架植入术是成人 IIH 的一种持久和成功的治疗方法。支架相关的颅内压降低可使视神经盘水肿和视野丧失缓解或改善,以及头痛和搏动性耳鸣症状改善。但其在儿童中的安全性和有效性未得到充分记录。文献中关于脑静脉窦支架植入术在 IIH 患儿中的效用的数据非常有限。到目前为止,只有少数病例报告。目前部分文献认为,对药物治疗失败或不耐受药物治疗的 CVSS IIH 患儿或暴发性 IIH 患儿且证明脑静脉窦支架植入术可能是 IIH 患儿的一种有效和安全的治疗选择,应考虑行脑静脉窦支架植入术(典型病例见图 4-6)。未来的前瞻性、多中心研究须关注 CVSS 治疗在 IIH 患儿中的应用,以便更好地阐明其在儿童中的安全性特征。

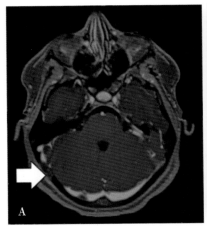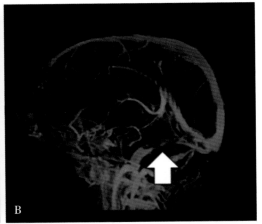

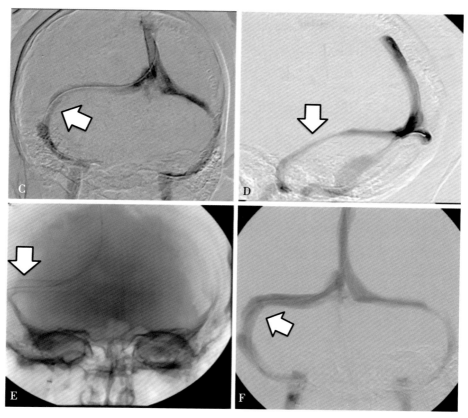

A、B. MRI 增强扫描和 MRV 显示右侧横窦狭窄（箭头所示）；C、D. DSA 再次观察到狭窄（箭头所示）；E、F. 支架植入后狭窄消失（箭头所示）。

图 4-6 右侧横窦狭窄患者手术前后的影像

（陈 振 郭新宾 管 生）

第五节 特发性颅内高压症诊断和治疗欧洲指南解读

特发性颅内高压症（IIH）是一种颅内压升高的综合征，无颅内占位性病变或静脉血栓形成，脑脊液检查无异常，可引起头痛、视神经盘水肿和进行性视力丧失。它主要影响育龄期女性，如果不加以治疗，可能导致进行性、永久性视力丧失。目前国际上关于 IIH 最新的指南是于 2018 年 6 月发表在 *Journal of Neurology，Neurosurgery and Psychiatry* 杂志上的欧洲指南。该指南由英国神经病学、神经外科、神经放射科、眼科、护理人员、保健医生及部分患者等历经 2 年才制定出，通过了英国神经病学医师协会、英国头痛研究协会、英国神经外科医生协会和英国皇家眼科医学院的严格审查。该指南通过"问"和"答"的形式对临床上关于 IIH 的"23 个问题"进行论述。笔者通过对该指南主要内容进行解读,旨在为我国神经介入科、神经内科、神经外科、眼科、耳科等相关医护人员提供理论参考,从而提高临床医生对 IIH 的诊治水平。

一、特发性颅内高压症的诊断共识

IIH 常见于女性,虽然其发病机制尚不完全清楚,但与肥胖有着密切的关系。头痛、短暂性视力模糊及搏动性耳鸣为 IIH 常见的临床表现,当然还有一些不典型的症状(图 4-7A)。颅内压升高且不伴脑积水或占位性病变,脑脊液成分正常,且未发现潜在病因是 IIH 公认的诊断标准(图 4-7B)。IIH 患者常伴有视神经盘水肿,不伴有视神经盘水肿者称为无视神经盘水肿型 IIH(IIH without papilloedema,IIHWOP),也有其特定的诊断标准(图 4-7C)。头痛是 IIH 最常见的症状,大多数 IIH 患者头痛的程度、发作次数等会日益增加,头痛类型符合《国际头痛疾病分类》第三版(ICHD-3)定义标准(图 4-8D)。

A

IIH症状头痛
- 头痛(逐渐加重和频繁)(76%~94%)
- 视力模糊(视野变暗)(68%~72%)
- 搏动性耳鸣(52%~61%)
- 背痛(53%)
- 头晕(52%)
- 颈部疼痛(42%)
- 视物模糊(32%)
- 认知障碍(20%)
- 根性疼痛(19%)
- 复视(典型表现为水平复视)(18%)

B

IIH诊断标准

A.视神经水肿

B.神经系统检查正常(外展神经麻痹除外)

C.神经影像:脑实质正常(无脑积水、占位或脑膜强化),排除静脉血栓形成

D.脑脊液成分正常

E.腰椎穿刺脑脊液压力≥25 cmH$_2$O

C

IIHWOP诊断标准

IIH诊断标准B~E+单侧或双侧外展神经麻痹

可能IIHWOP诊断标准

IIH诊断标准B~E,加上以下其中3个提示颅内压增高的影像表现:
- 空泡蝶鞍
- 眼球后部扁平化
- 视神经周围蛛网膜下腔扩张±视神经迂曲
- 横窦狭窄

D

IIH引起的头痛

A.任何符合C标准的头痛

B.IIH,腰椎穿刺脑脊液压力≥25 cmH$_2$O

C.至少存在以下两项因果关系的证据
- 头痛的发生与IIH存在时间相关性
- 头痛可在降颅内压后缓解
- 头痛加重与颅内压增高存在时间相关性

D.头痛不能被ICHD-3的其他诊断解释

图 4-7　IIH 的诊断共识

二、特发性颅内高压症的诊断原则

为了对视神经盘水肿患者进行更好的评估,应进行多学科的联系和评估,主要目的如下:①及时发现潜在病因;②保护视力并确保在发现视力恶化风险时能够及时处理;③通过临床医生的指导,能够使患者得到更好的康复。

▌ 问题:视神经盘水肿应该如何检查?

视神经盘水肿的评估流程见图4-8。

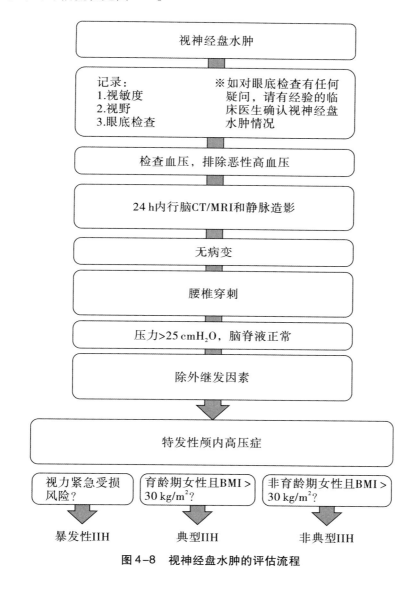

图4-8　视神经盘水肿的评估流程

(1)测量血压:对视神经盘水肿患者必须测量血压以排除恶性高血压的可能,恶性高血压定义为舒张压≥120 mmHg 或收缩压≥180 mmHg。

（2）眼科检查：所有患者均需要明确是否有视神经盘水肿，并评估视力急性受损风险，以便能够及时处理。对合并视神经盘水肿患者需要记录以下内容：①视敏度；②瞳孔检查；③眼内压（以排除低眼压，低眼压也是视神经盘肿胀的罕见病因）；④正式的视野检查（视野测量）；⑤扩瞳的眼底检查（评估视神经盘水肿的严重程度及除外视神经盘肿胀等情况）。

（3）神经系统检查：①记录脑神经查体结果。怀疑 IIH 的患者常伴有外展神经麻痹，其余脑神经很少受累。②若同时伴有其他脑神经受累，需考虑其他诊断。

（4）神经影像学检查

1）24 h 内完成急诊 MRI；对于 24 h 内无法完成 MRI 者可行急诊 CT 检查，CT 检查无明显病灶者随后需完成脑 MRI 检查。

2）IIH 患者神经影像学检查不应有脑积水、占位性病变和异常脑膜强化等表现。

3）24 h 内也应完善 CTV 或 MRV 检查，以排除 CVST。

4）神经影像学检查可能会看到一些颅内压增高的特征：空泡蝶鞍；部分空泡蝶鞍或垂体高度降低；视神经迂曲度增加；视神经鞘扩大；眼球或巩膜后扁平；视神经头端向眼内突出；脑静脉窦信号变低，包括双侧横窦或优势引流侧横窦狭窄。但这些均不是 IIH 的特征性表现。

三、特发性颅内高压症的管理原则

对于 IIH 患者，最佳的管理模式是多学科协作的评估和管理（图 4-9）。减轻体重可以降低颅内压，而且被证实可以有效改善视神经盘水肿和头痛症状。IIH 患者主要管理原则是：①通过减轻体重来缓解病情；②保护视力；③降低头痛的发生风险。

▌ 问题 1：缓解病情最好的方法是什么？

对于典型 IIH，减轻体重是其唯一有效的方法。①一旦确诊 IIH，所有 BMI>30 kg/m² 的患者应尽早减轻体重。②目前对于减轻多少体重才能缓解病情尚不清楚。值得注意的是，在诊断 IIH 的前一年，患者体重往往增加 5%～15%，因此有研究发现体重需减轻 15% 才有可能使病情缓解。③患者应该加入社区体重管理项目或基于医院的体重管理项目。

▌ 问题 2：当 IIH 患者发生急性视力损伤时，应如何处理？

（1）当出现视力下降征象时，保护视力的紧急处理措施是手术治疗。

（2）为了延迟视力恶化，对于计划急诊手术的患者，腰椎穿刺引流术可作为临时抢救措施。

（3）研究表明，很多外科手术方式如脑脊液分流术和 ONSF，短期内效果良好。即使做了手术，减轻体重仍然需要进行，因为这是缓解病情的首要原则。

（4）由于缺乏高级别证据，目前尚不建议对暴发型 IIH 患者使用激素治疗，也不建议对 IIH 患者长时间应用激素，因为激素会增加体重。

▌ 问题 3：对于视力丧失的 IIH 患者，目前最佳的手术方案是什么？

（1）在英国，首选的手术方式是脑脊液分流术。该手术的实施最好由经验丰富的临床医生进行。

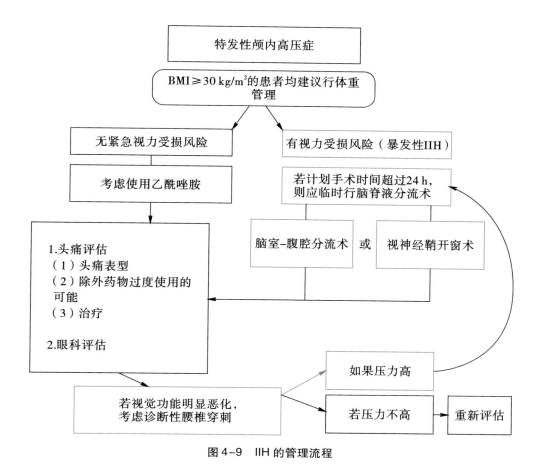

图 4-9　IIH 的管理流程

（2）对于视力恶化的患者,脑室-腹腔分流术是脑脊液分流术的首选方案。

（3）腰椎穿刺分流也可以应用。

（4）脑室-腹腔分流术最好在神经导航下进行。

（5）应考虑使用抗重力或抗虹吸装置的可调节引流管,以降低低颅压性头痛的风险。

▎问题 4:对于视力丧失的 IIH 患者还有哪些手术方案?

（1）ONSF 在欧洲和美国应用较多,但在英国很少实施。

（2）据报道,ONSF 的并发症比脑脊液分流术少,文献中也没有关于死亡的报道。短期的并发症包括复视、斜视、视神经盘出血等,永久性的并发症包括视网膜分支或中央动脉闭塞等。

（3）有人认为 ONSF 应作为暴发性 IIH 和单眼视神经盘水肿 IIH 患者的首选治疗方案。如果 ONSF 效果欠佳,则可考虑侵入性更大的脑脊液分流术。

▎问题 5:在预防急性 IIH 患者视力丧失方面,脑静脉窦支架植入术的效果如何?

（1）随着静脉成像技术的进步,很多 IIH 患者被发现合并脑静脉窦的解剖异常,包括优势引流侧或双侧横窦狭窄。狭窄可能是由硬脑膜窦解剖异常或颅内压升高引起的外部压迫引起,分为内生型和外压型,对于外部压迫引起的患者降低颅内压可缓解 CVSS。

（2）研究发现,CVSS 的程度似乎与颅内压增高或视力丧失的程度并不一致。脑静脉窦支架植入术虽然可改善颅内高压症相关症状,但部分合并 CVSS 的患者即使植入支架也不能降低颅内压。因此国内专家共识建议对于内生型狭窄导致的 IIH,狭窄两侧有明显压力梯度,建议行脑静脉窦支架植入术。对于 IIH 引起的急性视力损伤患者,郭新宾等研究发现急诊脑静脉窦支架成形术可有效挽救视力,是一种安全、有效的治疗方法。

(3)脑静脉窦支架植入术的并发症包括短暂的同侧头痛,1/3 的患者需要再次治疗支架附近狭窄。在极少数情况下,血管穿孔会导致急性硬脑膜下血肿、支架移位和血栓形成等。

(4)虽然目前脑静脉窦支架植入术治疗 IIH 的研究证据不充分,但经过严格的筛选,例如,对于存在明显压力梯度和颅内高压的 CVSS 患者,传统的治疗方案无效时,脑静脉窦支架植入术可能是一种有效的选择,支架植入术后需要≥6 个月的抗栓治疗。

▌ 问题 6:连续腰椎穿刺对 IIH 患者的作用如何?

腰椎穿刺放出部分脑脊液的效果是短暂的,因为脑脊液从脉络丛中以 25 mL/h 的速率分泌,被放出的脑脊液很快被补上。

(1)不建议连续腰椎穿刺释放脑脊液治疗 IIH 患者。

(2)尽管腰椎穿刺后近 3/4 的患者头痛会有所缓解,这可能与患者的明显焦虑有关。在部分患者中,腰椎穿刺可能会导致急性和慢性背痛。

▌ 问题 7:治疗 IIH 症状的最佳药物是什么?

目前关于 IIH 治疗的 Cochrane 综述报道了乙酰唑胺(一种碳酸酐酶抑制剂)在 IIH 中的使用。它得出的结论是:两项纳入的随机对照试验显示,乙酰唑胺对改善 IIH 的临床症状价值有限,没有足够的证据推荐或拒绝这种药物,或其他目前可用于治疗 IIH 患者症状的药物。①IIH 治疗试验发现,与单独饮食疗法相比,应用乙酰唑胺并同时采用低钠减肥饮食可适度改善轻度视力损伤患者的视野功能。应用乙酰唑胺同时改善了患者 6 个月时的生活质量。②Ball 等人未发现乙酰唑胺治疗 IIH 的有效性。而且发现 48% 的患者因为不良反应而停用该药。

(1)乙酰唑胺可用于 IIH 患者。

(2)所有 IIH 女性患者在开始任何药物治疗(无论是 IIH 特效药还是与头痛治疗相关的药物)时,都必须就药物的不良反应和其潜在的致畸风险进行咨询。

(3)由于乙酰唑胺的不良反应、妊娠期可能存在致畸风险或药物疗效不佳等,中途可能需更换药物。

▌ 问题 8:应该怎么使用乙酰唑胺?

(1)IIH 治疗试验中乙酰唑胺的最大剂量为 4 g/d,其中 44% 的患者使用了该剂量,试验中大部分患者可以耐受 1 g/d。在 Ball 等人的研究中,48% 的患者在服用平均剂量达到 1.5 g 时,因乙酰唑胺不良反应而停用此药物。

(2)乙酰唑胺的常用起始剂量为 250～500 mg,2 次/d,多数情况下每日剂量可逐步增加。

(3)患者在服用乙酰唑胺时应注意目前已知的不良反应,包括腹泻、疲劳、恶心、味觉障碍、感觉异常、耳鸣、呕吐、抑郁和罕见的肾结石等。

(4)目前对乙酰唑胺的最佳剂量尚无统一的共识。

问题 9：还有其他药物对 IIH 有效吗？

托吡酯具有碳酸酐酶活性,可以抑制食欲。一项针对 IIH 的非对照开放标签研究将托吡酯与乙酰唑胺进行了比较。参与者被交替分配到治疗组,而不是随机分配,并且没有安慰剂对照组。有证据表明托吡酯治疗偏头痛有效。

（1）托吡酯可能在 IIH 中发挥作用,每周剂量从 25 mg 增加到 50 mg。

（2）在开具托吡酯处方的情况下,必须告知育龄期女性患者,托吡酯会降低避孕药/口服避孕药和其他激素避孕药的疗效。

（3）当开托吡酯处方时,医生必须将不良反应(包括抑郁和认知障碍)和潜在的致畸风险告诉育龄期女性。

（4）利尿剂如呋塞米(速尿)、阿米洛利和辅酶 α 等的作用尚不确定,但部分医生仍将其作为可替代药物。

问题 10：对于新近诊断的 IIH 患者,治疗头痛的最佳方法是什么？

（1）必须尽早告知患者镇痛药的过量使用(每月使用>15 d 或超过 3 个月每月使用>10 d 的阿片类药物、联合制剂或曲坦药物)可能会导致药物过度使用性头痛。

（2）短期应用镇痛药在疾病诊断的前几周可能有效,其中包括非甾体抗炎药。由于吲哚美辛具有降颅内压的作用,可能相对其他药物更有优势;在应用非甾体抗炎药镇痛时,需注意其潜在不良反应,可能需要同时服用胃黏膜保护剂。

（3）不推荐应用阿片类镇痛药物。

（4）枕大神经阻滞对头痛可能是有帮助的,但目前缺乏证据和共识。

（5）单独使用乙酰唑胺治疗 IIH 头痛症状无效。

（6）腰椎穿刺术一般不推荐用于治疗 IIH 患者的头痛症状。

问题 11：治疗 IIH 患者长期头痛的最佳方法是什么？

IIH 的头痛类型常随时间而改变,需仔细评估。头痛常为混合型,包括 IIH 引起的头痛、偏头痛、药物过量诱发的头痛、紧张型头痛、低颅压性头痛和脑脊液分流继发医源性小脑扁桃体下疝畸形引起的头痛等。

（1）可以考虑采用多学科协作的方法,在理想状态下由对头痛治疗有经验的临床医生进行评估。

（2）在 IIH 患者中,应评估头痛类型。依据不同头痛类型制定个体化治疗方案。

（3）应告知伴发头痛的 IIH 患者头痛是如何随时间变化的,以及如何最大限度地减少药物过度使用性头痛的发生。

（4）应尽早应用预防头痛发作的药物,因为这些药物可能需要 3~4 个月才能达到最大疗效。

问题 12：哪些治疗方案对 IIH 引起的头痛有效？

有研究发现,大约 68% 的 IIH 患者头痛类型属于偏头痛。尽管目前缺乏临床试验,但对 IIH 患者使用偏头痛治疗药物可能是有效的。关于偏头痛的临床特点、治疗药物和方式、注意事项等,可详细参考国内外文献和指南。

问题13:应该如何对待药物过量使用?

药物过度使用在 IIH 患者中比较常见。停止过度使用的药物可明显改善头痛症状。此外,如果不能戒断药物,将影响预防措施的效果。

(1)非阿片类药物和曲坦药物可突然停用,或在 1 个月内逐渐停用。

(2)阿片类药物应逐渐停用,至少 1 个月内不使用镇痛药以评估疗效。

问题14:脑脊液分流术是否适用于仅表现为头痛的 IIH 患者?

一般情况下,若患者视神经盘水肿消退,颅内压将趋于正常化,此时应采取保守治疗方案。对于 IIH 患者,采用脑脊液分流术治疗头痛的证据有限。对于实施过脑脊液分流术的患者,68% 的人在 6 个月时会继续有头痛症状,79% 的人在术后 2 年也会有头痛症状,而且 28% 的患者可能会发展为医源性低颅压性头痛。

(1)一般不推荐脑脊液分流术应用于仅表现为头痛症状的 IIH 患者。

(2)脑脊液分流术治疗 IIH 患者头痛症状最好在多学科评估后实施,而且需要监测一段时间颅内压。

问题15:脑静脉窦支架植入术是否可以应用于仅表现为头痛的 IIH 患者?

目前关于脑静脉窦支架植入术治疗 IIH 的文献通常未进行详细分类,如分为视力丧失者、单独头痛者或两者同时合并者。也没有将 IIH 分为急性、慢性和视力缓解 IIH。另外一个局限性就是,这些研究没有提及狭窄的形态学特点,通常因样本量较小而存在选择性偏移,而且缺乏长期随访结果。因此,脑静脉窦支架植入术不是治疗仅表现为头痛的 IIH 患者的方案。

问题16:对于已经实施脑脊液分流术的患者,出现急性加重的头痛时应该如何评估?

(1)对所有实施过脑脊液分流术而又表现为头痛急性加重的 IIH 患者,必须进行眼底镜检查,以明确是否存在视神经盘水肿,以及视觉功能(包括视野)是否恶化,以决定是否需要外科干预。对于视神经萎缩的患者,需进一步明确头痛是否由颅内压增高引起。

(2)对于怀疑颅内感染导致头痛加重的患者,应进行脑脊液生物学检查,并对潜在的感染采用合适的治疗。

(3)诊断性腰椎穿刺不应常规应用于无视神经盘水肿的患者,除外怀疑颅内感染。

(4)对于存在视神经盘水肿的患者,可以实施诊断性腰椎穿刺,从而明确颅内压水平。

(5)不推荐将 CT 和 X 射线检查常规应用于无视神经盘水肿患者,因为这些检查对治疗无益。

问题17:已经实施脑脊液分流术的患者出现急性加重的头痛时应该如何治疗?

(1)对无视神经盘水肿或视力损伤风险的 IIH 患者,不建议进行分流调整。

(2)对于头痛加重的患者,应考虑低颅压性头痛和分流过度的可能。

(3)对于明确因低颅压或分流过度而导致头痛的患者,应考虑调整分流阀压力或终止分流。

(4)在没有分流过度的情况下,头痛的处理应遵循问题13中的处理方案。

(5)同时,需要考虑药物过度使用性头痛的可能。

问题18:IIH 患者是否还存在其他需要处理的慢性问题?

(1)所有患者都需认识到 IIH 是一种罕见的慢性疾病,需要适当的支持治疗来解决自己的心理负担。

（2）IIH 患者容易出现焦虑和抑郁，同时感觉生活质量下降，这可能是对慢性疼痛的反应，医生要及时发现并给予适当的处理。

（3）睡眠呼吸暂停在 IIH 患者中时有发生，使用呼吸辅助设施可能是一种恰当的方法。

（4）有研究发现，IIH 患者可能合并多囊卵巢综合征。

（5）有研究发现，IIH 患者可能合并认知障碍。

▌ 问题 19：对于患有 IIH 的孕妇，应该给予哪些药物治疗？

（1）在啮食动物研究中发现，乙酰唑胺有致畸作用，因此对于患有 IIH 的孕妇，在考虑使用乙酰唑胺时应权衡风险和获益。

（2）由于证据有限，孕妇使用乙酰唑胺的安全性存在很大的不确定性，而且乙酰唑胺的说明书提示其禁用于孕妇。

（3）托吡酯不应应用于孕妇，因为有明确的证据表明托吡酯可增加胎儿畸形的发生率。

（4）若患者在服用托吡酯期间妊娠，则应按照说明书尽可能快地减少并逐渐停用托吡酯。

（5）由于妊娠期不建议使用多种镇痛药物，医生需对患者进行关于妊娠期头痛治疗的必要性和风险-获益方面的宣教。

▌ 问题 20：对 IIH 孕妇的管理，是否有其他建议？

（1）经验丰富的临床医生之间的多学科沟通应贯穿整个孕期、分娩前后及产后。

（2）不应根据患者之前的 IIH 诊断来确定其分娩方式。

（3）若仍无体重管理计划，建议孕妇去体重管理门诊就诊，以保证胎儿体重与胎龄一致。

（4）增加 IIH 孕妇的门诊随访有助于消除医护人员及患者的顾虑。

（5）妊娠期 IIH 急性加重、视力急性受损时，连续腰椎穿刺释放脑脊液可作为一种在实施脑脊液分流术或 ONSF 之前的临时治疗方案。

（6）若在分娩时存在视力急性损伤风险，孕妇应在专业中心进行管理。

▌ 问题 21：如何管理不合并视神经盘水肿的 IIH 患者？

对于不合并视神经盘水肿的 IIH 患者，目前视力丧失的风险尚不能确定，但视力下降、视物重影和视野丧失等症状较常见，而头痛仍然是这类患者的主要症状。

（1）一旦确诊为不合并视神经盘水肿的 IIH，所有患者应该按照典型 IIH 患者的管理方式进行管理，同时进行体重管理。

（2）不合并视神经盘水肿的 IIH 患者头痛的管理与典型 IIH 患者相同。

（3）手术治疗通常不作为合并视神经盘水肿的 IIH 患者降低颅内压的方案，除非经过多学科团队中有经验的临床医生评估后建议。

▌ 问题 22：对 IIH 患者如何进行随访和监测？

（1）对所有合并视神经盘水肿的 IIH 患者应记录以下内容：①视敏度；②瞳孔；③视野；④眼底；⑤BMI。

（2）评估视神经盘水肿的正式检查如眼底照相或 OCT 往往是有用的。也有越来越多的采用经鼻超声来测量视神经鞘直径（ONSD）的研究，然而这些研究之间在截断值方面存在很大的差异，而且这种检查不能有效预测颅内压。

（3）无论有无视神经盘水肿，IIH 患者均应进行头痛的评估，包括头痛的特点、发作频率、严重程度及镇痛药的使用频率等。

（4）对 IIH 患者进行有效的头痛致残评分如头痛影响测评量表（HIT-6），可能是有用的。

（5）若患者视野恶化或新发视神经盘水肿，应及早门诊复查。

（魏　森　安梦思　郭新宾　管　生）

第六节　脑静脉窦狭窄介入诊疗专家共识

脑静脉窦狭窄（CVSS）是一种少见的脑血管疾病，每年的发病率为（1~2）/10 万。其常见的病因包括蛛网膜颗粒增生、IIH 的压迫、肿瘤侵犯静脉窦，以及脑膜炎或其他非特异性感染、脑膜转移癌、颅骨骨折等。CVSS 若发生于优势引流侧脑静脉窦，可出现头痛，严重时可以导致静脉回流受阻，进而引起脑脊液吸收障碍及颅内压升高，表现为头痛、视力下降等。此外，CVSS 因血液湍流还可以出现搏动性耳鸣等症状。

症状性 CVSS 主要的介入治疗方法为脑静脉窦支架植入术。1994 年斯坦福大学的 M. P. Marks 第一次报道应用支架治疗源于 CVSS 的搏动性耳鸣。2002 年剑桥大学的 J. N. P. Higgins 在 Lancet 发表文章，介绍应用支架植入术治疗 CVSS 导致的颅内高压症。同样自 2002 年，国内多名学者也开始报道脑静脉窦支架植入术的成功病例。与动脉病变不同的是，由于窦壁的弹性回缩及静脉内没有使之保持通畅的高压血流，CVSS 极少对单纯球囊扩张有效，只有支架可保证脑静脉窦的持续畅通。由于脑静脉窦管径较大，需要有一定径向支撑力且直径较大的血管支架系统，但颈静脉孔区的骨嵴结构难以通过较硬的外周支架输送系统，因此增加了介入手术的难度，使脑静脉窦支架技术的推广较缓慢。截至 2005 年，全部英语文献中脑静脉窦支架植入仅完成了 18 例。2017 年荟萃分析显示，应用脑静脉窦支架治疗 IIH 全部病例也只有 155 例，且皆为小样本的回顾性病例研究。由于目前尚无脑静脉窦支架治疗疗效和安全性的随机对照研究，因此在各类指南中，有关脑静脉窦支架的描述都较含糊不清，导致各个医疗中心对于脑静脉窦支架治疗的适应证选择、操作方法及围手术期处理皆有较大的差异。这些因素均导致了此技术在我国不能顺利发展，迫切需要结合国内外已有研究结果及国内专家的经验共识来指导脑静脉窦支架治疗临床实践。

一、脑静脉窦狭窄的解剖基础及病理生理

（一）解剖基础

脑静脉引流由浅静脉和深静脉两个系统组成：浅、深静脉系统引流入上矢状窦、下矢状窦、侧

窦、海绵窦和直窦,然后引流入颈内静脉。脑静脉窦通常分为后上组和前下组:后上组包括上矢状窦、下矢状窦、侧窦、直窦和枕窦;前下组包括岩上窦、岩下窦和海绵窦。后上组的侧窦由横窦和乙状窦两个部分组成,Durgun 等在 1993 年就已经通过造影证实,正常人群中只有 37.6% 的人脑静脉窦回流通路的双侧横窦和乙状窦是对称的。一般情况下把主要承担来自矢状窦和窦汇回流血液任务的一侧横窦和乙状窦称为优势引流侧脑静脉窦,另一侧就称为非优势引流侧脑静脉窦。横窦和乙状窦是 CVSS 的最常见部位,Marmarou 等和 Stevens 等研究认为,一般脑静脉窦狭窄处管径较正常管径缩窄 40% 以上可诊断为 CVSS,而若管径较对侧缩窄 40% 以上,则考虑为脑静脉窦发育不全。在影像学诊断上,由于非优势引流侧横窦常因血流减少而显影较差或者不显影,常被误认为存在横窦狭窄或者闭塞。

从脑静脉窦的解剖结构上看,双侧的横窦与乙状窦交界区和上矢状窦中段往往有跨硬脑膜生长的数个或数十个脑蛛网膜颗粒。目前对比增强磁共振静脉成像(CE-MRV)可以清晰地显示脑静脉窦内蛛网膜颗粒的分布。蛛网膜颗粒功能主要是吸收蛛网膜下腔的脑脊液,并将其转导入脑静脉窦内的血液中,从而完成脑脊液循环。目前认为当某些原因(雌激素和孕激素水平的平衡失调、免疫功能紊乱、特异性磷脂酶抗体形成、病毒感染等)引发脑蛛网膜炎性改变累及这些脑静脉窦壁内的蛛网膜颗粒,会造成其表面的蛛网膜增厚或粘连,就可能引起局部脑静脉窦管腔的狭窄,导致脑静脉窦内的血液回流减慢和远心端脑静脉窦内压升高,使与其相关联的大脑和小脑皮质静脉出现不同程度的淤滞。

(二)病理生理

在 CVSS 与颅内压升高的病理生理机制方面,CVSS 可以明显改变部分 IIH 患者脑静脉系统的血流动力学,颅内压增高引起静脉压力升高,造成皮质静脉出现不同程度的淤滞。如果并发小静脉内的血栓形成,就会出现脑细胞缺氧、肿胀、甚至坏死或出血,表现出卒中样改变。对于 CVSS 和 IIH 发病机制关系方面,目前有外压性和内生性两种观点:外压性观点认为是其他因素先造成了颅内压升高,进而压迫脑静脉窦,导致脑静脉窦壁塌陷,从而造成外压性狭窄;内生性机制认为 CVSS 是血管腔内病变造成静脉回流障碍,如蛛网膜颗粒增大或脑静脉窦血栓机化等原因造成窦腔内狭窄,引起静脉压力增高,进而引起颅内压升高。尽管上述两种发病机制明显不同,但脑静脉窦内压力增高是加重脑血液循环障碍的最重要因素之一。针对伴有 CVSS 的 IIH 患者,目前脑静脉窦支架治疗的目的也是恢复狭窄塌陷的脑静脉窦腔,促进静脉回流,降低颅内压,从而阻断其病理过程的进展,缓解临床症状。目前恢复脑静脉窦正常引流更符合正常静脉回流和脑脊液循环的生理过程,故在缓解颅内高压及临床症状方面,可能优于视神经减压术和脑室-腹腔分流术。

二、脑静脉窦狭窄介入治疗的影像学评估

对 CVSS 进行充分的影像学评估有助于术者判断狭窄的部位、性质和狭窄程度,制定个体化的治疗策略。随着影像学技术的发展,头颅 CT、CTV、MRI、MRV、DSA 及一些新技术被应用于 CVSS 的诊断和临床评估。

（一）CT 与 MRI

1. CT CT 为神经科急诊首选方法,虽然大部分 CVSS 患者 CT 平扫可表现正常,但可排除其他病变。部分 CVSS 或者 CVST 患者可出现致密静脉征、条索征或空 δ 征,但缺乏特异性。其他征象包括颅内高压引起弥漫性、非对称性脑肿胀,白质水肿,静脉高压或梗死所致的局部低密度,脑实质和硬脑膜下血肿及脑回强化等。

2. MRI 多数 CVSS 患者的 MRI 平扫表现正常,但 MRI 特别是 HR-MRI 可以直接显示脑静脉窦内蛛网膜颗粒或形成的血栓,表现为血流空洞和脑静脉窦内信号强度的改变。单纯蛛网膜颗粒通常较小,直径一般小于 2 cm,长圆形,一般位于上矢状窦和横窦-乙状窦结合部。蛛网膜粒 T1WI 上呈低信号,T2WI 上表现为高信号并伴中心曲线样强化,后者可能显示衬有内皮细胞的硬脑膜窦进入了蛛网膜颗粒的裂隙。在 MRI 矢状位像上,小脑幕后缘的横窦三角大小可以判断优势或非优势引流侧横窦;如果该三角明显小于对侧的横窦断面,基本可以确定是发育不良的非优势引流侧横窦,大致可以排除该部位的窦内狭窄。如果狭窄的脑静脉窦内伴有血栓形成,血栓随时间可在 MRI 上呈现不同的信号特征。同时 MRI 显示脑实质异常也较 CT 敏感,可清晰显示颅内高压、静脉高压、静脉性梗死、出血等 CVSS 相关临床症状引起的脑组织改变。

（二）计算机体层成像静脉造影和磁共振静脉成像

计算机体层成像静脉造影(CTV)和磁共振静脉成像(MRV)是诊断和随访 CVSS 的最佳方法,可最大限度避免与脑静脉窦发育不良或不发育及流动相关伪影相混淆,用时可显示由脂肪、脑组织异位、纤维索条、分隔及蛛网膜粒等引起的小的充盈缺损。

1. CTV 目前 CTV 已被证明是一种快速可靠的研究脑静脉结构的方法,与金标准 DSA 相比,多平面重构(MPR)图像的敏感度为 95%,同时具有空间分辨力高,无血流相关伪影,对脑静脉(尤其是小静脉)和脑静脉窦的显示优于未使用钆增强的 MRV。但 CTV 也存在一些缺点和不足之处,比如需要人工去除目标血管附近骨质结构,放射性暴露,使用的含碘造影剂可能造成过敏反应并可能会对肾功能不全患者造成影响等,同时需要精确地定时采集图像以避免动脉与静脉重叠。

2. MRV MRV 是目前临床最常用的脑静脉系统疾病检查手段,可通过 MRV 图像上窦内信号异常,静脉血流的变细、缺失和周围存在侧支循环来明确 CVSS 的诊断。MRV 无对比剂成像技术分为时间飞跃法(即 TOF-MRV)和相位对比法(即 PC-MRV):TOF-MRV 采集时间短,空间分辨力高,覆盖范围广,但层面内质子饱和效应、血流减慢或涡流所致体素内失相位均可导致静脉窦内信号丢失,如伴有血栓,血栓内正铁血红蛋白引起的高信号则可出现类似血流的信号;PC-MRV 无层面内饱和伪影,但缺点是成像时间长,可出现卷褶伪影和体素内失相位,从而常致横窦与下吻合静脉汇入处信号丢失,造成影像上表现为假性 CVSS。相较于受伪影影响较大的无对比剂 MRV,在使用钆增强的 MRV 图像上,静脉血流中断可表现为"空隙征",间接显示血流通过狭窄部位时血流速度逐渐加快的现象。

总体上钆增强 MRV 和 CTV 在显示脑静脉窦充盈缺损方面,敏感度和特异度无明显差异,通过 CTV 及 MRV 可确定脑静脉窦系统的优势引流侧、狭窄位置及大致的狭窄程度,还可以鉴别脑静脉窦憩室与高位颈静脉球等。

（三）数字减影血管造影

由于 DSA 是一种有创性检查，单纯诊断 CVSS 较少直接进行 DSA 检查。但当通过其他手段无法明确 CVSS 诊断，或者当需要排除 DAVF 等其他疾病时，全脑血管造影检查是必要的，并且是诊断 CVSS 的"金标准"。行 DSA 检查时配合脑静脉窦内逆行造影及微导管测压术（操作见后），可更进一步判断 CVSS 部位、狭窄程度及窦内压力变化，有助于更准确地了解 CVSS 的程度和血流动力学状况，并判断患者是否适合介入手术。

通过 DSA 检查可发现脑静脉或静脉窦部分或完全充盈缺损、造影剂长时间滞留、全脑循环时间延长、单纯皮质静脉扩张、皮质静脉突然中断并伴有扩张迂曲的侧支形成（也称为"螺旋静脉"）等，但血管造影时也应充分识别上矢状窦发育不全、横窦发育不全、多矢状窦等各种先天结构异常。DSA 检查不能提供脑静脉窦血管壁和邻近结构的解剖信息，不利于确定 CVSS 的原因。

（四）新的诊断技术

Frab 等人使用自动触发螺旋型填充三维增强磁共振静脉成像（ATECOMRV）来评价脑静脉窦，通过分析上矢状窦–横窦–乙状窦影像，对左、右横窦及乙状窦的狭窄程度进行评分分级，结论认为 ATECOMRV 的成像质量与 DSA 三维重建后图像类似，然而该方法尚有待于进一步通过大样本证实。

动态 4D-MRV 技术是一种动态评估手段，可以隐藏静脉前的动静脉分流影像，从而完全显示整个颅内静脉网，对诊断 CVSS 在内的脑静脉系统疾病具有一定价值，可分析 CVSS 后血流动力学的变化，特别是可显示狭窄附近形成的涡流，对脑静脉窦相关性耳鸣的诊断具有重要意义。

Mokin 等人将静脉血管内超声（intravascular ultrasound，IVUS）应用到 CVSS 的评估中，IVUS 可以提供脑静脉窦内腔的 360°视图，并可同时显示静脉周围解剖结构，且无须造影剂。此外，IVUS 可以和颅内静脉压测量同时进行，可精确测量狭窄的程度和长度，以及狭窄类型（内生性狭窄和外压性狭窄）。介入治疗后，IVUS 还可用来评估治疗效果、监测再狭窄等（包括准确定位狭窄位置、描述狭窄部位形态学特征、鉴别支架内血栓等）。相关信息可为 CVSS 的诊断和支架植入提供相关信息。但目前 IVUS 所用导管较粗且较硬，通过迂曲的静脉时存在困难，同时操作时可能会导致内膜损伤及血栓脱落。

推荐意见：①建议术前充分完善 CVSS 相关无创影像学评估（包括 CT、MRI、CTV、MRV 等），初步判断是否存在 CVSS，并结合多种影像学手段评估脑静脉窦狭窄段的形态、长度、部位及静脉侧支循环代偿状态。②高度怀疑 CVSS 后，建议进行 DSA 检查，明确脑静脉窦狭窄情况，并建议同期进行脑静脉窦内逆行造影及微导管测压术等，明确狭窄程度及狭窄段远、近端压力梯度。③上述几种新技术仍缺乏大样本支持，其准确性及有效性有待于进一步评估。

三、脑静脉窦狭窄介入治疗的适应证和术前评估

（一）脑静脉窦狭窄导致特发性颅内高压症

特发性颅内高压症（IIH）是一种以颅内压升高为主要表现的疾病，多发生于育龄期肥胖女性。

目前 IIH 的病因尚未完全明确,主要病因包括以下 3 类:脑脊液生成增多(脉络丛乳头状瘤)、脑脊液吸收障碍(蛛网膜颗粒病变、脑淋巴回流受阻)、脑静脉压升高(CVSS、肥胖导致的胸腔压力升高)等。CVSS 导致颅内压升高是通过两种机制完成的:一种是 CVSS 引起脑静脉回流障碍,脑静脉压力升高导致颅内压升高;另一种是 VSS 导致上矢状窦内静脉压力升高,再引起上矢状窦内蛛网膜颗粒吸收脑积液减慢,从而导致颅内压升高,最后升高的颅内压又会压迫脑静脉窦,导致脑静脉窦进一步狭窄,从而形成一个恶性循环(图 4-10)。

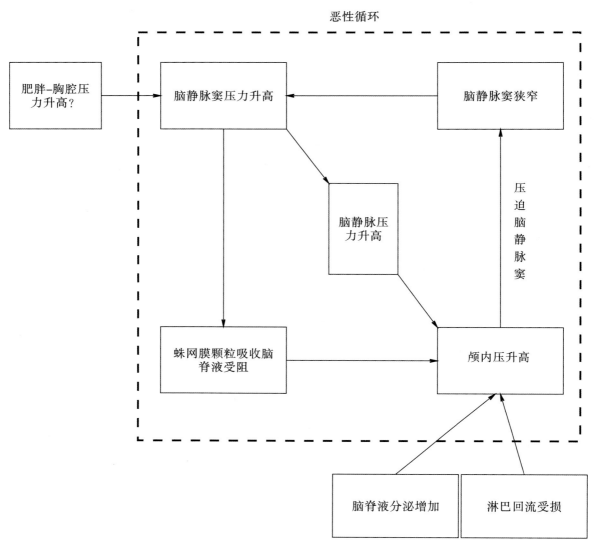

图 4-10　CVSS 引起 IIH 的机制

另外,由于 CVSS 并不是 IIH 的唯一病因,因此不能通过脑静脉窦支架植入来治疗所有类型的 IIH。J. N. P. Higgins 的早期报道就发现,一部分 IIH 患者即使存在 CVSS,应用脑静脉窦支架植入改善 CVSS 后,颅内压升高的症状仍然无法改善。为方便选择治疗方案,目前通用的方法是把 IIH 分成 CVSS 导致的 IIH 和伴有 CVSS 的 IIH。可以通过分析 CVSS 是内生性结构增生导致的,还是外压性原因导致的来鉴别 IIH 的类型。

对于鉴别内生性和外压性狭窄,脑静脉窦壁的 HR-MRI 和 IVUS 可以对狭窄段做出精准的成像,能较准确地鉴别出不同类型的狭窄。CTV、MRV、DSA 也会发现两种类型狭窄的不同,但准确性低于 HR-MRI 和 IVUS,常见的差异包括内生性狭窄较局限且狭窄表面不规则,而外生性狭窄累及脑静脉窦节段较长但狭窄表面较规则。

推荐意见:①内生性狭窄导致 IIH,狭窄两侧有明显压力梯度,建议行脑静脉窦支架植入术。②外压性狭窄导致 IIH,谨慎选择脑静脉窦支架植入术。应优先处理原发性病因,如效果不佳,可考虑行脑室-腹腔分流术或腰大池-腹腔分流术。

(二)脑静脉窦狭窄或脑静脉窦憩室导致搏动性耳鸣

1977 年 P. M. Ott 等首次报道了脑静脉窦源性耳鸣,但是当时由于技术条件的限制,P. M. Ott 错误地认为异常的搏动性耳鸣来源于颈内静脉。1980 年,J. Stern 发现如果脑静脉窦有憩室形成,就会出现搏动性耳鸣。但是对于本研究涉及的 CVSS 引起的耳鸣,学者们却发现得较晚。直到 1995 年 E. J. Russell 才明确报道了 CVSS 与搏动性耳鸣的关系,这可能与源于脑静脉窦搏动性耳鸣在确诊和治疗方面更复杂有关。CVSS 或脑静脉窦憩室引起的搏动性耳鸣是一种客观性耳鸣,其典型临床表现包括:耳鸣与脉搏同步,按压颈内静脉后耳鸣明显减轻或消失,头位、体位改变可使耳鸣的强度发生改变。当然,诊断此类耳鸣需要排除动静脉畸形、DAVF 等已知客观性耳鸣。DSA 检查可对源于 CVSS 或脑静脉窦憩室的耳鸣明确诊断。CVSS 导致的耳鸣主要表现为:脑血管造影的静脉期可见一侧横窦、乙状窦交界处充盈缺损,同时可能伴有乙状窦扩张。此类患者虽然有脑静脉窦的局限性狭窄,但大多数无明显颅内压的改变,不过持续性的血管杂音会极大地影响患者生活质量及睡眠质量,从而继发心理疾患,这导致很多患者被误诊为幻听或焦虑症。脑静脉窦憩室导致的搏动性耳鸣表现为:横窦-乙状窦交界处的静脉瘤样扩张,行颞骨 CT 检查可见脑静脉窦旁骨质的缺损,由于骨质的缺损,部分脑静脉窦憩室导致的搏动性耳鸣可在乳突位置闻及搏动性血管杂音。

推荐意见:①源于脑静脉窦搏动性耳鸣合并颅内高压症,建议行脑静脉窦支架植入术;②源于脑静脉窦搏动性耳鸣不合并颅内高压症,如搏动性耳鸣严重影响患者生活质量并呈明显焦虑状态,患者强烈要求手术解除症状,建议行脑静脉窦支架植入术;③源于脑静脉窦憩室的搏动性耳鸣,如搏动性耳鸣严重影响患者生活质量,患者强烈要求手术解除症状,可行脑静脉窦支架辅助弹簧圈栓塞术。

(三)脑静脉窦狭窄合并脑静脉窦血栓形成

脑静脉窦血栓形成(CVST)的治疗方式较多,目前通用的方法包括抗凝、导管抽栓、球囊扩张、脑静脉窦置管溶栓等,但是对于 CVST 合并局限性 CVSS 的患者,如果单纯抗凝和球囊扩张不能缓解颅内高压症,可以考虑行急诊脑静脉窦支架植入术。2002 年,李宝民等报道了 4 例 CVST 合并 CVSS 患者,经抗凝和溶栓治疗效果不佳,应用 SMART 支架行 CVST 植入术的成功病例。M. Formaglio 也报道了对于乙状窦血栓行抗凝、球囊扩张和支架植入术等方法治疗,并取得了良好的预后。在 CVSS 作为 CVST 的主要病因时,脑静脉窦支架植入术可以作为有效手段来改善患者预后。

推荐意见:CVSS 合并 CVST,急性期仍以抗凝和溶栓处理为主,当窦内血栓的生长得到控制,D-二聚体值较前显著下降后,CVSS 仍导致颅内压升高,可行脑静脉窦支架植入术。

（四）脑静脉窦狭窄或闭塞导致的硬脑膜动静脉瘘

目前观点认为脑静脉窦血栓或狭窄是硬脑膜动静脉瘘（DAVF）的初始因素，脑静脉窦血栓或狭窄引起脑静脉窦内压力升高，回流不畅，导致脑静脉窦壁滋养动脉和脑小静脉联通，形成 DAVF。对于 DAVF 的患者，如果脑静脉窦狭窄或闭塞持续存在，会引起动静脉瘘，血液逆行进入远心端的脑静脉窦或皮质静脉，造成高危的 DAVF。同时即使成功栓塞 DAVF，如果脑静脉窦狭窄或闭塞持续存在，仍会导致 DAVF 复发概率升高。因此对于 DAVF，脑静脉窦支架植入术可以作为辅助手段来改善手术效果。L. Renieri 报道了 4 例 DAVF 的脑静脉窦支架植入，认为支架不仅可以降低脑静脉窦压力，还可以通过支架的压迫作用，提高瘘口的闭塞概率。

推荐意见：DAVF 合并脑静脉窦狭窄或闭塞，在栓塞治疗的基础上，可根据病情需要行脑静脉窦支架植入术。

（五）瘤样组织压迫导致的脑静脉窦狭窄

颅内肿瘤可以压迫脑静脉窦导致其狭窄和闭塞，进而导致颅内压升高和静脉引流区脑水肿，其中以脑膜瘤最常见。此类压迫即使切除肿瘤，CVSS 仍可存在，不能通过外科手术完全改善症状。2008 年剑桥大学的 J. N. P. Higgins 团队报道了一例窦旁脑膜瘤病例，患者通过手术切除窦汇和小脑幕的脑膜瘤后，仍有明显的枕叶水肿。DSA 检查发现窦汇区的充盈缺损，支架植入术后水肿表现消失。后续 G. Mariniello 和 P. Entezami 也报道了类似的个案，通过支架植入术治疗脑膜瘤压迫横窦和上矢状窦导致颅内高压症的病例，也取得了较好的临床预后。虽然此类方法在临床是可行的，但应用并不广泛，可查到的文献均为个案报告，因此此方法可作为手术改善脑静脉窦压迫不佳的补充治疗方案。

推荐意见：肿瘤压迫导致脑静脉窦狭窄或闭塞，如外科治疗后效果不佳，可综合评估后行脑静脉窦支架植入术。

四、脑静脉窦狭窄介入治疗的操作流程

（一）脑静脉窦测压

静脉窦测压常用于测定患者脑静脉窦中压力数值。目前绝大多数脑静脉窦支架植入的研究均支持在支架植入前测定狭窄部位两侧的压力梯度，评估支架植入是否必要。在一项支架植入治疗 IIH 的研究中，患者狭窄处的压力梯度在 12.4～30.0 mmHg。鉴于静脉测压能够准确地评估静脉流出道阻塞，静脉测压是脑静脉窦支架植入术前评估患者是否需要接受治疗的重要参考。虽然目前文献中没有支持压力梯度阈值界定的相关数据，但大多数研究使用大于 8 mmHg 的压力梯度来作为脑静脉窦支架植入的压力梯度阈值。Ahmed 等最初报道选择 8 mmHg 作为合理的压力梯度阈值，并不是基于系统的实验数据或充分的临床经验等。还有研究选择最低大于 4 mmHg 或最高大于 10 mmHg 的压力梯度。同时有系统回顾表明，较高的压力梯度与临床预后良好率呈正相关。压力梯度 ≥22 mmHg 的患者良好预后率为 94%，而 ≤21 mmHg 的患者良好预后率只有 82%。理论上，支架植入后降低 7 mmHg 压力梯度相当于将使颅内压降低 9～10 cm。因此，在评估支架植入的必要性

时,以 6~8 mmHg 的压力梯度阈值作为标准是相对合理的。

推荐意见:①在脑静脉窦支架植入前,应进行脑静脉窦压力测定,结果作为是否适合行脑静脉窦支架植入术的重要参考依据。②在对支架植入进行评估时,8 mmHg 或更高的压力梯度可作为脑静脉窦支架植入的重要依据;4~7 mmHg 的压力梯度可能在某些情况下作为脑静脉窦支架植入的有效参考依据。目前脑静脉窦测压的压力梯度对脑静脉窦支架治疗的指导作用尚缺乏循证医学证据。

(二)脑静脉窦测压方法的选择

目前文献报道最常用的脑静脉窦测压方法为将微导管置于狭窄部位两侧来获取压力梯度。一些研究使用0.027 英寸(约0.69 mm)的 Renegade Hi-Flo 微导管。一项比较微导管用于脑静脉窦测压精确度的研究发现,Echelon 10、Prowler Select Plus 和 Marksman 27 能够满足颅内压设备监测标准,而 Excelsior SL-10 无法满足要求,Excelsior 1018 可满足部分设备监测标准。目前也有文献报道,将压力导丝等新一代冠状动脉测压使用的精确电学测压工具运用于脑静脉窦测压,但多限于个案报告,尚缺乏相关安全性与可靠性的评估。

推荐意见:①脑静脉窦测压推荐使用较大内径微导管(如 Renegade Hi-Flo、Marksman 27、Rebar 27等)或文献推荐的测量结果较准确的较小内径微导管(如 Echelon 10 或者 Prowler Select Plus)。②压力导丝等新一代光学或电学测压传感器在脑静脉窦测压中的应用需进一步的临床或实验数据支持。

(三)麻醉

麻醉主要包括气管插管全身麻醉和局部麻醉。目前血管造影期间的麻醉方法存在一定争议。在脑静脉窦支架相关研究中,大部分研究在进行静脉造影与测压时使用了局部麻醉,患者保持清醒。有部分文献报道在全身麻醉下同时进行静脉造影测压和脑静脉窦支架植入术。但目前多项研究均表明,全身麻醉时静脉窦狭窄区域压力梯度测定值与局部麻醉清醒时相比显著降低。基于此,在全身麻醉状态下,静脉测压结果可能并不能反映实际压力梯度。此外,目前关于静脉造影中使用的麻醉剂类型对静脉窦狭窄区域压力梯度测定值影响的报道尚欠缺。

在脑静脉窦支架植入时,由于手术操作及支架到位过程中和支架释放后会造成对脑静脉窦周围硬脑膜的牵拉,患者可能伴有头痛及其他不适,故目前绝大多数文献报道脑静脉窦支架植入操作是在全身麻醉下完成的。但有个案报告针对怀疑源于脑静脉窦搏动性耳鸣患者,在患者清醒状态下使用可回收支架,来确认支架植入的必要性。

推荐意见:①建议在清醒或清醒镇静状态下进行诊断性静脉造影和脑静脉窦测压,而不是全身麻醉,避免影响静脉测压准确性。②脑静脉窦支架植入过程一般建议选择全身麻醉,对于有特殊需要的患者也可以考虑在基于患者的配合程度、手术情况及其他临床特征进行个体化评估以后,选择清醒或清醒镇静麻醉等方法。在同时进行静脉造影测压和脑静脉窦支架植入术时,为提高静脉测压准确性,可选择在清醒状态下完成测压后再在全身麻醉下完成脑静脉窦支架植入术。

(四)经静脉途径侧窦支架植入过程

1.建立通路　患者摆好头位。常规消毒后,一般建议同时穿刺股动脉及股静脉,置入血管鞘。股动脉按常规动脉造影准备,可考虑置入 4F/5F(动脉)血管鞘,经股动脉鞘送入 4F/5F 造影导管,置于治疗侧颈总动脉内备用。静脉侧(股静脉)可根据实际需要置入内径 8F 以上短鞘,或者直接使用 6F 90 cm 长鞘。常规使用短鞘时可经股静脉鞘,将 8F 导引导管头端接近病变近端。使用长鞘(如 6F-Flexor 长鞘、6F-NeuronMAX 长鞘等)时一般内部配合使用内径大到足够通过相应支架的中间导管(如 Navien072、DAC070),长鞘末端一般置于颈内静脉,中间导管通过同轴技术穿过颈内静脉与乙状窦交界处,头端置于狭窄近心端。使用短鞘时,一般配合使用 6F 以上导引导管(如 Envoy 等),也建议导引导管头端穿过颈静脉球部到达乙状窦,接近病变近端。如头端无法穿过颈内静脉与乙状窦交界处,内部可配合使用中间导管等同轴技术。

一般乙状窦与颈内静脉结合部位扩张成为颈静脉球,颈静脉球部位的大小差别较大,直径在 3.30~11.7 mm。有文献报道,大约13%的普通人群颈静脉孔区迂曲角度较大并伴有颈静脉球高位。针对颈静脉孔区迂曲角度较大或伴有颈静脉球高位患者,如果通路无法通过颈静脉球区,在脑静脉窦支架植入过程中可能会出现支架输送装置通过困难的情况,故一般在建立通路的过程中选择将导引导管或中间导管头端穿过颈静脉球部以便于后续支架输送系统通过。针对部分经股静脉通路反复尝试后,输送通道仍无法通过颈静脉球区域的患者,可以考虑经皮穿刺颈内静脉通路,更近的通路可增加支架输送杆的支撑力,提高术中器械在颈静脉球部的通过率,但颈静脉穿刺常需要在超声引导下进行,并且围手术期颈静脉血栓形成、颈部血肿等风险发生率明显增高,尚需要进一步的验证评估。

推荐意见:患者行脑静脉窦支架治疗时,一般同时穿刺股动脉及股静脉。股动脉通路用于常规动脉造影和支架释放时的路途定位。股静脉通路,通过合理使用长鞘、导引导管和中间导管有助于通路头端通过乙状窦与颈静脉结合部的迂曲及颈静脉球结构,从而提高脑静脉窦支架植入的效率和成功率。特殊情况下,经皮穿刺颈静脉通路可作为备选方式。

2. 支架的选择　目前临床上市产品中尚没有专门用于脑静脉窦的支架产品,相关文献报道中用于植入静脉窦的支架类型较多,其中包括 Zilver、Precise、Wallstent、Protégé、SMART、Solitaire 等。目前尚没有文献报道支架的类型与临床结果及并发症发生率的关系,因此目前尚缺乏证据支持使用某种支架。现在临床倾向于选择径向支撑力足够大的开环自膨支架,以保证能扩张开因颅内压增高而引起的外部狭窄;考虑脑静脉窦在解剖上为类三角形的结构,所以在支架尺寸选择上,选择的支架直径应略小于脑静脉窦实际宽度,支架长度需确保至少覆盖狭窄远近端超过 10 mm,同时尽量选择金属覆盖率低的支架,以减少对属支静脉回流的影响。目前临床报道应用的脑静脉窦支架多为动脉用支架,普遍存在支架系统整体通过性差、支架释放后顺应性差、易对脑静脉窦造成牵拉、支架容易移位及短缩率高等不足。目前已有外周静脉专用支架产品通过批准应用于临床或正在进行相关临床试验,部分解决了动脉用支架的不足之处,但目前尚没有脑静脉窦支架产品研发或临床试验的报道。未来改进相关技术和材料,可能有助于提高临床手术成功率,降低相关并发症。

推荐意见:目前上市产品中尚没有专门用于脑静脉窦的支架产品,目前也无资料显示脑静脉窦支架植入术中几种常用支架装置的优缺点。建议根据患者病变特点及术者对支架特性的熟悉掌握程度,选择直径、金属覆盖率及长度合适的相关支架装置,开环的自膨式支架可作为首选。

3. 支架植入数量及单侧或双侧支架植入　文献报道中每名患者使用的支架数量相差较大。有些报道每名患者使用 1 枚支架,也有报道平均每名患者使用多达 1.4 枚支架。回顾相关文献发现,初始支架植入数量与治疗失败及需要再次治疗均无相关性。目前绝大多数相关研究均行单侧支架植入术,因为多数情况下左右两侧的横窦通过窦汇相连,因此即使伴有双侧 CVSS,也可以通过单侧支架植入取得良好的手术效果,除非窦汇发育不良时,双侧横窦需要同时选择合适的支架成形。

推荐意见:目前没有数据表明使用多个支架可以降低再治疗或治疗失败的风险。术中应根据患者病变情况及术中第一个支架释放后的静脉回流情况来评估支架使用数量。针对伴有双侧横窦、乙状窦狭窄的患者,目前无双侧横窦支架植入优于单侧横窦支架植入的相关数据支持,一般不建议无特殊指征下同次手术行双侧侧窦支架植入。

五、脑静脉窦狭窄介入治疗的围手术期用药和手术并发症

(一)围手术期用药

目前国际上对于脑静脉窦支架植入围手术期是应用抗凝药物还是抗血小板药物尚无共识和高级别证据的研究。国外的临床病例以应用抗血小板药物为主,国内早期的临床病例以应用抗凝药物为主,可能与国内的早期报道的病例更多是 CVSS 合并 CVST 相关。但无论是应用哪类药物,患者支架植入后的再狭窄率和支架内血栓形成的概率无明显差异。新型口服抗凝药(达比加群酯、利伐沙班)对于脑静脉窦支架植入的效果尚待进一步研究。

术后口服抗血小板药物或抗凝药物时间也没有统一的标准,主要是由于脑静脉窦支架植入术后内皮化的时间还没有明确的研究结论。一般来说,大多数研究报道支持脑静脉窦支架围手术期及术后口服阿司匹林和氯吡格雷的双重抗血小板治疗,但持续时间存在一定差异。Teleb 等系统回顾发现,相关研究中最常见的抗血小板方案是术前口服阿司匹林和氯吡格雷 3~5 d,支架植入术后口服阿司匹林和氯吡格雷 3~12 个月,再单独口服阿司匹林 1 年或更长时间。其中 207 名患者中,有 2 例出现支架内血栓形成,这 2 例支架内血栓形成均发生在早期单独使用阿司匹林进行抗血小板治疗的同一研究中。

推荐意见:①脑静脉窦支架植入术前,建议口服阿司匹林 100 mg 和氯吡格雷 75 mg,均为 1 次/d,抗血小板治疗至少 3 d。②如果 CVSS 合并 CVST,建议进行规范抗凝治疗。③建议脑静脉窦支架植入术后应用抗血小板药物 6~12 个月。

(二)手术并发症

1. 头痛　文献报道的最常见的不良事件是术后暂时性头痛,可持续 1~3 周。一般位于支架植入的同侧,可能继发于自膨式支架对脑静脉窦壁的持续牵张。Dinkin 等回顾文献时发现,大约 30% 的患者术后有头痛症状。

推荐意见:通过选择合适直径、长度和材质的支架,减少因支架张力过高导致的相关头痛,一般在 1~3 周内可自行好转,无须处理。如症状较重,可考虑给予对症处理。

2. 支架植入部位的属支静脉回流缓慢或闭塞　侧窦和乙状窦交界区有众多属支静脉,主要负责颞叶、小脑和海绵窦的静脉回流,其中负责颞叶静脉回流的主要是下吻合静脉,负责小脑静脉回流的主要是小脑下静脉,负责海绵窦静脉回流的主要是岩上窦。一旦出现支架植入术后属支静脉回流缓慢或闭塞,即可引起相应部位的静脉引流障碍,导致静脉性梗死、脑水肿,甚至发生颅内出

血。有一项研究报道支架植入术后同侧下吻合静脉引流受损的发生率高达13%。

推荐意见:脑静脉窦支架植入前,先在球囊扩张状态下行脑血管造影,以评价属支静脉闭塞的可能性。如果在球囊扩张状态下存在属支静脉,特别是下吻合静脉回流不畅,则选择较脑静脉窦直径小1~2 mm的支架。

3. 颅内出血或脑静脉窦血栓形成　多项系统回顾中脑静脉窦支架植入术造成颅内出血或CVST等严重并发症的风险低于2%。一般脑静脉窦支架植入术的严重并发症包含支架内血栓形成、硬脑膜下血肿、DAVF形成、夹层造成对侧脑静脉窦闭塞、小脑出血。围手术期抗血小板治疗不充分可造成支架内血栓形成。手术中导丝、导管等操作不当,支架选择过大或球囊过度扩张,会损伤相关静脉结构,引起夹层出血等。

推荐意见:围手术期进行规范抗血小板治疗,如有条件可行血小板聚集功能检测作为参考。手术中操作要轻柔,如通过颈静脉球及狭窄区域有困难时,更换相关通路导管,避免暴力操作。选择合适型号扩张球囊及支架,避免过大对脑静脉窦造成损伤。

4. 症状复发　支架置入术后可出现症状复发,并常见支架两端狭窄。目前文献报道的术后再治疗率在0~20%。3项meta分析结果显示,脑静脉窦支架植入术后需要再治疗率为10%~14%。Ahmed等报道认为,需要重复手术的患者具有更高的开放腰椎穿刺压力及较大的初始压力梯度。Raper等认为支架植入后乙状窦测压,压力升高数值大于横窦测压降低数值的患者更容易出现术后支架周围连接处再狭窄。Mekabatyet等发现重复手术的患者与BMI呈正相关。Kumpe等报道,女性、年轻和较高的腰椎穿刺压力与需要再治疗风险呈正相关。总之,脑静脉窦支架植入术后需要再治疗与BMI高、支架植入术前高颅压、年龄大等危险因素相关。对于症状顽固性复发的患者,有学者认为脑脊液分流术可作为备选方案。

推荐意见:关于支架植入术后再治疗标准或最佳再治疗策略的相关研究有限。对于支架植入术后症状复发的患者,建议进行再次血管造影和测压,参考目前文献报道的相关危险因素,如BMI高、支架植入术前高颅压、年龄大等,评估是否需要再次行支架植入或选择脑脊液分流术等其他治疗方法。

5. 其他非神经系统并发症

(1)颈静脉或乙状窦内的球囊扩张引起的迷走反射,有可能引起心率减慢、血压下降,甚至心搏骤停。

(2)对碘造影剂及术中其他用药的过敏反应。

(3)可能出现腹股沟血肿,但发生率及程度均轻于动脉穿刺。

(4)深静脉血栓、肺栓塞及其他栓塞事件。

六、脑静脉窦支架的随访

针对脑静脉窦狭窄性颅内高压症患者的支架植入术后的临床随访没有太多的争议,但是选择哪种影像学方式随访是有争议的。

(1)23例脑静脉窦支架治疗患者术后随访,4例发生轻度支架再狭窄,5例再狭窄部位位于支架近心端的静脉窦。尽管一些患者实施了分流术,但是没有患者进行再次支架植入。

(2)文献报道 52 例脑静脉窦支架治疗患者中,6 例患者出现邻近支架远心端的狭窄并出现症状。6 例患者再次植入支架,改善了静脉压力梯度和相关头痛。

(3)文献报道 32 例 CVSS 支架治疗患者中,25% 的患者再次行支架治疗,再次支架治疗的预判危险因素是高 BMI 和非裔美国人。

推荐意见:鉴于部分文献报道脑静脉窦支架植入术后有较高的再狭窄率,建议脑静脉窦支架植入术后 6~12 个月行脑血管造影复查和随访,每 3~6 个月行眼底检查随访。

(王 君)

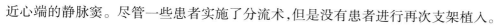

参考文献

[1]文俊贤,魏俊吉.特发性颅内压增高的研究进展[J].中国医学科学院学报,2021,43(2):288-292.

[2]MOLLAN S P,ALI F,HASSAN-SMITH G,et al. Evolving evidence in adult idiopathic intracranial hypertension:pathophysiology and management[J]. J Neurol Neurosurg Psychiatry,2016,87(9):982-992.

[3]HLADKY S B,BARRAND M A. Fluid and ion transfer across the blood-brain and blood-cerebrospinal fluid barriers:a comparative account of mechanisms and roles[J]. Fluids Barriers CNS,2016,13(1):19.

[4]MACAULAY N,KEEP R F,ZEUTHEN T. Cerebrospinal fluid production by the choroid plexus:a century of barrier research revisited[J]. Fluids Barriers CNS,2022,19(1):26.

[5]STEFFENSEN A B,OERNOB E K,STOICA A,et al. Cotransporter-mediated water transport underlying cerebrospinal fluid formation[J]. Nat Commun,2018,9(1):2167.

[6]ULDALL M,BHATT D K,KRUUSE C,et al. Choroid plexus aquaporin 1 and intracranial pressure are increased in obese rats:towards an idiopathic intracranial hypertension model[J]. Int J Obes(Lond),2017,41(7):1141-1147.

[7]O'REILLY M W,WESTGATE C S,HORNBY C,et al. A unique androgen excess signature in idiopathic intracranial hypertension is linked to cerebrospinal fluid dynamics[J]. JCI Insight,2019,4(6):e125348.

[8]ILIFF J J,WANG M,LIAO Y,et al. A paravascular pathway facilitates CSF flow through the brain parenchyma and the clearance of interstitial solutes,including amyloid β[J]. Sci Transl Med,2012,4(147):147ra111.

[9]李宝民,梁永平,曹向宇,等.脑静脉窦狭窄的影像解剖特征与临床诊治的探讨[J].中华医学杂志,2015,95(43):3505-3508.

［10］刘新峰,李宝民,李生,等.血管内支架成形术治疗脑静脉窦狭窄(附36例报告)［J］.解放军医学杂志,2011,36(6):639-641.

［11］ASPELUND A,ANTILA S,PROULX S T,et al. A dural lymphatic vascular system that drains brain interstitial fluid and macromolecules［J］.J Exp Med,2015,212(7):991-999.

［12］MATHIEU E,GUPTA N,MACDONALD R L,et al. In vivo imaging of lymphatic drainage of cerebrospinal fluid in mouse［J］.Fluids Barriers CNS,2013,10(1):35.

［13］SINCLAIR A J,BURDON M A,Nightingale P G,et al. Low energy diet and intracranial pressure in women with idiopathic intracranial hypertension:prospective cohort study［J］.BMJ,2010,341:c2701.

［14］LIBIEN J,KUPERSMITH M J,BLANER W,et al. Role of vitamin A metabolism in IIH:results from the idiopathic intracranial hypertension treatment trial［J］.J Neurol Sci,2017,372:78-84.

［15］SINCLAIR A J,WALKER E A,BURDON M A,et al. Cerebrospinal fluid corticosteroid levels and cortisol metabolism in patients with idiopathic intracranial hypertension:a link between 11beta-HSD1 and intracranial pressure regulation［J］.J Clin Endocrinol Metab,2010,95(12):5348-5356.

［16］RAUZ S,WALKER E A,MURRAY P I,et al. Expression and distribution of the serum and glucocorticoid regulated kinase and the epithelial sodium channel subunits in the human cornea［J］.Exp Eye Res,2003,77(1):101-108.

［17］KILGORE K P,LEE M S,LEAVITT J A,et al. A population-based,case-control evaluation of the association between hormonal contraceptives and idiopathic intracranial hypertension［J］.Am J Ophthalmol,2019,197:74-79.

［18］O'REILLY M W,TAYLOR A E,CRABTREE N J,et al. Hyperandrogenemia predicts metabolic phenotype in polycystic ovary syndrome:the utility of serum androstenedione［J］.J Clin Endocrinol Metab,2014,99(3):1027-1036.

［19］HORNBY C,MOLLAN S P,MITCHELL J,et al. What do transgender patients teach us about idiopathic intracranial hypertension［J］.Neuroophthalmology,2017,41(6):326-329.

［20］O'REILLY M W,KEMPEGOWDA P,JENKINSON C,et al. 11-Oxygenated C19 steroids are the predominant androgens in polycystic ovary syndrome［J］.J Clin Endocrinol Metab,2017,102(3):840-848.

［21］HOENBY C,BOTFIELD H,O'REILLY M W,et al. Evaluating the fat distribution in idiopathic intracranial hypertension using dual-energy X-ray absorptiometry scanning［J］.Neuroophthalmology,2018,42(2):99-104.

［22］SEAY M D,DIGRE K B. Idiopathic intracranial hypertension from benign to fulminant:diagnostic and management issues［J］.Ann Indian Acad Neurol,2022,25(Suppl 2):S59-S64.

［23］CORBETT J J. The first Jacobson Lecture. Familial idiopathic intracranial hypertension［J］.J Neuroophthalmol,2008,28(4):337-347.

［24］FARAHVASH A,MICIELI J A. Neuro-ophthalmological manifestations of obstructive sleep apnea:current perspectives［J］.Eye Brain,2020,12:61-71.

［25］KOSINSKI M，BAYLISS M S，BJORNER J B，et al. A six－item short－form survey for measuring headache impact：the HIT－6［J］. Qual Life Res，2003，12（8）：963－974.

［26］SZEWKA A J，BRUCE B B，NEWMAN N J，et al. Idiopathic intracranial hypertension：relation between obesity and visual outcomes［J］. J Neuroophthalmol，2013，33（1）：4－8.

［27］CORBETT J J，JACOBSON D M，MAUER R C，et al. Enlargement of the blind spot caused by papilledema［J］. Am J Ophthalmol，1988，105（3）：261－265.

［28］MCHORNEY C A，WARE J E JR，RACZEK A E. The MOS 36－item short－form health survey （SF－36）：Ⅱ. psychometric and clinical tests of validity in measuring physical and mental health constructs［J］. Medical Care，1993，31（3）：247－263.

［29］WALL M，KUPERSMITH M J，KIEBURTZ K D，et al. The idiopathic intracranial hypertension treatment trial：clinical profile at baseline［J］. JAMA Neurol，2014，71（6）：693－701.

［30］KELTNER J L，JOHNSON C A，CELLO K E，et al. Baseline visual field findings in the idiopathic intracranial hypertension treatment trial（IIHTT）［J］. Investigative Ophthalmology & Visual Science，2014，55（5）：3200－3207.

［31］AGARWAL A，VIBHA D，PRASAD K，et al. Predictors of poor visual outcome in patients with idiopathic intracranial hypertension（IIH）：an ambispective cohort study［J］. Clin Neurol Neurosurg，2017，159：13－18.

［32］KILGORE K P，LEE M S，LEAVITT J A，et al. Re－evaluating the incidence of idiopathic intracranial hypertension in an era of increasing obesity［J］. Ophthalmology，2017，124（5）：697－700.

［33］FRIEDMAN D I，MCDERMOTT M P，KIEBURTZ K，et al. The idiopathic intracranial hypertension treatment trial：design considerations and methods［J］. J Neuroophthalmol，2014，34（2）：107－117.

［34］WALL M，MCDERMOTT M P，KIEBURTZ K D，et al. Effect of acetazolamide on visual function in patients with idiopathic intracranial hypertension and mild visual loss：the idiopathic intracranial hypertension treatment trial［J］. JAMA，2014，311（16）：1641－1651.

［35］KO M W，CHANG S C，RIDHA M A，et al. Weight gain and recurrence in idiopathic intracranial hypertension：a case－control study［J］. Neurology，2011，76（18）：1564－1567.

［36］ROHR A，DÖRNER L，STINGELE R，et al. Reversibility of venous sinus obstruction in idiopathic intracranial hypertension［J］. AJNR Am J Neuroradiol，2007，28（4）：656－659.

［37］DINKIN M J，PATSALIDES A. Venous sinus stenting in idiopathic intracranial hypertension：results of a prospective trial［J］. J Neuroophthalmol，2017，37（2）：113－121.

［38］CHAGOT C，BLONSKI M，MACHU J L，et al. Idiopathic intracranial hypertension：prognostic factors and multidisciplinary management［J］. J Obes，2017，2017：5348928.

［39］DUMAN T，ULUDUZ D，MIDI I，et al. A multicenter study of 1144 patients with cerebral venous thrombosis：the VENOST study［J］. J Stroke Cerebrovasc Dis，2017，26（8）：1848－1857.

［40］HAYREH S S. Pathogenesis of optic disc edema in raised intracranial pressure［J］. Prog Retin Eye Res，2016，50：108－144.

［41］DING J，ZHOU D，GENG T，et al. To predict visual deterioration according to the degree of intracranial hypertension in patients with cerebral venous sinus thrombosis[J]. Eur Neurol,2018,80 (1/2):28-33.

[42]JAIN S. Diplopia:diagnosis and management[J]. Clin Med (Lond),2022,22(2):104-106.

[43]AARON S,ARTHUR A,PRABAKHAR A T,et al. Spectrum of visual impairment in cerebral venous thrombosis:importance of tailoring therapies based on pathophysiology[J]. Ann Indian Acad Neurol, 2017,20(3):294-301.

[44]PALMER E,GALE J,CROWSTON J G,et al. Optic nerve head drusen:an update[J]. Neuroophthalmology,2018,42(6):367-384.

[45]PETZOLD A,FRASER C L,ABEGG M,et al. Diagnosis and classification of optic neuritis[J]. Lancet Neurol,2022,21(12):1120-1134.

[46]陈瑶,薛潇,刘凤军,等. 视神经减压术与药物治疗对颅内静脉血栓性视乳头水肿的效果比较[J]. 中华医学杂志,2023,103(4):259-264.

[47]张旭乡,杨惠青,吉训明,等. 视神经鞘减压术对颅内静脉窦血栓形成后颅内高压患者视神经的保护作用[J]. 中国脑血管病杂志,2012,9(12):639-642.

[48]YAQUB M A,MEHBOOB M A,ISLAM Q U. Efficacy and safety of optic nerve sheath fenestration in patients with raised intracranial pressure[J]. Pa J Med Sci,2017,33(2):471-475.

[49]JEFFERIS J M,LITTLEWOOD R A,PEPPER I M,et al. Optic nerve sheath fenestration via a superomedial eyelid skin crease approach for the treatment of idiopathic intracranial hypertension in a UK population[J]. Eye (Lond),2021,35(5):1418-1426.

[50]SRIVASTAVA A K,SINGH S,KHATRI D,et al. Endoscopic endonasal optic nerve decompression with durotomy:pis aller in the mind of a blind[J]. Neurol India,2020,68(1):54-60.

[51]MELSON A T,WARMATH J D,MOREAU A,et al. Superonasal transconjunctival optic nerve sheath decompression:a simplified technique for safe and efficient decompression[J]. J Neuroophthalmol, 2021,41(1):e16-e21.

[52]WADIKHAYE R,ALUGOLU R,MUDUMBA V S. A 270-degree decompression of optic nerve in refractory idiopathic intracranial hypertension using an ultrasonic aspirator—a prospective institutional study[J]. Neurology India,2021,69(1):49-55.

[53]林厚维,范先群. 视神经鞘减压术的术式选择及并发症[J]. 中国实用眼科杂志,2007,25(1):8-10.

[54]GALL C,SCHMIDT S,SCHITTKOWSKI M P,et al. Alternating current stimulation for vision restoration after optic nerve damage:a randomized clinical trial[J]. PLoS One,2016, 11(6):e0156134.

[55]MOLLAN S P,DAVIES B,SILVER N C,et al. Idiopathic intracranial hypertension:consensus guidelines on management[J]. J Neurol Neurosurg Psychiatry,2018,89(10):1088-1100.

[56]APPERLEY L,KUMAR R,SENNIAPPAN S. Idiopathic intracranial hypertension in children with obesity[J]. Acta Paediatr,2022,111(7):1420-1426.

[57]RUFAI S R,HISAUND M,JEELANI N U O,et al. Detection of intracranial hypertension in children using optical coherence tomography:a systematic review[J]. BMJ Open,2021,11(8):e046935.

［58］ZEMBA M,DIMIRACHE A-E,ROGOZ R-E. Idiopathic intracranial hypertension in child［J］. Rom J Ophthalmol,2020,64(4):423-431.

［59］BALLESTERO M F M,TEIXEIRA T L,AUGUSTO L P,et al. Cranial morcellation decompression for refractory idiopathic intracranial hypertension in children［J］. Childs Nerv Syst,2018,34(6):1111-1117.

［60］缪中荣,凌锋,李慎茂,等.经皮血管内支架成形术在颅内血管疾病的初步应用［J］.中华外科杂志,2002,40(12):886-889.

［61］李宝民,郭梅,李生,等.经血管内溶栓和支架成形治疗脑静脉窦闭塞［J］.中华外科杂志,2002,40(12):890-892.

［62］吉训明,凌锋,缪中荣,等.颅内静脉窦血栓形成的血管内治疗［J］.中国脑血管病杂志,2004,1(3):100-105.

［63］STEVENS S A,PREVITE M,LAKIN W D,et al. Idiopathic intracranial hypertension and transverse sinus stenosis:a modelling study［J］. Math Med Biol,2007,24(1):85-109.

［64］FARB R I. The dural venous sinuses:normal intraluminal architecture defined on contrast-enhanced MR venography［J］. Neuroradiology,2007,49(9):727-732.

［65］SAADATNIA M,FATEHI F,BASIRI K,et al. Cerebral venous sinus thrombosis risk factors［J］. Int J Stroke,2009,4(2):111-123.

［66］LAI L T,DANESH-MEYER H V,KAYE A H. Visual outcomes and headache following interventions for idiopathic intracranial hypertension［J］. J Clin Neurosci,2014,21(10):1670-1678.

［67］MORTIMER A M,BRADLEY M D,STOODLEY N G,et al. Thunderclap headache:diagnostic considerations and neuroimaging features［J］. Clin Radiol,2013,68(3):e101-e113.

［68］FARB R I,VANEK I,SCOTT J N,et al. Idiopathic intracranial hypertension:the prevalence and morphology of sinovenous stenosis［J］. Neurology,2003,60(9):1418-1424.

［69］LI Y,CHEN H,HE L,et al. Hemodynamic assessments of venous pulsatile tinnitus using 4D-flow MRI［J］. Neurology,2018,91(6):e586-e593.

［70］MOKIN M,KAN P,ABLA A A,et al. Intravascular ultrasound in the evaluation and management of cerebral venous disease［J］. World Neurosurg,2013,80(5):655. e7-13.

［71］WALL M,CORBETT J J. Revised diagnostic criteria for the pseudotumor cerebri syndrome in adults and children［J］. Neurology,2014,83(2):198-199.

［72］LENCK S,VALLÉE F,LABEYRIE M A,et al. Stenting of the lateral sinus in idiopathic intracranial hypertension according to the type of stenosis［J］. Neurosurgery,2017,80(3):393-400.

［73］BODDU S R,GOBIN P,OLIVEIRA C,et al. Anatomic measurements of cerebral venous sinuses in idiopathic intracranial hypertension patients［J］. PLoS One,2018,13(6):e0196275.

［74］曹向宇,李宝民,李生,等.静脉窦源性耳鸣支架植入治疗一例［J］.中华耳鼻咽喉头颈外科杂志,2010,45(9):776.

［75］曹向宇,张荣举,王君,等.源于乙状窦憩室搏动性耳鸣的血管内治疗［J］.中华老年心脑血管病杂志,2017,19(2):134-136.

［76］王君,李宝民,李生,等.经血管内溶栓并支架成形术治疗侧窦血栓形成［J］.中国现代神经疾病杂志,2007,7(5):439-442.

［77］TIRAKOTAI W, BIAN L G, BERTALANFFY H, et al. Immunohistochemical study in dural arteriovenous fistula and possible role of ephrin-B2 for development of dural arteriovenous fistula［J］. Chin Med J(Engl) ,2004,117(12):1815-1820.

［78］STARKE R M, WANG T, DING D, et al. Endovascular treatment of venous sinus stenosis in idiopathic intracranial hypertension: complications, neurological outcomes, and radiographic results ［J］. Scientific World Journal,2015,2015:140408.

［79］KUMPE D A, SEINFELD J, HUANG X, et al. Dural sinus stenting for idiopathic intracranial hypertension:factors associated with hemodynamic failure and management with extended stenting［J］. J Neurointerv Surg,2017,9(9):867-874.

［80］MCDOUGALL C M, BAN V S, BEECHER J, et al. Fifty shades of gradients:does the pressure gradient in venous sinus stenting for idiopathic intracranial hypertension matter? A systematic review［J］. J Neurosurg,2018,130(3):999-1005.

［81］MEKABATY A E, OBUCHOWSKI N A, LUCIANO M G, et al. Predictors for venous sinus stent retreatment in patients with idiopathic intracranial hypertension［J］. J Neurointerv Surg, 2017, 9(12):1228-1232.

［82］FIELDS J D, JAVEDANI P P, FALARDEAU J, et al. Dural venous sinus angioplasty and stenting for the treatment of idiopathic intracranial hypertension［J］. J Neurointerv Surg,2013,5(1):62-68.

［83］AVERY M B, SAMBRANO S, KHADER ELIYAS J, et al. Accuracy and precision of venous pressure measurements of endovascular microcatheters in the setting of dural venous sinus stenosis［J］. J Neurointerv Surg,2018,10(4):387-391.

［84］ESFAHANI D R, STEVENSON M, MOSS H E, et al. Quantitative magnetic resonance venography is correlated with intravenous pressures before and after venous sinus stenting:implications for treatment and monitoring［J］. Neurosurgery,2015,77(2):254-260.

［85］FARGEN K M, SPIOTTA A M, HYER M, et al. Comparison of venous sinus manometry gradients obtained while awake and under general anesthesia before venous sinus stenting［J］. J Neurointerv Surg,2017,9(10):990-993.

［86］MEKABATY A E, GOTTSCHALK A, MOGHEKAR A, et al. General anesthesia alters intracranial venous pressures during transverse sinus stenting［J］. World Neurosurg,2020,138:e712-e717.

［87］DU Z, LIU X, CAO X, et al. Pearls & Oy-sters:retrievable and awake:a case report of solitaire stent employment for venous pulsatile tinnitus［J］. Neurology,2017,88(24):e245-e248.

［88］WOO C K, WIE C E, PARK S H, et al. Radiologic analysis of high jugular bulb by computed tomography［J］. Otol Neurotol,2012,33(7):1283-1287.

［89］BOWDLE A. Vascular complications of central venous catheter placement:evidence-based methods for prevention and treatment［J］. J Cardiothorac Vasc Anesth,2014,28(2):358-368.

［90］RAPER D, DING D, BUELL T J, et al. Effect of body mass index on venous sinus pressures in idiopathic intracranial hypertension patients before and after endovascular stenting[J]. Neurosurgery, 2018,82(4):555-561.

[91]LIU K C,STARKE R M,DURST C R,et al. Venous sinus stenting for reduction of intracranial pressure in IIH:a prospective pilot study[J]. J Neurosurg,2017,127(5):1126-1133.

[92]SHAMIMI-NOORI S M,CLARK T. Venous stents:current status and future directions[J]. Tech Vasc Interv Radiol,2018,21(2):113-116.

[93]MATLOOB S A,TOMA A K,THOMPSON S D,et al. Effect of venous stenting on intracranial pressure in idiopathic intracranial hypertension[J]. Acta Neurochir(Wien),2017,159(8):1429-1437.

[94]FARGEN K M,LIU K,GARNER R M,et al. Recommendations for the selection and treatment of patients with idiopathic intracranial hypertension for venous sinus stenting[J]. J Neurointerv Surg, 2018,10(12):1203-1208.

[95]LARSON A,RINALDO L,CHEN J J,et al. Reductions in bilateral transverse sinus pressure gradients with unilateral transverse venous sinus stenting for idiopathic intracranial hypertension [J]. J Neurointerv Surg,2021,13(2):187-190.

[96]李宝民,李生,黄旭生,等.脑静脉(窦)血栓的影像学特点与血管内治疗[J].现代神经疾病杂志,2003,3(3):149-152.

[97]李宝民,王君,李生,等.脑静脉窦血栓个性化治疗的临床研究[J].中华医学杂志,2009,89(3):164-166.

[98]莫大鹏,罗岗,王伊龙,等.经颈静脉入路支架成形术治疗特发性颅高压综合征合并静脉窦狭窄的疗效[J].中华神经外科杂志,2016,32(5):486-490.

[99]SHAZLY T A,JADHAV A P,AGHAEBRAHIM A,et al. Venous sinus stenting shortens the duration of medical therapy for increased intracranial pressure secondary to venous sinus stenosis[J]. J Neurointerv Surg,2018,10(3):310-314.

[100]LEVITT M R,ALBUQUERQUE F C,DUCRUET A F,et al. Venous sinus stenting for idiopathic intracranial hypertension is not associated with cortical venous occlusion[J]. J Neurointerv Surg, 2016,8(6):594-595.

[101]TELEB M S,CZIEP M E,LAZZARO M A,et al. Idiopathic intracranial hypertension. A systematic analysis of transverse sinus stenting[J]. Interv Neurol,2013,2(3):132-143.

[102]BODDU S R,GOBIN Y P,DINKIN M,et al. Impaired drainage of vein of Labbé following venous sinus stenting for idiopathic intracranial hypertension [J]. J Neurointerv Surg, 2019, 11 (3): 300-306.

[103]曹向宇,李宝民,王君,等.脑静脉窦内支架植入术中球囊扩张状态下行脑血管造影术的临床意义[J].中国现代神经疾病杂志,2016,16(12):833-838.

[104]SABER H,LEWIS W,SADEGHI M,et al. Stent survival and stent-adjacent stenosis rates following venous sinus stenting for idiopathic intracranial hypertension:a systematic review and meta-analysis[J]. Interv Neurol,2018,7(6):490-500.

[105]NICHOLSON P,BRINJIKJI W,RADOVANOVIC I,et al. Venous sinus stenting for idiopathic

intracranial hypertension：a systematic review and meta－analysis［J］. J Neurointerv Surg,2019,11(4):380-385.

［106］LI K, REN M, MENG R, et al. Dural arteriovenous fistula formation complicated cerebral venous sinus stenosis after venous sinus stenting［J］. World Neurosurg,2018,120:400-402.

［107］LAVOIE P, AUDET M È, GARIEPY J L, et al. Severe cerebellar hemorrhage following transverse sinus stenting for idiopathic intracranial hypertension［J］. Interv Neuroradiol, 2018, 24 (1): 100-105.

［108］SATTI S R, LEISHANGTHEM L, CHAUDRY M I. Meta－analysis of CSF diversion procedures and dural venous sinus stenting in the setting of medically refractory idiopathic intracranial hypertension［J］. AJNR Am J Neuroradiol,2015,36(10):1899-1904.

［109］RAPER D, BUELL T J, DING D, et al. Pattern of pressure gradient alterations after venous sinus stenting for idiopathic intracranial hypertension predicts stent－adjacent stenosis：a proposed classification system［J］. J Neurointerv Surg,2018,10(4):391-395.

［110］MARKEY K, MOLLAN S, JENSEN R, et al. Understanding idiopathic intracranial hypertension：mechanisms, management, and future directions［J］. Lancet Neurol,2016,15(1):78-91.

［111］MOLLAN S, DAVIES B, SILVER N, et al. Idiopathic intracranial hypertension：consensus guidelines on management［J］. J Neurol Neurosurg Psychiatry,2018,89(10):1088-1100.

［112］FRIEDMAN D, LIU G, DIGRE K. Revised diagnostic criteria for the pseudotumor cerebri syndromein adults and children［J］. Neurology,2013,81(13):1159-1165.

［113］DIGRE K, NAKAMOTO B, WARNER J, et al. A comparison of idiopathic intracranial hypertension with and without papilledema［J］. Headache,2009,49(2):185-193.

［114］URETSKY S. Surgical interventions for idiopathic intracranial hypertension［J］. Curr Opin Ophthalmol,2009,20(6):451-455.

［115］中国卒中学会神经介入分会,中华医学会神经病学分会神经血管介入协作组. 脑静脉窦狭窄介入诊疗专家共识［J］. 中华内科杂志,2021,60(8):696-708.

［116］郭新宾,邓鑫,魏森,等. 急诊静脉窦支架成形术治疗特发性颅内高压引起的急性视力损伤分析［J］. 中华医学杂志,2020,100(29):2288-2292.

［117］CELEBISOY N, GÖKCAY F, SIRIN H, et al. Treatment of idiopathic intracranial hypertension：topiramate vs acetazolamide, an open－label study［J］. Acta Neurol Scand,2007,116(5):322-327.

［118］FRIEDMAN D, RAUSCH E. Headache diagnoses in patients with treated idiopathic intracranial hypertension［J］. Neurology,2002,58(10):1551-1553.

［119］MENGER R P, CONNOR D E, THAKUR J D, et al. A comparison of lumboperitoneal and ventriculoperitoneal shunting for idiopathic intracranial hypertension：an analysis of economic impact and complications using the nationwide inpatient sample［J］. Neurosurgical Focus,2014,37(5):E4.

［120］FRIEDMAN D, QUIROS P, SUBRAMANIAN P, et al. Headache in idiopathic intracranial hypertension：findings from the idiopathic intracranial hypertension treatment trial［J］. Headache,2017,57(8):1195-1205.

［121］中国医师协会神经内科医师分会,中国研究型医院学会头痛与感觉障碍专业委员会.中国偏头痛诊治指南(2022版)［J］.中国疼痛医学杂志,2022,28(12):881-898.

［122］KENNIS K,KERNICK D,O'FLYNN N. Diagnosis and management of headaches in young people and adults:NICE guideline［J］. Br J Gen Pract,2013,63(613):443-445.

［123］DEGOFFAU M,KLAVER A,WILLEMSEN M,et al. The effectiveness of treatments for patients with medication overuse headache:a systematic review and meta-analysis［J］. J Pain,2017,18(6):615-627.

［124］AURORA S,DODICK D,DIENER H,et al. OnabotulinumtoxinA for chronic migraine:efficacy,safety,and tolerability in patients who received all five treat mentcycles in the PREEMPT clinical program［J］. Acta Neurol Scand,2014,129(1):61-70.

［125］SINCLAIR A J,KURUVATH S,SEN D,et al. Is cerebrospinal fluid shunting in idiopathic intracranial hypertension worthwhile? A 10-year review［J］. Cephalalgia,2011,31(16):1627-1633.

［126］THURTELL M,TROTTI L,BIXLER E,et al. Obstructive sleep apnea in idiopathic intracranial hypertension:comparison with matched population data［J］. J Neurol,2013,260(7):1748-1751.

［127］GLUECK C,IYENGAR S,GOLDENBERG N,et al. Idiopathic intracranial hypertension:associations with coagulation disorders and polycystic-ovary syndrome［J］. J Lab Clin Med,2003,142(1):35-45.

［128］WESTON J,BROMLEY R,JACKSON C,et al. Monotherapy treatment of epilepsy in pregnancy:congenital malformation outcomes in the child［J］. Cochrane Database Syst Rev,2016,11:CD010224.

第五章

脑静脉系统其他疾病

第一节　源于脑静脉窦搏动性耳鸣的诊断和治疗

【分类】

耳鸣的种类很多,其病因有数十种,程度差异很大;但从解剖位置和发病特点分析,大致归纳为4种类型。

1.耳源性耳鸣　耳源性耳鸣按其发病部位可分为周围性耳鸣和中枢性耳鸣两大类。周围性耳鸣是指外耳、中耳、内耳迷路、耳蜗神经等部位病变引起的耳鸣;中枢性耳鸣是指蜗神经核、中枢通路及大脑皮质听觉中枢病变引起的耳鸣。耳鸣的基调可以是持续的或搏动性的。

2.血管源性耳鸣　由于耳蜗和颅底周围的动脉和静脉腔内在解剖上出现非正常交通、狭窄或扩张等异常结构,局部血流从正常的层流变为湍流时,就可以将这种具有收缩期和舒张期特点的血液势能变化转为声音,直接或间接通过颅底骨性结构传导至耳蜗或脑干听觉传导结构,形成和心脏搏动一致的杂音,或称为搏动性耳鸣。文献报道,由于解剖上岩骨内的颈内动脉管与耳蜗的下缘相比邻,当岩骨段颈内动脉迂曲并使骨性管道缺损时,部分颈内动脉可以挤入中耳或直接刺激耳蜗引发搏动性耳鸣。另外,椎基底动脉异常迂曲、扩张和走行异常时,可能在上橄榄窝或脑桥侧方挤压听神经与脑干结合部或脑桥内的耳蜗核、上橄榄核等外侧丘系结构受到刺激或造成损伤时,其特有的搏动性挤压会产生相应的病理性声音,导致搏动性耳鸣;而在静脉系统出现耳鸣时,多数病变发生在优势引流侧横窦–乙状窦交界处,研究显示静脉系统耳鸣的病例占血管性耳鸣的80%以上。这个部位在解剖上存在蛛网膜颗粒,如果因某些感染、自身免疫反应及激素水平调节异常,可能产生炎性改变,继发的粘连就会造成脑静脉窦管腔的狭窄。当血流通过狭窄后,若遇到远端脑静脉窦扩张或憩室结构,可以产生湍流而出现杂音,杂音再经过颅骨和乳突骨质直接传导至耳蜗后就会形成搏动性耳鸣。由于 CVSS 引发的耳鸣和局部血流速度相关,这种耳鸣有一个显著特点,就是挤压同侧颈部静脉,会使病变脑静脉窦内的血流速度减缓,可因此使耳鸣即刻消失或缓解。

3. 神经性耳鸣　这一类型占耳鸣的大多数,至今病因不明,但普遍认为其与脑干及听神经的缺血、变性有关。近年来临床观察到,随着中老年人全身或脑动脉硬化的形成,急性或慢性供血不足或障碍,神经核和神经持续缺氧、脱髓鞘,听觉形成和传导系统受到颅后窝肿瘤破坏,蛛网膜炎粘连等因素都可能造成听觉形成和传导的电生理紊乱,引发异常的声音形成。

4. 全身性病因　如甲状腺功能亢进、肾功能不全、药物中毒、贫血、心功能异常等可能影响耳蜗或听觉神经系统,通常产生双侧耳鸣。如果损伤程度加重,则伴有同侧听力下降甚至耳聋。

【病因及发病机制】

血管源性耳鸣的病因可以来自动脉或静脉。其特点就是具有和心脏搏动节律一致的搏动性耳鸣;是由颅腔、头颈部或胸腔的血管或其他一些结构所产生,并通过骨结构、血管、血流传送到耳蜗,从而使患者感受到。

就发病原因而言,颅底自发性动静脉瘘多是继发于颅底血栓性静脉炎;外伤后颈动脉海绵窦瘘常因颅底骨折的尖锐断面刺破颈内动脉海绵窦段的血管壁造成;颈部和颅内的断面狭窄则常见于局部动脉硬化斑块的加重形成狭窄;脑静脉窦憩室则是由静脉壁结构不良造成的脑静脉窦膨胀;CVSS 特别好发于横窦-乙状窦交界处,在解剖上这一部位的蛛网膜颗粒较多。如果颗粒偏大或因感染及其他因素形成炎症,容易产生局部粘连而引发狭窄。尽管造成搏动性耳鸣的病因较多而且复杂,但其中绝大多数具有一个共同的特征,就是无论狭窄或扩张的两端,还是动静脉瘘的瘘口处,病变局部都会产生一个压力梯度,使得加速的血流在病变近心段形成湍流而产生杂音,这种与心跳一致的异常声音经过颅底骨性结构等传导至耳蜗形成搏动性耳鸣。

【诊断】

对于动脉源性搏动性耳鸣,借助体外听诊等容易发现杂音,经过 CTA、MRA 和 DSA 检查后可以确定病因,通过血管内栓塞或外科手术切除等方式基本可以获得根除治疗。当搏动性耳鸣源于CVSS,虽然杂音性质和位置比较固定,但在客观上难以用听诊器等手段发现,而且 CVSS 多发生在较隐匿的患侧横窦-乙状窦交界处,所以 CTA 和 MRA 确诊有一定难度,往往需要经过 DSA 检查并且在脑静脉窦内测定狭窄两端的压力梯度来确认形成杂音的证据。虽然近年来有部分报道应用外科手术还纳或经血管内支架辅助弹簧圈栓塞脑静脉窦憩室等缓解和消除源于 CVSS 的搏动性耳鸣,但许多由 CVSS 导致的搏动性耳鸣仍被漏诊,使患者长期受到异常噪声的困扰而得不到解救,或有部分患者被误诊为抑郁症等接受错误的治疗,直接造成患者生存质量和工作效率的下降。

研究显示,血管源性耳鸣形成的范围较大,临床上患者就医主诉常为搏动性耳鸣,音频匹配检查多为低频耳鸣。发病原因在动脉系统可以从锁骨下动脉狭窄到颈动脉狭窄和颅内基底动脉环周围动脉狭窄,以及颅底各部位的动静脉瘘;在绝大多数情况下,其共同特点是在距离病变最近的体表位置听诊可以获得与心脏搏动一致的吹风样杂音,如海绵窦区的动静脉瘘根据瘘血引流的方向不同,可以在同侧或对侧眼球表面和眶上听到搏动性杂音;颅前窝或颅后窝的动静脉瘘可以在眶上、颞区或枕后位置闻及杂音。除椎基底动脉系统的中小动静脉瘘外,挤压同侧颈动脉可以减轻或消除耳鸣。静脉系统的耳鸣除乙状窦发育不全和颈内静脉闭塞可能导致的内耳淋巴回流障碍引发的耳鸣外,由蛛网膜颗粒炎性粘连造成的 CVSS 导致的耳鸣最常见,还有脑静脉窦憩室、颈静脉球扩大。由于脑静脉窦内血流杂音的分贝数较小,故一般情况下难以在体表听诊获得杂音,但挤压颈内静脉基本可以消除耳鸣。在鉴别诊断上,具有挤压颈部血管可明显改变耳鸣响度及体表易听诊获得与心脏搏动同步的吹风样杂音的特点,则可显著区别于神经性、耳源性、全身性耳鸣。

源于脑静脉窦搏动性耳鸣的诊断方法为 DSA,它可对 CVSS 或脑静脉窦憩室明确诊断。CVSS 导致的耳鸣主要表现为:脑血管造影的静脉期可见一侧横窦-乙状窦交界处充盈缺损,同时可能伴有乙状窦扩张。此类患者虽然有脑静脉窦的局限性狭窄,但大多数无明显颅内压的改变,不过持续性的血管杂音会极大地影响患者生活质量及睡眠质量,从而继发心理疾病。这导致很多患者被误诊为幻听或抑郁症,因此积极干预治疗有明确的临床意义。脑静脉窦憩室导致的搏动性耳鸣表现为:横窦-乙状窦交界处的静脉瘤样扩张,行颞骨 CT 检查可见脑静脉窦旁骨质的缺损,由于骨质的缺损,部分脑静脉窦憩室导致的搏动性耳鸣可在乳突位置闻及搏动性血管杂音。

【治疗】

临床上多数耳鸣患者在心理暗示和对症治疗后都能得到缓解,但有相当数量的患者自身难以忍受耳鸣的刺激,生活质量明显下降;而血管源性耳鸣患者,随着病情发展,有可能出现颅内出血、脑梗死、神经脱髓鞘和颅内高压症等危险结果,所以更有必要对搏动性耳鸣给予更多的关注和重视。

常规的耳内科药物治疗对搏动性耳鸣的治疗效果是有限的,而病变多位于颅底,对于病因明确的颅前窝、颅后窝动静脉瘘,可以选择开颅探查,切除畸形血管病灶;应用血管内支架成形的方式治疗源于脑静脉窦搏动性耳鸣是目前较公认的方法。在临床上,由于挤压同侧颈内静脉可以使耳鸣消失或缓解,故有文献报道对静脉源性搏动性耳鸣,选择性结扎患侧颈内静脉可获得一定效果,但复发率较高,这是因为颈内静脉闭塞后,血液回流自颅底和椎管旁静脉丛汇入奇静脉,所以耳鸣复现;如果没有合适的回流途径,颅内静脉回流将会受阻,无疑会引起颅内压增高等新的神经损害。近年来有学者采用乳突后开窗,局部脑静脉窦憩室还纳术来处理静脉源性搏动性耳鸣并获良好疗效,但存在一定的复发率,可能因为复发的病例为脑静脉窦憩室与狭窄共存,单纯解决憩室而没有纠正狭窄,仍难以完全恢复正常的解剖形态而导致耳鸣复发。

相对于外科手术而言,经血管内介入栓塞和支架成形无疑具有微创和简单、易操作的特点;因此大多数的搏动性耳鸣均尝试采用血管内介入栓塞和支架成形的处理方式,可以直接开放狭窄段的脑静脉窦,在支架的辅助下恢复窦腔的解剖形态,保证血液回流通畅和消除湍流。多数文献报道手术较安全,但仍不排除对颅内异常血管结构治疗出现操作性损害或术后血流动力学变化导致血管破裂出血、病变相关区域较大血管或穿支血管闭塞的概率,进而对患者可能造成直接或间接的致命性损伤。目前笔者所在中心的外科手术治疗搏动性耳鸣的适应证如下:①引发耳鸣的畸形血管结构可能会导致颅内或颈部出血;②影像学检查提示病变已经损伤相邻的眼球、脑干、脑神经等器官和组织;③存在与病变相关的脑缺血或脑栓塞的症状和体征;④顽固的搏动性耳鸣导致的焦虑或抑郁症状严重影响患者的生存质量;⑤患者不伴有难以纠正的糖尿病、高血压及心肾功能异常等全身性病变。

综上所述,由于血管源性杂音形成的基本条件是病变局部的血流性质由层流变为湍流,所以确定诊断的方式当属全脑和颈部的 DSA 最可靠,通过动态观察和分析首先可以确定脑静脉窦异常病变的形态、位置、程度。

血管内治疗可以迅速有效地控制和消除病变,在治疗中严格掌握入组适应证,充分根据患者的病变特点,在众多的介入材料中分别选择最合适的支架、弹簧圈、球囊等,争取单一地、个性化地处理。只要诊断确切,术前充分研究病变及其相关的静脉回流血管的血流动力学特点,严格遵守血管内治疗的程序,基本可以最大限度地控制和预防医源性并发症的发生。

经血管内的诊治方式可能对临床诊断和治疗顽固的搏动性耳鸣提供新的选择途径,有助于为鉴别和研究其他类型的耳鸣提供一定的理论和技术依据。

【血管内治疗典型病例】

病例 1:女性,22 岁,右侧搏动性耳鸣并焦虑 1 年,挤压右侧颈部可以缓解。DSA 显示双侧颈动脉和椎基底动脉系双侧侧窦发育不良,颅内矢状窦血流汇入枕窦,通过舌咽神经管经右侧颈内静脉回流;枕窦在舌下神经管段狭窄明显(图 5-1)。听诊未闻及血管性杂音。在全身麻醉下常规置管,矢状窦内造影证实枕窦在近颈静脉球段纤细;在导引导丝辅助下,先用 5 mm×20 mm 球囊做预扩张,后选择置入 Solitare 6 mm×30 mm 支架局部成形。术后耳鸣完全消失,门诊随访 6 个月无耳鸣复发。

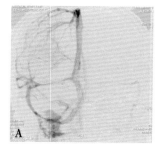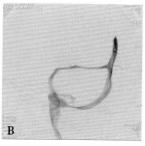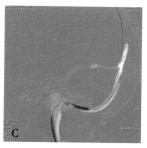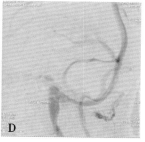

A. 右侧颈内动脉造影示上矢状窦血流汇入枕窦,通过舌咽神经管经右侧颈内静脉回流;B. 上矢状窦内造影证实枕窦在近颈静脉球段纤细;C. 路径图示狭窄处球囊扩张;D. 支架植入术后造影示狭窄明显改善。

图 5-1　枕窦狭窄治疗前后影像

病例 2:女性,37 岁,右侧搏动性耳鸣 1 年,渐进性加重并睡眠障碍。入院检查,在右侧乳突后听诊可闻及与心脏搏动一致的吹风样杂音,挤压右侧颈内静脉可消除耳鸣。DSA 显示右侧脑静脉窦优势引流;在乙状窦远心段见脑静脉窦局部扩大形成憩室,直径约 18 mm(图 5-2)。在全身麻醉下将 8F 导引管放置在颈内静脉上段水平,先置入 7 mm×30 mm 的 precises 支架覆盖憩室段乙状窦,后将 echelon 10 微导管穿过支架网孔进入憩室内,依次置入 6 枚 microvention 弹簧圈填塞憩室腔;术后复查 DSA,见憩室内无造影剂充盈,表示栓塞完全。CT 可见右侧乳突后的骨质缺损区有弹簧圈栓塞后的影像。患者在麻醉清醒后即感耳鸣消失,局部听诊未闻及杂音;随访 6 个月无耳鸣复发。

病例 3:女性,43 岁,左侧搏动性耳鸣半年,渐感加重并焦虑。查体体表听诊未闻及异常杂音,但挤压左侧颈内静脉可消除耳鸣。DSA 显示双侧颈动脉造影见静脉窦左侧优势引流,在左侧横窦－乙状窦交界处见脑静脉窦充盈不良；诊断为左侧 CVSS（图 5-3）。在全身麻醉下将 8F 导引导管放置在左侧颈内静脉上段，将 Regigate 导管置入后矢状窦造影，确认左侧横窦－乙状窦交界处窦腔明显狭窄。经交换引导导丝后，先用 5 mm×20 mm 球囊做狭窄局部的预扩张，然后选用 precise 6 mm×40 mm 支架对脑静脉窦狭窄段成形。术后复查脑静脉窦造影，见左侧横窦和乙状窦通畅良好，狭窄被完全纠正。麻醉清醒后患者即可表述左侧耳鸣完全消失。门诊随访 14 个月无复发。

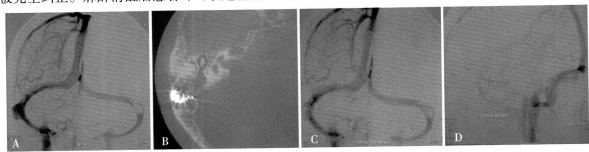

　　A. 右侧颈内动脉造影示右侧脑静脉窦优势引流并局部憩室；B. 术后 CT 可见右侧乳突后弹簧圈影；C. 术后正位造影可见右侧乙状窦憩室未显影；D. 术后正位造影可见右侧乙状窦憩室未显影。

图 5-2　右侧乙状窦憩室治疗前后影像

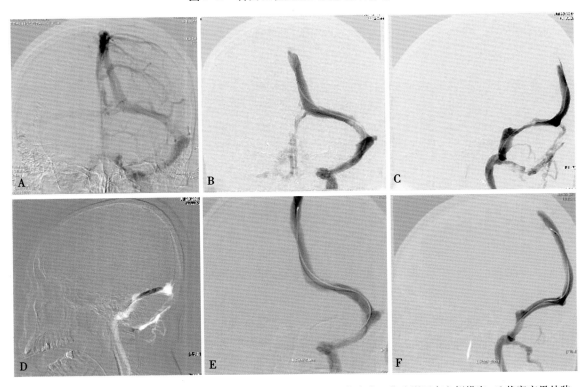

　　A. 左侧颈内动脉正位造影示左侧横窦－乙状窦交界处狭窄；B. 上矢状窦内正位造影证实左侧横窦－乙状窦交界处狭窄；C. 上矢状窦内侧位造影示左侧横窦－乙状窦交界处狭窄明显；D. 路径图示左侧横窦－乙状窦交界处狭窄球囊扩张；E. 术后上矢状窦内正位造影示左侧横窦－乙状窦交界处狭窄明显改善；F. 术后上矢状窦内侧位造影示左侧横窦－乙状窦交界处狭窄明显改善。

图 5-3　左侧横窦－乙状窦交界处狭窄治疗前后影像

（曹向宇）

第二节　硬脑膜动静脉瘘介入治疗中脑静脉窦问题及处理

大静脉窦区硬脑膜动静脉瘘（DAVF）是指侧窦和矢状窦区硬脑膜及其附属结构上动静脉之间的异常短路，通常直接引流至硬脑膜静脉窦。DAVF 是一种获得性病变，与 CVST、外伤、IIH 等有关。临床表现主要有颅内出血及伴随的神经功能障碍，以及静脉高压导致的一系列潜在临床症状。另外，CVST 和长期的动静脉瘘会导致脑静脉窦狭窄或闭塞，造成颅内压升高，形成恶性循环。

一、硬脑膜动静脉瘘介入治疗中脑静脉窦相关问题

介入治疗是目前 DAVF 治疗的主要手段，目的是闭塞瘘口静脉端，消除皮质静脉引流。治疗的指征主要有：合并皮质静脉引流，如 Cognard Ⅱb、Ⅱa+b、Ⅲ、Ⅳ、Ⅴ型病变；另外，Cognard Ⅰ、Ⅱa 型病变患者有无法忍受的头痛、耳鸣等症状（表 5-1）。

表 5-1　DAVF 的 Cognard 分型

类型		静脉引流	窦内流动	皮质静脉反流
良性	Ⅰ	硬脑膜窦	顺行	否
	Ⅱa	硬脑膜窦	逆行	否
恶性	Ⅱb	硬脑膜窦	顺行	是
	Ⅱa+b	硬脑膜窦	逆行	是
	Ⅲ	皮质静脉		是+静脉扩张
	Ⅳ	皮质静脉		是
	Ⅴ	脊髓髓周静脉的皮质静脉		

传统的治疗方法是经静脉入路，在应用 Onyx 以后，经动脉入路栓塞 DAVF 逐渐成为主流的治疗方法，但都会在栓塞过程中闭塞静脉窦。静脉窦急性闭塞可能会导致急性静脉性脑梗死。长期来看，尽管静脉高压得到了缓解，但当受累静脉窦的对侧静脉窦发育不良或存在狭窄、闭塞时，闭塞受累静脉窦会造成静脉引流异常和持续性的静脉高压，并导致新发的 DAVF。

新发瘘与 DAVF 的形成机制相似：静脉窦闭塞和狭窄一方面使得静脉高压继续存在；另一方面促发了血管新生，导致了复发和新发；如果为了治疗 DAVF 而将大静脉窦闭塞，很可能就已经启动了 DAVF 的新生（图 5-4）。因此，在治疗 DAVF 过程中要尽可能改善静脉窦狭窄或闭塞，降低颅内压，阻断静脉高压的出现。

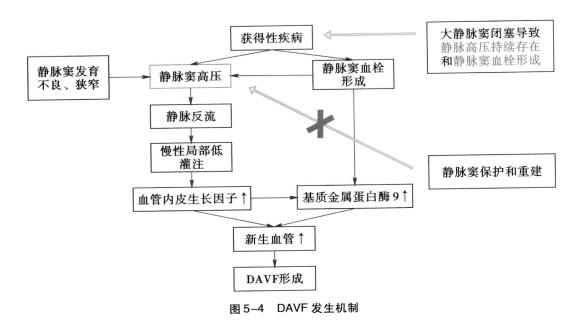

图 5-4　DAVF 发生机制

二、硬脑膜动静脉瘘介入治疗中正常脑静脉窦的保护策略

部分大静脉窦区 DAVF 发生在平行窦上,针对此类患者只需要将受累的平行窦闭塞就可以保护大静脉窦。对于单一瘘口引流到大静脉窦区的,用 Onyx 胶进行栓塞时特别注意栓塞剂的走行也可以很好地保证受累静脉窦的保留。这两种 DAVF 在结构上有相似之处,在治疗中选择合适的栓塞策略,注意液体栓塞材料的弥散,就可以保护静脉窦(图 5-5)。

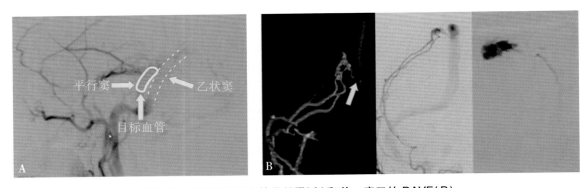

图 5-5　位于平行窦上的 DAVF(A)和单一瘘口的 DAVF(B)

球囊辅助在栓塞过程中发挥了重要作用,不但可以使微导管头端非常接近瘘口,还可以在栓塞过程中保护静脉窦避免闭塞(典型病例见图 5-6)。多数横窦-乙状窦交界处的 DAVF 是多发瘘口,在没有清晰的平行窦的情况下,可以使用直径和长度足够且柔韧性高的 Copernic 球囊进行保护。Hyperform 小球囊保护的优点是非常容易到达目的位点,缺点是直径和长度都很小,多数无法做到有效的保护。而球囊血管成形术(PTA)球囊的优点是直径很大,长度也有较多选择,缺点是比较硬,输

送困难,且在弯曲的地方容易出现褶皱,Onyx 胶很容易从这个褶皱里反流出来;其次,PTA 球囊长度有限,在治疗多瘘口的 DAVF 时需要根据栓塞材料的弥散部位实时调整球囊保护的位置。

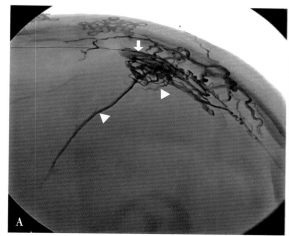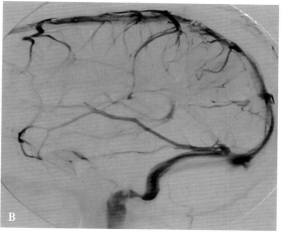

患者在切除手术失败后,出现顶叶区上矢状窦(SSS)的残余 DAVF。A. 栓塞过程中 DSA 影像,当临时球囊(上箭头所示)充气以保护 SSS 的中后部时,用 Onyx(中、下箭头所示)对病灶进行了近乎完全的闭塞;B. 栓塞后的 DSA 显示,SSS 和与瘘管相邻的大的皮质静脉保持通畅。

图 5-6　DAVF 介入治疗过程中正常脑静脉窦成功保护的案例

三、硬脑膜动静脉瘘介入治疗中脑静脉窦闭塞或狭窄的处理策略

对于术前就存在脑静脉窦闭塞或狭窄的患者,需要考虑静脉窦成形或再通的问题。静脉窦成形/支架重建不但可以有效改善静脉高压,也能闭塞部分瘘口,降低 Cognard 分级,且低级别动静脉瘘有自愈可能。但若瘘口流量较高,还是需要经动脉途径封闭瘘口。一般对 DAVF 进行球囊保护下Onyx 栓塞,对于静脉窦狭窄部分使用 PTA 球囊成形术,术后跨病变的压力梯度消失,静脉高压改善。典型病例见图 5-7。

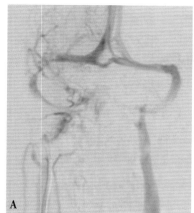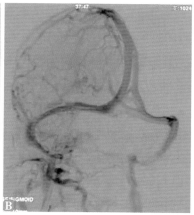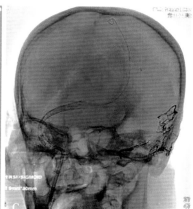

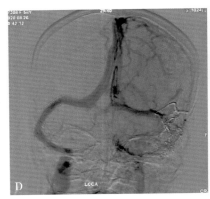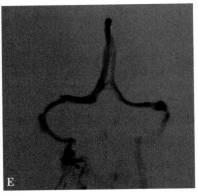

A、B、C. 右侧横窦–乙状窦交界处狭窄行支架植入术,术后静脉窦内畅通;

D、E.20 个月后随访显示静脉高压改善,无压力梯度。

图 5-7　DAVF 介入治疗中脑静脉窦狭窄的治疗案例

大静脉窦区 DAVF 术后新发或复发与静脉窦闭塞相关。从长海医院的研究发现,如果保护以后静脉窦保持长期通畅,则未出现新发病例。若静脉窦仍然闭塞,瘘口新发的概率在 60% 左右。即便没有 DAVF 的静脉窦狭窄,在支架成形术后也有新发 DAVF 的可能性,包括静脉窦壁损伤、上调炎性因子,都能够促发 DAVF。

静脉球囊保护下经动脉途径应用液态栓塞剂栓塞是大静脉窦相关的 DAVF 一种安全有效的治疗方式。具有以下优点:第一,能有效保护静脉窦和皮质引流静脉,避免过度栓塞造成静脉性梗死、出血等并发症;第二,由于瘘的供血动脉间存在吻合支,充盈的球囊同时能够促进 Onyx 向其他供血动脉弥散,减少微导管超选次数,从而间接减少微导管超选相关并发症,同时缩短了手术操作时间。此外,仍需要考虑术中如何平衡球囊尺寸及顺应性,术后若有 Onyx 暴露于静脉窦腔内,是否需行抗血小板聚集、抗凝等治疗,以防止 CVST 等问题。因此,对于 DAVF 治疗中的静脉窦重建问题,需要进一步探索,平衡治疗风险,综合考虑治疗的时间、难度和必要性。

（郭新宾　马武林　魏　森　管　生）

第三节　大脑大静脉畸形的诊断和治疗

大脑大静脉畸形,又称为 Galen 静脉畸形(vein of Galen malformation,VGM),是一种小儿罕见颅内血管病变。随着血管内栓塞术的发展,其不良预后已得到明显改善。VGM 由多个动静脉分流组成,引流到扩张的前脑中央静脉(Markowski 静脉,在胎儿脑发育期间引流至大脑大静脉,出现在胚胎发育第 5 周,是引流脑内结构的第一条静脉)。这种残存的胚胎静脉在成人中通常不存在。但据估计 VGM 占小儿血管畸形的 30%。

【病因】

尽管 VGM 的病因学基础仍有待阐明,但其发育胚胎学与脑血管系统的发育交织在一起,发生有 3 个阶段。在前脉络膜阶段 Ⅰ,围绕神经管组织的神经元接受的营养来自羊水的直接扩散;在前脉络膜阶段 Ⅱ,增厚的神经壳接受来自原始脑膜的血管通道;在脉络膜阶段 Ⅲ,在前、后神经孔闭合后,发育中的大脑主要由脉络丛供应,由前脑中央静脉引流。后来,前脑中央静脉开始取代脉络膜动脉,与皮质动脉网的成熟同步,引流大脑内静脉,逐渐延伸并最终作为大脑大静脉持续存在。新生儿的大脑大静脉由两侧大脑内静脉汇聚后水平、直线向后行走并进入直窦。

导致 VGM 的主要原因:①胚胎时期,胚胎发育异常,前脑中央静脉不能正常退化闭塞、直窦发育不全或缺如,即形成先天性 VGM,其中扩张的引流静脉实际上不是大脑大静脉,而是前脑中央静脉,即大脑大静脉的胚胎前体;②大脑大静脉内血流异常改变,包括压力增高、流量增多及回流受阻等。VGM 时异常动脉血直接漏入大脑大静脉,引起压力异常增高,刺激血管内皮生长因子及成纤维基质生长因子的作用而形成大脑大静脉瘤,即继发性 VGM,是真正的大脑大静脉扩张,其多数伴有流出道的机械性梗阻。

在 VGM 患者中,动静脉分流,其动脉供应主要来自脉络膜动脉,原因不明,在胎儿期的第 6 ~ 11 周发生。毛细血管阻力不足导致的高血流,可能再加上伴随的硬脑膜窦狭窄,就会使血流不畅,通常会导致前脑中央静脉的前段复原,逐渐扩大并形成典型 VGM 的动脉瘤部分。

【分类】

根据瘘管的特点,VGM 的血管结构可分为壁层型和脉络膜型。壁层型由高流量的分流组成,由丘动脉和后脉络膜动脉提供,止于前脑中央静脉的瘤壁内,通常在其下外侧缘。供血动脉多为穿通支动脉及脉络膜后动脉。脉络膜型涉及一个广泛的动脉网络介入动脉供血与静脉瘤之间,瘘口位于大脑中间帆腔,蛛网膜下腔前脑背侧静脉的前方,动脉供血由脉络膜、穿窿下或胼胝体周围动脉或丘脑旁正中动脉(丘脑穿通动脉)的室管膜下分支提供。脉络膜型通常会导致更严重的症状,而壁层型在临床上耐受性更好。患者也可能出现直接分流和动脉网络的混合形式。

VGM 应与大脑大静脉动脉瘤样扩张(VGAD)相鉴别,VGAD 是指正常形成的大脑大静脉因流出受阻而扩张(图 5-8)。扩张的静脉结构将位于蛛网膜下腔的动静脉畸形引流至蛛网膜上或蛛网膜下腔。此外还有邻近的正常脑实质,扩张的程度是可变的,取决于狭窄或血栓形成的程度。新生儿和婴儿的 VGAD 频率很低,而 VGAD 患者往往在较晚的儿童期出现,出现颅内出血、局灶性神经功能缺损,年幼的患者则有精神运动发育延迟。在 VGAD 中,由于病变的位置较深,癫痫并不常见,心力衰竭也不常见,因为它是在较大的儿童中出现的。

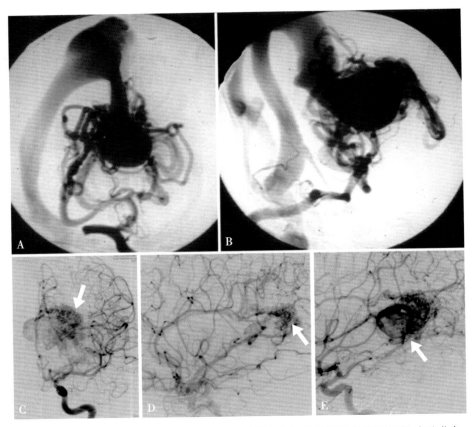

A、B. 壁层型 VGM，瘘管止于前脑中央静脉的动脉瘤壁（A 为前视图，B 为斜视图），新生儿有
充血性心力衰竭；C ~ E. 动静脉畸形（C 和 D 箭头所示）引流至 VGAD（E 箭头所示），患者为
13 岁，出现脑室内出血。

图 5-8　VGM 和带有动静脉畸形的 VGAD 之间的血管学差异

【病理生理】

　　VGM 的病理生理最常表现为高输出性心力衰竭和继发于脑静脉充血和脑脊液流动异常的神经系统症状，这些症状的严重程度取决于 VGM 的基础血管结构及儿童的年龄。一般来说，新生儿表现为充血性心力衰竭，婴儿表现为脑积水，较大的儿童或成人则表现为头痛，而且可出现蛛网膜下腔出血的症状和体征。

【临床表现】

（一）不同年龄组的表现

　　1964 年，Gold 等人描述了 VGM 典型的临床表现，至今仍适用于 3 个年龄组的 VGM 患者。这些临床表现与患者的年龄和潜在的病理生理学有关。

　　1. 新生儿　有症状的新生儿会出现严重的心肺功能衰竭，包括水肿和肾衰竭。这是出生时或出生后不久主动脉的血流逆转造成的。大多数（94%）病例是在新生儿期诊断的，患儿表现为高输出性心力衰竭,严重的肺动脉高压可能使治疗复杂化,可能出现发绀,因此可能被误认为先天性心脏病,心电图可以发现一些心肌梗死的特征。对于任何出生时有高输出性心力衰竭的婴儿,应排除VGM的可能。虽然过去的死亡率接近于100%,但最近血管内技术的进步已大大提高了存活率。

2. 婴幼儿 与新生儿相比,婴儿期出现的分流通常较小,只有轻微的心脏表现。这些患儿最常表现为头围增大,因为中脑导水管被扩张的大脑大静脉压迫,导致脑积水或癫痫。长期存在脑静脉高压的患儿可能会出现发育迟缓,有些人还会因心脏功能失调或静脉充血而出现下丘脑和垂体功能紊乱,导致发育不良。其他体征和症状通常包括颅侧杂音、头皮静脉扩张、突眼,偶尔会出现复发性鼻衄等。

3. 较大儿童和成人 较大儿童最常表现为由脑膜内或蛛网膜下腔出血引起的头痛和癫痫发作。VGM通常很小,动静脉分流程度有限,但供应大脑大静脉的血管瘤网可能藏有微小动脉瘤,继发于流出道梗阻的大脑大静脉扩张,也应在鉴别诊断中考虑。

(二)心脏和全身表现

VGM的大脑低阻力动静脉分流导致右心房的静脉回流增加,随后肺血流增加导致肺动脉高压,最终前负荷增加导致充血性心力衰竭。虽然VGM是在子宫内发生的,但直到孩子出生后才会产生严重的心力衰竭。胎盘的低阻力与VGM相竞争,因此流经畸形血管的流量没有出生后那么大。出生后,胎盘被切除,通过瘘管的流量突然增加,较大的动静脉分流会降低主动脉内的舒张压,导致冠状动脉血流减少,再加上高的心室压力,促进了心肌缺血。主动脉血流逆转可导致肾脏低灌注,随后导致肾衰竭。产前发生的充血性心力衰竭可以在超声中发现,严重情况下可导致多器官衰竭和不可逆的脑损伤。虽然产前诊断不是流产或早期剖宫产的指征,但宫内心力衰竭和脑损伤是流产的指征。

在新生儿期,由于心、肺的发育,心脏症状可能包括从轻微的容量过载到严重的心源性休克。轻微的症状包括喂养困难、心动过速和胸腔内心肌肥大。轻度情况下,可以使用利尿剂来改善症状,患儿可正常进食,要在5个月内返回医院接受栓塞治疗。严重情况下,患儿可能需要机械通气,同时使用利尿剂和正性肌力药物。在难治的情况下,可能需要立即进行脑动静脉分流栓塞。与新生儿相比,婴儿很少出现充血性心力衰竭的症状。在栓塞之前,可以用利尿剂治疗,而在第一次栓塞手术后,经常停止使用这些药物。

(三)神经系统表现

由于大量的血液流向瘘管,血液从脑实质中被盗走,导致缺血性损害。动静脉分流的高血流量和继发于静脉系统发育不良或静脉狭窄的静脉引流减少,加上心脏表现导致的血流动力学改变,可导致高脑静脉压和脑水肿,这些表现加在一起,可导致新生儿脑组织迅速丧失,最严重的被称为融化的大脑。静脉压力高,加之蛛网膜颗粒未成熟,可导致脑脊液吸收障碍,从而导致脑积水。VGM引起的对中脑导水管的压迫会导致梗阻性脑积水的发生,当脑积水在5个月前出现时,栓塞应该是一线治疗,以减少静脉压力和改善脑脊液循环。脑脊液分流术或脑室造口引流术并不能纠正潜在问题,并有可能导致充血和不成熟的静脉系统,引起脑内出血。将血流改道进入面部静脉或基底动脉或翼状静脉丛,可导致面部静脉突出和鼻衄。

【辅助检查】

(一)超声

超声检查是一种无创技术,可在床旁对脑血管系统进行评估,快速、方便,但对操作者有很强的依赖性。产前超声检查可显示位于第三脑室后方的静脉腔,可以利用病变内的脉动性血流来区分VGM 与其他中线囊性结构,它还可以显示相关静脉异常、脑积水和心脏功能障碍。在出生后,超声可用于评估静脉腔内进行性血栓形成,并对血管内治疗后的血流进行量化(图 5-9)。

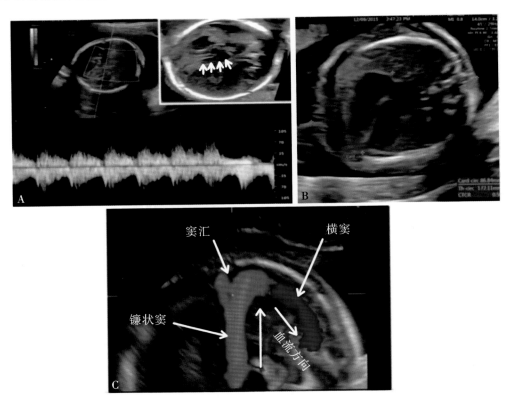

A.彩色多普勒显示大脑大静脉畸形血管,内见典型的高速动脉波形;右上二维图像显示颅脑中部的无回声条索状结构(箭头所示);B.胎儿胸部横断面显示胎儿心胸比轻度增大;C.胎头轴切面显示脑后部扩张的镰状窦,引流血液至窦汇,继而汇入左横窦。

图 5-9 孕 21 周时胎儿灰阶和彩色多普勒超声

(二)计算机体层成像

增强的轴位 CT 可显示强化增强的病变、脑室扩张、脑室周围白质低密度、弥漫性脑萎缩及动脉瘤腔内的血栓形成。CT 扫描也是显示继发于缺血性脑损伤的脑内钙化的重要方式。CTA 技术和多探头技术的进步,使得血管床的分辨率更高。虽然没有血管造影那么精确,但 CTA 是一种无创技术,能比超声或 MRI 提供更详细的血管信息,并且可以在清醒或轻微镇静的患者中进行。此外,多层螺旋 CTA 对详细绘制动脉和静脉图非常有用,只需一次扫描和单剂量的造影剂即可。它的处理时间不超过 5 min,比 MRA 或单片 CTA 更快,成像质量也更好。当没有多层螺旋 CTA 时,CTA 比

MRA 更可取,对大脑静脉识别的图像质量更高(图5-10)。

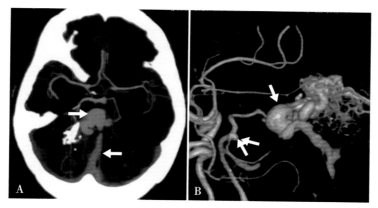

A. CTA 轴位最大密度投影(MIP)图,大脑大静脉(上箭头所示)与直窦(下箭头所示)明显扩张,与增粗的右侧大脑后动脉相连;B. CTA 容积成像(VR)图,右侧大脑后动脉增粗,其近端囊袋状突出(下箭头所示),大脑大静脉囊状扩张(上箭头所示),与其后方及后下方多发迁曲扭结的粗大血管影相连。

图 5-10　脑静脉病变的 CTA

(三)磁共振成像

MRI 可以确定瘘管的位置,是否有静脉血栓,并且可以估计动脉供血的数量和类型。由于其精细的软组织对比,MRI 是评估脑室系统和脑实质损伤的首选方式,对治疗决策的制定和预后评估很重要(图5-11)。

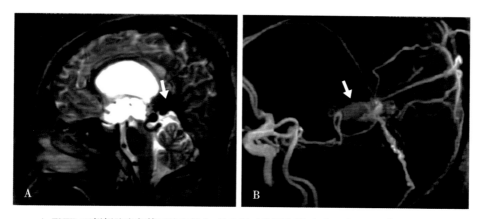

A. T2WI,双侧侧脑室与第三脑室扩大,枕角及三角区为著;小脑上池及四叠体池多发增粗的流空血管(箭头所示);B. MRA,脉络膜后动脉及大脑后动脉分支(丘脑动脉)增粗,大脑大静脉呈瘤样增粗(箭头所示),顶枕叶及颅后窝多发增粗迁曲的静脉。

图 5-11　颅脑 MRI 及 MRA

（四）血管造影

血管造影是精确评估 VGM 血管结构的金标准，包括详细了解动脉供血的解剖结构和静脉引流的血流动力学，并为血管内治疗提供通道。对于患有严重 VGM 和心力衰竭并伴有肾功能不全的新生儿，血管造影可能会因为造影剂用量受限而变得复杂。一般来说，如果患者临床情况稳定，血管造影应推迟到出生后第 5 个月。

【治疗】

血管内治疗的发展及重症医学等的多学科协作，大大改善了 VGM 患者的不良预后。尽管显微神经外科手术取得了进展，但因为血流动力学不稳定、病变的位置及脑静脉高压，在新生儿中完全切除病变仍是不可能的或不建议的。目前，手术治疗只保留在清除颅内血肿和治疗脑积水或在栓塞治疗失败的情况下进行。使用利尿剂、抗高血压药和其他心血管药物进行治疗仅用于缓解心血管不稳定和肾功能不全的症状，直到患者接受栓塞治疗。大多数患有 VGM 的新生儿需要立即治疗。对患有高输出性心力衰竭的新生儿来说，主要目标是减少 VGM 的流量。如果患者在成功的血管内治疗后仍有持续或复发的心力衰竭和发绀，则需排除动脉导管未闭。

（一）血管内治疗

血管内治疗可以经动脉或经静脉途径，这取决于供体的数量。新生儿的动脉通路可以通过脐动脉（如果通畅）或股动脉实现，尽管有些团队使用静脉途径获得了成功，但也有其他团队将静脉途径保留，当动脉途径不能成功时使用。此外，静脉瘤的闭塞可能会阻碍深静脉回流或导致静脉瘤穿孔（图 5-12）。

患者的临床表现决定了血管内治疗的时机，对药物治疗无效的新生儿充血性心力衰竭时，必须进行紧急栓塞以减轻心脏的血流动力学负荷。在这种情况下，目标并不是完全栓塞分流的部分，主要目的是允许血流重新分配流向心脏和大脑，使心脏和神经系统正常发育，残余的分流可以在以后的时间里封堵以减少并发症。

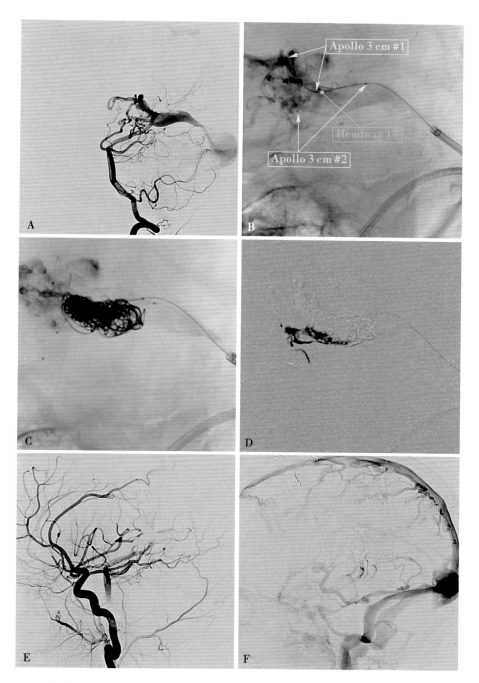

　　A. 儿童早期左侧椎动脉造影侧位图,显示 VGM 经 8 次动脉栓塞手术后留置脉络膜型静脉。B. 8F 导管置入直窦,微导管经大脑大静脉置入近端静脉袋;放置弹簧圈后的原生图像。C. 引流静脉的填充。D. Onyx 逆行放置于畸形处;左侧颈动脉注射的侧位视图显示穿过后交通动脉的血流,提示畸形在动脉期(E)和静脉期(F)完全闭塞。

图 5-12　一例逆行高压锅技术病例的影像

（二）预后

在血管内栓塞技术发展之前，患有 VGM 的新生儿预后很差。1964 年，Gold 等人报道了 9 名 VGM 新生儿的 100% 死亡率。Hoffman 等人报道了 VGM 术中死亡率为 99%～100%。血管内技术加上围产期管理的改善，通过减轻心血管并发症的影响，大大改善了预后。Friedman 等人报道了他们在 1993 年使用血管内栓塞术的早期经验，死亡率从 1991 年的 50%（22 个新生儿）到 1993 年的 0（11 个新生儿），这是血管内栓塞术改进的结果。2006 年，Gupta 等人报道了 13 名 VGM 患者和 2 名 VGAD 患者，血管内栓塞术导致 67%（10/15）的病例瘘管完全治愈，死亡率为 20%（3/15），原因是颅内出血和脑膜炎。平均 6.8 年的随访显示，患者的认知功能稳定。

最近，Lasjaunias 等人报道了一组 233 名经股动脉进行血管内栓塞的患者，总死亡率为 10.6%（23/216），而新生儿的死亡率为 52%（12/23，仅有 3 名死亡是由血管内栓塞术造成）。在 193 名幸存者中，有 143 名（74%）神经功能在随访中正常。血管造影研究证实，55% 的患者有 90%～100% 的闭塞，并显示一些小的持续的分流可以被很好地耐受，并可能随着时间自愈。

综上所述，VGM 是一种先天性血管畸形，由多个动静脉分流口组成，引流至前脑中央静脉。该静脉实际上并不是大脑大静脉，而是一个持续存在的胚胎结构。传统上，VGM 在新生儿期表现为高输出性心力衰竭，严重的病例会出现弥漫性的大脑破坏，被称为"融化的大脑"。在婴儿期主要表现为脑积水和发育障碍。在儿童期出现脑内和蛛网膜下腔出血。虽然 VGM 的预后在过去特别差，死亡率接近 100%，但许多研究已经表明血管内栓塞术对改善 VGM 患者的神经系统预后非常有效。栓塞治疗的时机对于能否获得最佳结果至关重要，对患有急性心力衰竭和肾衰竭的新生儿应进行紧急治疗，如果没有出现急性窘迫，最好在 5～6 个月时进行治疗；当需要脑脊液脑室分流术来缓解脑积水时，应在栓塞术后进行。血管内治疗与重症医学的综合、多学科协作，已成为改善 VGM 患者不良预后的最佳方法。

（郭新宾 魏 森 马武林 马亚静）

参考文献

［1］黄清海,李强,张永鑫,等.经静脉窦内球囊保护栓塞上矢状窦区 DAVF［J］.中华脑血管病杂志（电子版）,2013,7（5）:285-288.

［2］李嘉楠,李强,冯明陶,等.静脉窦内球囊保护下 Onyx 栓塞侧窦区硬脑膜动静脉瘘的随访分析［J］.中国脑血管病杂志,2017,14（3）:149-154.

［3］ADLER J R,ROPPER A H. Self-audible venous bruits and high jugular bulb［J］. Arch Neurol,1986, 43（3）:257-259.

［4］ALBERICO R A, BARNES P, ROBERTSON R L, et al. Helical CT angiography: dynamic cerebrovascular imaging in children［J］. AJNR Am J Neuroradiol,1999,20（2）:328-334.

［5］ALVAREZ H,GARCIA MONACO R,RODESCH G,et al. Vein of Galen aneurysmal malformations［J］.

Neuroimaging Clin N Am,2007,17(2):189-206.

[6]BRUNELLE F. Brain vascular malformations in the fetus:diagnosis and prognosis[J]. Childs Nerv Syst,2003,19(7/8):524-528.

[7]BUELL T J,RAPER D M,DING D,et al. Development of an intracranial dural arteriovenous fistula after venous sinus stenting for idiopathic intracranial hypertension[J]. J Neurointerv Surg,2018,10(7):e15.

[8]CASASCO A,LYLYK P,HODES J E,et al. Percutaneous transvenous catheterization and embolization of vein of Galen aneurysms[J]. Neurosurgery,1991,28(2):260-266.

[9]CHAUDHARY M Y,SACHDEV V P,CHO S H,et al. Dural arteriovenous malformation of the major venous sinuses:an acquired lesion[J]. AJNR Am J Neuroradiol,1982,3(1):13-19.

[10]CHEN L,MAO Y,ZHOU L F. Local chronic hypoperfusion secondary to sinus high pressure seems to be mainly responsible for the formation of intracranial dural arteriovenous fistula[J]. Neurosurgery,2009,64(5):973-983.

[11]CHEVRET L,DURAND P,ALVAREZ H,et al. Severe cardiac failure in newborns with VGAM. Prognosis significance of hemodynamic parameters in neonates presenting with severe heart failure owing to vein of Galen arteriovenous malformation[J]. Intensive Care Med,2002,28(8):1126-1130.

[12]DEEG K H,SCHARF J. Colour Doppler imaging of arteriovenous malformation of the vein of Galen in a newborn[J]. Neuroradiology,1990,32(1):60-63.

[13]DOWD C F,HALBACH V V,BARNWELL S L,et al. Transfemoral venous embolization of vein of Galen malformations[J]. AJNR Am J Neuroradiol,1990,11(4):643-648.

[14]DUVILLARD C,BALLESTER M,REDON E,et al. Pulsatile tinnitus cured by mastoidectomy[J]. Ann Otol Rhinol Laryngol,2004,113(9):730-733.

[15]FRAWLEY G P,DARGAVILLE P A,MITCHELL P J,et al. Clinical course and medical management of neonates with severe cardiac failure related to vein of Galen malformation[J]. Arch Dis Child Fetal Neonatal Ed,2002,87(2):F144-F149.

[16]FRIEDMAN D M,VERMA R,MADRID M,et al. Recent improvement in outcome using transcatheter embolization techniques for neonatal aneurysmal malformations of the vein of Galen[J]. Pediatrics,1993,91(3):583-586.

[17]FULLERTON H J,AMINOFF A R,FERRIERO D M,et al. Neurodevelopmental outcome after endovascular treatment of vein of Galen malformations[J]. Neurology,2003,61(10):1386-1390.

[18]GAILLOUD P,O'RIORDAN D P,BURGER I,et al. Confirmation of communication between deep venous drainage and the vein of Galen after treatment of a vein of Galen aneurysmal malformation in an infant presenting with severe pulmonary hypertension[J]. AJNR Am J Neuroradiol,2006,27(2):317-320.

[19]GAILLOUD P,O'RIORDAN D P,BURGER I,et al. Diagnosis and management of vein of Galen aneurysmal malformations[J]. J Perinatol,2005,25(8):542-551.

[20]GANDHI D,CHEN J,PEARL M,et al. Intracranial dural arteriovenous fistulas:classification,imaging

findings,and treatment[J]. AJNR Am J Neuroradiol,2012,33(6):1007−1013.

[21] GATSCHER S, BREW S, BANKS T, et al. Multislice spiral computed tomography for pediatric intracranial vascular pathophysiologies[J]. J Neurosurg,2007,107(3 Suppl):203−208.

[22] GEORGE B, REIZINE D, LAURIAN C, et, al. Tinnitus of venous origin. Surgical treatment by the ligation of the jugular vein and lateral sinus jugular vein anastomosis[J]. J Neuroradiol, 1983, 10(1):23−30.

[23] GOLD A, RANSOHOFF J, CARTERS. Vein of Galen malformation[J]. Acta Neurol Scand Suppl, 1964,40(11 Suppl):1−31.

[24] GOLOGORSKY Y, MEYER S A, POST A F, et al. Novel surgical treatment of a transverse−sigmoid sinus aneurysm presenting as pulsatile tinnitus:technical case report[J]. Neurosurgery,2009,64(2): E393−E394.

[25] GUÉDON A, ELHORANY M, LABEYRIE M A, et al. Transarterial embolization of dural arteriovenous fistulas of the lateral sinuses with stent−assisted sinus protection[J]. J Neurointerv Surg, 2022, 14(10):962−967.

[26] GUEVARA N, DEVEZE A, BUZA V, et, al. Microvascular decompression of cochlear nerve for tinnitus incapacity:pre−surgical data,surgical analyses and long−term follow−up of 15 patients[J]. Eur Arch Otorhinolaryngol,2008,265(4):397−401.

[27] GULATI S, KALRA V. An uncommon variety of vein of Galen malformation[J]. Indian Pediatr, 2002,39(3):307−308.

[28] GUPTA A K, RAO V R, VARMA D R, et al. Evaluation, management, and long−term follow up of vein of Galen malformations[J]. J Neurosurg,2006,105(1):26−33.

[29] GUPTA A K, VARMA D R. Vein of Galen malformations:review[J]. Neurol India,2004,52(1): 43−53.

[30] HOUDART E, CHAPOT R, MERLAND J J. Aneurysm of a dural sigmoid sinus:a novel vascular cause of pulsatile tinnitus[J]. Ann Neurol,2000,48(4):669−671.

[31] JANKOWITZ B T, VORA N, JOVIN T, et al. Treatment of pediatric intracranial vascular malformations using Onyx−18[J]. J Neurosurg Pediatr,2008,2(3):171−176.

[32] JANNETTA P J. Outcome after microvascular decompression for typical trigeminal neuralgia, hemifacial spasm,tinnitus,disabling positional vertigo,and glossopharyngeal neuralgia (honored guest lecture)[J]. Clin Neurosurg,1997,44:331−383.

[33] JITTAPIROMSAK P, IKKA L, BENACHOUR N, et al. Transvenous balloon−assisted transarterial Onyx embolization of transverse−sigmoid dural arteriovenous malformation[J]. Neuroradiology,2013, 55(3):345−350.

[34] JONES B V, BALL W S, TOMSICK T A, et al. Vein of Galen aneurysmal malformation:diagnosis and treatment of 13 children with extended clinical follow−up[J]. AJNR Am J Neuroradiol, 2002, 23(10):1717−1724.

[35] JORDAN L, RAYMOND G, LIN D, et al. CT angiography in a newborn child with hydranencephaly[J].

J Perinatol,2004,24(9):565-567.

[36]KIYOSUE H,TANOUE S,OKAHARA M,et al. Angioarchitecture of transverse-sigmoid sinus dural arteriovenous fistulas:evaluation of shunted pouches by multiplanar reformatted images of rotational angiography[J]. AJNR Am J Neuroradiol,2013,34(8):1612-1620.

[37]KOTHARI S S,NAIK N,JUNEJA R,et al. Aneurysm of the vein of Galen in neonates:report of four cases[J]. Indian Heart J,2001,53(4):499-502.

[38]LASJAUNIAS P L,CHNG S M,SACHET M,et al. The management of vein of Galen aneurysmal malformations[J]. Neurosurg,2006,59(5 Suppl 3):S184-S194.

[39]LEVRIER O, MÉTELLUS P, FUENTES S, et al. Use of a self-expanding stent with balloon angioplasty in the treatment of dural arteriovenous fistulas involving the transverse and/or sigmoid sinus:functional and neuroimaging-based outcome in 10 patients[J]. J Neurosurg,2006,104(2):254-263.

[40]LI B-M,WANG J,LI S,et al. Individualized endovascular treatment of cerebral venous thrombosis:analysis of 168 patients[J]. Zhonghua Yi Xue Za Zhi,2009,89(3):164-166.

[41]LI J-N,LI Q,FANG Y-B,et al. Factors predicting de novo formation of fistulas after dural fistula embolization using venous sinus balloon protection[J]. World Neurosurg,2020,136:e75-e82.

[42]MACDONALD J H,MILLAR J S,BARKER C S. Endovascular treatment of cranial dural arteriovenous fistulae:a single-centre, 14-year experience and the impact of Onyx on local practise[J]. Neuroradiology,2010,52(5):387-395.

[43]MADANI G,CONNOR S E. Imaging in pulsatile tinnitus[J]. Clin Radiol,2009,64(3):319-328.

[44]MARSOT-DUPUCH K. Pulsatile and nonpulsatile tinnitus:a systemic approach[J]. Semin Ultrasound CT MR,2001,22(3):250-270.

[45]MATHIS J M,MATTOX D,MALLOY P,et al. Endovascular treatment of pulsatile tinnitus caused by dural sinus stenosis[J]. Skull Base Surg,1997,7(3):145-150.

[46]MEADOR K J,STEFADOUROS M,MALIK A J,et al. Self-heard venous bruit due to increased intracranial pressure[J]. Lancet,1982,319(8268):391.

[47]MITCHELL P J,ROSENFELD J V,DARGAVILLE P,et al. Endovascular management of vein of Galen aneurysmal malformations presenting in the neonatal period[J]. AJNR Am J Neuroradiol,2001,22(7):1403-1409.

[48]MUNEUCHI J,JOO K,HIGASHIYAMA K,et al. Multislice spiral computed tomography in a neonate with vein of Galen aneurysmal malformation[J]. J Pediatr,2007,150(3):323-e1.

[49]NATARAJAN S K,GHODKE B,KIM L J, et al. Multimodality treatment of intracranial dural arteriovenous fistulas in the Onyx era:a single center experience[J]. World Neurosurg,2010,73(4):365-379.

[50]NIKAS D C,PROCTOR M R,SCOTT R M. Spontaneous thrombosis of vein of Galen aneurysmal malformation[J]. Pediatr Neurosurg,1999,31(1):33-39.

[51]NUUTILA M,SAISTO T. Prenatal diagnosis of vein of Galen malformation:a multidisciplinary

challenge[J]. Am J Perinatol,2008,25(4):225-227.

[52] OTTO K J, HUDGINS P A, ABDELKAFY W, et al. Sigmoid sinus diverticulum: a new surgical approach to the correction of pulsatile tinnitus[J]. Otol Neurotol,2007,28(1):48-53.

[53] PELLEGRINO P A, MILANESI O, SAIA O S, et al. Congestive heart failure secondary to cerebral arterio-venous fistula[J]. Childs Nerv Syst,1987,3(3):141-144.

[54] RAHMANIAN A, FARROKHI M R, ALIBAI E A, et al. Multiple intracranial dural arteriovenous fistula[J]. J Res Med Sci,2013,18(4):360-362.

[55] RAJPAL S, NIEMANN D B, TURK A S. Transverse venous sinus stent placement as treatment for benign intracranial hypertension in a young male: case report and review of the literature[J]. J Neurosurg,2005,102(3 Suppl):342-346.

[56] RAYBAUD C A, STROTHER C M, HALD J K. Aneurysms of the vein of Galen: embryonic considerations and anatomical features relating to the pathogenesis of the malformation[J]. Neuroradiology,1989,31(2):109-128.

[57] REMLEY K B, COIT W E, HARNSBERGER H R, et al. Pulsatile tinnitus and the vascular tympanic membrane: CT, MR, and angiographic findings[J]. Radiology,1990,174(2):383-389.

[58] SAKAKI T, MORIMOTO T, NAKASE H, et al. Dural arteriovenous fistula of the posterior fossa developing after surgical occlusion of the sigmoid sinus. Report of five cases[J]. J Neurosurg,1996, 84(1):113-118.

[59] SANCHEZ T G, MURAO M, DE MEDEIROS I R, et al. A new therapeutic procedure for treatment of objective venous pulsatile tinnitus[J]. Int Tinnitus J,2002,8(1):54-57.

[60] SHI Z S, LOH Y, DUCKWILER G R, et al. Balloon-assisted transarterial embolization of intracranial dural arteriovenous fistulas[J]. J Neurosurg,2009,110(5):921-928.

[61] SILA C A, FURLAN A J, LITTLE J R. Pulsatile tinnitus[J]. Stroke,1987,18(1):252-256.

[62] SISMANIS A, SMOKER W R. Pulsatile tinnitus: recent advances in diagnosis[J]. Laryngoscope, 1994,104(6 Pt 1):681-688.

[63] SONMEZ G, BASEKIM C C, OZTURK E, et al. Imaging of pulsatile tinnitus: a review of 74 patients[J]. Clin Imaging,2007,31(2):102-108.

[64] VOLLHERBST D F, ULFERT C, NEUBERGER U, et al. Endovascular treatment of dural arteriovenous fistulas using transarterial liquid embolization in combination with transvenous balloon-assisted protection of the venous sinus[J]. AJNR Am J Neuroradiol,2018,39(7):1296-1302.

[65] ZENTENO M, MURILLO-BONILLA L, MARTINEZ S, et al. Endovascular treatment of a transverse-sigmoid sinus aneurysm presenting as pulsatile tinnitus[J]. J Neurosurg,2004,100(1):120-122.

[66] ZHANG Y B, WANG W Q, DAI C F, et al. Diagnosis and management of pulsatile tinnitus of venous origin[J]. Lin Chuang Er Bi Yan Hou Tou Jing Wai Ke Za Zhi,2010,24(6):267-269.